Carl-Auer

Für Ruth, meine Schwester

AUTONOME PROVINZ BOZEN SÜDTIROL
PROVINCIA AUTONOMA DI BOLZANO ALTO ADIGE
Deutsche Kultur - Cultura tedesca

Die Arbeit an diesem Buch wurde durch die Autonome Provinz Bozen, Abteilung deutsche Kultur, finanziell unterstützt.

Carmen C. Unterholzer

Es lohnt sich, einen Stift zu haben

Schreiben in der systemischen Therapie und Beratung

Zweite Auflage, 2025

Reihengestaltung: Uwe Göbel
Umschlagfoto: Collage © Uwe Göbel
Redaktion: Markus Pohlmann
Satz: Drißner-Design u. DTP, Meßstetten
Printed in Germany
Druck und Bindung: CPI books GmbH, Leck

MIX
Papier | Fördert gute Waldnutzung
FSC® C083411
FSC www.fsc.org

CPI klimaneutral
Mehr Bäume.Weniger CO_2

Zweite Auflage, 2025
ISBN 978-3-8497-0176-5 (Printausgabe)
ISBN 978-3-8497-8071-5 (ePUB)

Bibliografische Information der Deutschen Nationalbibliothek:
Die Deutsche Nationalbibliothek verzeichnet diese Publikation in der Deutschen Nationalbibliografie; detaillierte bibliografische Daten sind im Internet über http://dnb.d-nb.de abrufbar.

Informationen zu unserem gesamten Programm, unseren Autoren und zum Verlag finden Sie unter: **https://www.carl-auer.de/**
Dort können Sie auch unseren Newsletter abonnieren.

Carl-Auer Verlag GmbH
Vangerowstraße 14 • 69115 Heidelberg
Tel. +49 6221 6438-0 • Fax +49 6221 6438-22
info@carl-auer.de

Inhalt

Vorwort von Kirsten von Sydow **9**

Einleitung **11**

1 Therapie und Literatur – eine enge Beziehung **17**
1.1 Literaturproduktion mit therapeutischen Nebeneffekten 17
1.2 Literatur im Dienste der Heilung 18
Von ersten Ansätzen hin zur Schreibtherapie 20
1.3 Die Erzählung als Medium in der Therapie 22
Geschichten statt Systeme 23
1.4 Therapeutische Interventionen literarisch explizieren 24
Literatur statt abstrakter Erklärungen 24
1.5 Vergleichbare Voraussetzungen 26
Polyvalente Wirklichkeiten 27
1.6 Differenzen 29

2 Schreiben in verschiedenen therapeutischen Ansätzen **30**
Expressives Schreiben 30
2.1 Integrative Psychotherapie 33
2.2 Verhaltenstherapie 34
Schreibtherapie im Netz 35
2.3 Schreiben in der systemischen Therapie 37
Selbsthilfe und Transformation 38
Wie ein Romanautor denken 40
Die performative Kraft des Schriftlichen 42

3 Systemische Methoden schreibend umsetzen **45**
3.1 Externalisieren – Paradebeispiel für schriftliche Interventionen 45
Mehr Denkweise und Haltung als Technik 48
Kampf gegen das Symptom, nicht gegen Betroffene 49
Schreibend externalisieren 50
3.2 Lösungen verankern 53
Fähigkeiten als eigenes Verdienst festschreiben: Internalisieren 55
Therapeuten als Briefschreiber 57

3.3 Sprachliche Vielfalt statt Psychotalk – Arbeiten mit Metaphern ... 59
3.4 Der Chor innerer Stimmen: Teilearbeit ... 62
Teile als Familienmitglieder ... 63
Teilearbeit als Dramolett ... 64
3.5 Möglichkeitssinn in der Therapie: Als-ob-Interventionen ... 65
Das Wunder festhalten ... 66
3.6 Ausnahmen verschriftlichen ... 68
3.7 Experimente, Beobachtungsübungen ... 69
3.8 Schreibend sichern – Von zirkulären Fragen bis zu Ritualen ... 70
Erlebtes, Erfahrenes als Text ... 71

4 Vom Einsatz verschiedener Textsorten ... 74
4.1 Der Brief – Lieblingsgattung der Therapeuten ... 75
Informieren, fokussieren, intensivieren ... 76
Vorhersagen, Referenzschreiben und Protestbriefe ... 79
4.2 Das Tagebuch – Zwiegespräche mit sich selbst führen ... 81
Strukturiert statt wahllos ... 82
4.3 Mit Erzählungen zu neuen Perspektiven gelangen ... 83
4.4 Mit Gedichten die Quintessenz festhalten ... 85
Reduzieren auf das Wesentliche ... 87
4.5 Dialoge schreiben – Vielstimmigkeit nutzen ... 89
Drehbücher ... 91
Innere Monologe ... 92
4.6 Gebrauchstexte ... 94
Manifeste und Reden ... 97
Gebrauchsanweisungen ... 98
Beipackzettel ... 99
Kritiken ... 101

5 »Eine selbstbestimmte Methode, die mir hilft« – Schreiben in der Einzeltherapie ... 103
5.1 Schreiben gegen die Bulimie ... 104
Mittel und Möglichkeiten internalisieren ... 105
5.2 Schreibend dem Ausbrennen entkommen ... 106
Gegen die Sinnlosigkeit anschreiben ... 108
5.3 Mütterliche Dominanz schreibend untergraben ... 110
Perspektiven eröffnen ... 112

6 Alternative Autobiografie statt alter Leidensgeschichten – Schreiben in Gruppen **114**
6.1 Gruppe »Geschichte(n) meines Lebens« 114
Inhaltsverzeichnis meines Lebens 115
Erste Schritte in Richtung Freudenbiografie 117
Blick in die Zukunft und zurück 120
Belastungen und der Weg heraus 122
Neue Geschichten – neue Handlungsoptionen 123
6.2 Gruppe »Arbeit – Das ganze Leben?« 124
Dominante Verhaltensweisen 126
Wo liegen Veränderungspotenziale? 128
Gesellschaftliche Diskurse relativieren 131

7 Die Kraft des Gestaltens **134**
7.1 Varianten des Erzählens 134
Therapeutisch »gute« Geschichten 137
Wie die Nadel auf einer Schallplatte 138
7.2 Texte transformieren 140
Gestaltung bringt Abstand 143
7.3 Inhaltliche Veränderungen – transformative Mikromethoden 143
Fokusverschiebung 147
Neue Stimmen 149
Andere Perspektiven 150
Von regressiven zu progressiven Texten 151
7.4 Formale Veränderungen 153
Wechsel der Erzählform: Vom »ich« zum »er/sie« 156
Umgekehrte Variante: Vom »er/sie« zum »ich« 158
Mehrfacher Wechsel: Vom »sie« zum »ich« zum »sie« im Plural 158
Zeit als Gestaltungsfaktor 160
Vor- und Rückblenden 162
Aktiv oder Passiv? 163
Wechsel der Textsorte 164

8 Ja, schreiben! Aber wann und wie? **166**
8.1 Was benötigen Klienten in Veränderungsprozessen? 166
Sich verändernd schreiben 170
8.2 Wer profitiert vom Schreiben? 173
Genderspezifische Unterschiede? 174

Effizient, weil neu? ... 175
Wann sollten wir Klienten therapeutisches Schreiben besser nicht empfehlen? ... 176
8.3 Unerwünschte Nebenwirkungen ... 179

9 Schreiben wirkt. Aber wie? ... **183**
9.1 Vielfältige Funktionen – unterschiedliche Wirkungen ... 184
9.2 Klienteninterviews und Studien zur Wirkung therapeutischen Schreibens ... 185
Schreiben verändert Emotionen ... 186
Schreiben unterstützt die Selbstwirksamkeit ... 188
Schreiben fördert die soziale Integration ... 190
9.3 Zeugnis, verändertes Zeitempfinden und kreative Musterunterbrechung ... 191
Zeugen- oder Dokumentationswirkung ... 192
Meditative Wirkung ... 193
Wirkung der Musterunterbrechung ... 194
Kreative Wirkung ... 195
9.4 Ressourcen, Beziehung, Hoffnung ... 196

10 Resümee – Warum lohnt es sich, einen Stift zu haben? ... **198**
10.1 Bessere Verankerung ... 198
10.2 Neu statt gewohnt und bekannt ... 200
10.3 Ausnahmen in Zeitdehnung ... 201
10.4 Kein Allheilmittel ... 202
10.5 Mehr als »sich etwas von der Seele zu schreiben« ... 204
10.6 Offene Fragen ... 205

Dank ... **206**
Literatur ... **208**
Fachliteratur ... 208
Belletristik ... 217
Personenverzeichnis ... **219**
Sachregister ... **222**
Über die Autorin ... **229**

Vorwort

Als begeisterte Leserin, wissenschaftlich Schreibende und jahrzehntelange Tagebuchschreiberin kenne ich die heilsame Wirkung des Lesens und des Schreibens. Das Schreiben hat mich schon oft aus Bedrücktheit oder innerem Chaos gerettet. Aufgrund dieser Erfahrungen setze ich gerne Schreibübungen bei meinen Klienten ein. So habe ich Carmen Unterholzers Buch »Es lohnt sich, einen Stift zu haben« mit großem Interesse und noch größerem Gewinn gelesen. Ich habe viele Anregungen erhalten, von denen meine Klienten in Zukunft profitieren werden, ebenso wie ich selbst. Ihr Überblick über Theorie, Praxis und Forschung zum Heilsamen des Schreibens ist fundiert, umfassend und sehr gut lesbar. Die Autorin beschränkt sich dabei nicht nur auf die systemischen Interventionen, sondern berücksichtigt auch Schreibinterventionen anderer Therapieverfahren. Anhand vieler berührender Beispiele zeigt das Buch, wie man Briefe, Manifeste oder Erzählungen in Einzel- und Gruppenpsychotherapie und Beratung einsetzen kann. Inspirierend fand ich unter anderem die Idee, Klienten in der Therapie anzuregen, selbst einen Abschlussbericht oder Brief zu schreiben, um Erfolge zu verankern. Oder die Idee, Klienten zum Therapieabschluss zu bitten, ein Selbstporträt zu verfassen und darauf zu achten, wie sich ihre Selbstbeschreibungen im Vergleich zum Beginn der Therapie verändert haben. Die Autorin stellt überzeugend dar, wie wichtig es ist, an entstandenen Texten weiterzuarbeiten und dabei inhaltliche Veränderungen wie Fokusverschiebung und Perspektivenwechsel oder formale Veränderungen wie den Wechsel der Erzählform, des Tempus oder des Erzähltempos vorzunehmen.

Carmen Unterholzer illustriert ihre Arbeit mit einer Vielzahl von eindrucksvollen Fallbeispielen, sodass es nicht nur eine intellektuelle Freude ist, ihr Buch zu lesen – ihr Buch berührt auch emotional. Als Systemikerin arbeitet sie selbstverständlich ressourcenorientiert, vergisst darüber aber nicht, dass »Menschen … mit der Schwere ihrer Geschichten gesehen, gehört und verstanden werden« wollen (S. 115). Es geht darum, »Opfergeschichten umzuwandeln in Entwicklungs- oder Bewältigungsgeschichten« (S. 135) –, um einen behutsamen Prozess der Weiterentwicklung alter, belastender Muster hin zu konstruktiveren.

Das Buch hat mir aber nicht nur persönlich und als Therapeutin gefallen – es hat mich auch als Wissenschaftlerin angesprochen. Denn Carmen Unterholzer beschreibt den Forschungsstand zum Thema samt eigener Forschungsarbeiten und geht differenziert auf Fragen von Indikation, Kontraindikation und differenzieller Indikation ein, wie etwa den Einsatz von Schreibübungen bei Menschen mit Traumafolge- oder Essstörungen. Insofern gilt also: Schreiben und therapeutische Schreibübungen fördern – nicht immer, aber häufig – Selbstregulation, Selbstwirksamkeit, Kohärenz und soziale Integration, sie helfen dabei, dysfunktionale Muster zu erkennen, funktionalere Muster zu entwickeln und zu verankern und kreatives Potenzial zu mobilisieren.

So kann ich dieses Buch nur allen (angehenden) Psychotherapeuten und Beratern ans Herz legen – den Systemikern wie auch allen anderen, die sich für den therapeutischen Einsatz des Schreibens interessieren.

Kirsten von Sydow
Hamburg, im Januar 2017

Einleitung

Macht es einen Unterschied, ob Klienten[1] in der Therapie »nur« reden oder ob sie auch schreiben? Falls ein Unterschied feststellbar ist, worin besteht er? Wenn ich Schreiben in der Therapie einsetze, wie kann ich es effektiv nutzen? Kann therapeutisches Schreiben auch kontraproduktiv sein? Fragen wie diese treiben mich seit Jahren um, ausgelöst durch zweierlei: zum einen durch berufliche Erfahrungen mit Schreiben in therapeutischem Kontext, zum anderen durch persönliche Erfahrungen mit Schreiben – in Krisen, bei Ambivalenzen, als Mittel zur Selbstreflexion. Für mich bedeutet Schreiben Nähe zu mir. Anaïs Nin formuliert es treffend (Nin 1974, S. 214):

> »Wir schreiben […] um unser Bewusstsein vom Leben zu vertiefen […] Wir schreiben, um das Leben zweimal zu kosten: im Augenblick und in der Rückschau […] Wir schreiben, um unser Leben zu transzendieren, um darüber hinauszugreifen. […] Wir schreiben, um unsere Welt zu erweitern, wenn wir uns stranguliert fühlen, eingeengt und einsam.«

Schreibend kann ich die Zeit anhalten, ich kann innehalten und nachdenken, nacherzählen, nachempfinden – eben das Leben ein zweites Mal kosten. Schreibe ich nicht, zerrinnt mir das Leben zwischen den Fingern.

Viele Menschen schreiben und damit meine ich, sie schreiben mehr als ihren Einkaufszettel oder Zahlen auf einen Zahlschein. Es verschafft ihnen – so wie mir – Erleichterung, bringt Klarheit, unterstützt sie, wenn sie sich entscheiden müssen. Schreibend ordnen wir Gedanken, die ansonsten auf uns einstürzen würden. Schreibend entdecken wir Auswege aus scheinbaren Sackgassen, schreibend eröffnen sich neue Perspektiven. Gut, könnten wir sagen, das schaffen wir auch, wenn wir nur reden, also mündlich. Aber die Rede ist flüchtig – gesprochene Gedanken verschwinden. Schreiben wir Erkenntnisse hingegen auf, dann sind sie festgehalten: Schwarz auf weiß stehen sie da, jeder-

1 Auf Wunsch des Verlages wird in diesem Buch darauf verzichtet, jeweils die männliche und die weibliche Form (hier: Klientinnen und Klienten) anzuführen. Gemeint sind jeweils beide Geschlechter, unabhängig davon, ob die männliche oder die weibliche Form benutzt wird.

zeit nachlesbar. Und das ist wichtig, denn oft vergessen wir in Zeiten der Krise unsere Stärken, wichtige Erfahrungen und Erkenntnisse.

Denke ich ans Schreiben, weckt das sofort Erinnerungen an erste, frühe Schreiberfahrungen. Schnell taucht ein bestimmtes Erlebnis auf: die Erfindung des Kaugummis. Die Geschichte der künstlichen Kaumasse oder besser, meine Fantasien dazu, sind eng mit meiner Schreibgeschichte verbunden. Meine Volksschullehrerin mochte mich nicht besonders, ich spürte ihre Abneigung, vernahm ihren beißenden Spott. War es, weil ich eine Städterin und als neu Zugezogene im Dorf ein Fremdkörper war oder weil ich die Schule nicht so wichtig nahm, das Spielen interessanter fand? Doch dann brachte sie uns ein Aufsatzthema mit, an dem ich entbrannte: »Wie der Kaugummi entstand.« Ich, sonst eine eher zurückhaltende Schreiberin, erfand die Geschichte eines ausgetretenen Turnschuhs auf der Flucht vor Mr. Wrigley. Die Lehrerin hatte mir nicht nur mangelnde Fähigkeit zur Integration unterstellt, sondern auch wenig Fantasie zugetraut. Der Text überraschte sie, sie gab ihn mir zurück mit der Bemerkung: »Hätt' ich gar nicht von dir erwartet.« Von nun an war sie freundlicher zu mir. Ich erfuhr erstmals, dass man am Schreiben entflammen kann und dass Texte wirken, etwas verändern können.

Das Schreiben ließ mich nicht mehr los, ich wollte dranbleiben. Das Studium der Germanistik sollte mir diese Nähe garantieren. Aber spätestens als ich die ersten Seminararbeiten verfasste, merkte ich: Das hat mit dem, was ich mit Schreiben verbinde, mit Lust, Kreativität, Lebendigkeit nicht mehr viel zu tun. Nach Abschluss des Studiums arbeitete ich als Journalistin. Ich verfasste Porträts über Liesl Karlstadt, Marieluise Fleißer, Elfriede Jelinek, ich interviewte Verlegerinnen, Künstlerinnen. Die Flowgefühle, die die kindliche Schreiberin empfand, stellten sich wieder ein. Doch der hohe Produktionsdruck, die schlechten Arbeitsbedingungen und die ungesunde Lebensweise ließen die Freude am Schreiben mit den Jahren seltener werden, bis ich eines Tages feststellte: Das Schreiben macht so keinen Spaß mehr.

Also absolvierte ich eine mehrjährige, poesietherapeutische Ausbildung und entwickelte anschließend Konzepte für Schreibgruppen. Ich war erstaunt über die große Nachfrage – es schien gerade so, als hätte ich eine Marktnische entdeckt. Schreibend hatten Teilnehmer die Möglichkeit, Themen, die sie beschäftigen oder belasten, zu bearbeiten. Gruppen wie »Mutter – Tochter«, »Arbeiten – das ganze Leben?« oder »Geschichte(n) meines Lebens« laufen auch nach vielen Jahren noch mit großem Erfolg. Bereits zu Beginn meiner schreibtherapeutischen Tätigkeit fiel mir die hohe Wirksamkeit auf, das Feedback der Teilnehmer bestätigte meinen Eindruck. Viele berichten nach einem Wochenendseminar oder auch Monate später, welch starken Effekt das Schreiben über die Mutterbeziehung oder über das Verhältnis zur Arbeit hatte.

Dem poesietherapeutischen Curriculum folgte eine Ausbildung zur Psychotherapeutin[2] der Fachrichtung »Systemische Familientherapie«. Nun konnte ich alle meine unterschiedlichen Talente und meine verschiedenen beruflichen Ausbildungen und Erfahrungen – Literaturwissenschaft, Journalismus, Poesie- und Psychotherapie – zusammenführen und nutzen. Seit Jahren verknüpfe ich die systemische Psychotherapie mit Schreibinterventionen. Während ich es in den ersten Berufsjahren noch recht unsystematisch einsetzte, stieg mit zunehmender Erfahrung das Verlangen nach methodischem Vorgehen. Es entstand das Bedürfnis, mich wissenschaftlich mit therapeutischem Schreiben in der systemischen Psychotherapie zu befassen und seinen gezielten Einsatz zu erforschen. Ich begann meine eigene Praxis verstärkt zu reflektieren und zu systematisieren. Wer selbst begeistert schreibt, wer die vielfältigen Wirkungen des Schreibens am eigenen Leib erfährt, unterliegt der Gefahr zu denken: Das, was mir hilft, gilt auch für andere. Kenneth Gergens Warnung (Gergen 2002, S. 31) kam mir in den Sinn: »Je mehr wir jedoch von der Wirklichkeit und Wahrheit unserer eigenen Überzeugungen ausgehen, umso mehr missachten wir alternative Wirklichkeiten.« So entstehen blinde Flecken. Ganz ausschließen können wir sie nie, aber wir können sie minimieren. Deshalb holte ich immer häufiger Feedback von meinen Klienten ein: Wie sinnhaft erleben sie die Schreibinterventionen? Wo liegt der Unterschied zwischen mündlichen und schriftlichen Interventionen? Welche Wirkungen stellen sie fest? Wie sich dabei zeigte, geht therapeutisches Schreiben in seinen Wirkungen weit über das Sich-von-der-Seele-Schreiben hinaus.

Dass Erzählungen Gegenstand der Therapie sind, ist, spätestens seit sich der narrative Ansatz etabliert hat, eine Selbstverständlichkeit. Doch dass aus mündlichen Erzählungen Texte werden, ist noch wenig untersucht worden. Fachleute unterschiedlichster Disziplinen klagen

2 Das österreichische Psychotherapiegesetz beschränkt den Zugang zur Ausbildung zum Psychotherapeuten nicht auf Mediziner und Psychologen.

gebetsmühlenartig über das hauchdünne empirische Eis, auf dem sie sich bewegen, wenn sie schreibtherapeutisch arbeiten. Obwohl viele Menschen zur Feder greifen, wissen wir wenig darüber, wann Schreiben hilft, wann es schadet, wie Texte gestaltet sein müssen, um heilsame Effekte hervorzubringen. Diese Diskrepanz ist auffallend. Es ist, als läge ein äußerst fruchtbares Feld vor uns, aber nur wenige beackern es. Nur wenige beforschen es. Schreibtherapeutisch arbeiten hingegen viele.

»Es lohnt sich, einen Stift zu haben«[3] sucht nach Antworten auf die aufgeworfenen Fragen. Das Buch zeigt die Vielfalt schriftlicher Interventionen und ihre Einsatzmöglichkeiten in der systemischen Psychotherapie. Beispiele aus meiner therapeutischen Arbeit geben Einblick in meine Praxis.

Wie es sich fügte. Zur Struktur des Buches

Kapitel 1 fragt nach Parallelen zwischen den beiden Systemen Literatur und Therapie und ihren relevanten Umwelten. Wie nutzen Therapeuten Literatur? Statt von Frau Meier erzählen sie von Effi Briest, statt von Familie Müller von den Brüdern Karamasow. Dies deshalb, weil Literatur und Therapie um ähnliche Themen kreisen: um Konflikte, schwieriges Lieben und den Tod. Wie profitieren Schriftsteller von der therapeutischen Wirkung von Literatur? Ein Blick zurück in die Antike, in die deutsche Klassik und in die Gegenwart zeigt: Literatur wurde schon immer eine heilende Wirkung zugeschrieben.

Kapitel 2 wirft einen Blick über den systemischen Tellerrand. Es ist nicht die systemische Therapie, die federführend bei der Entwicklung des therapeutischen Schreibens war. Integrative Kollegen waren weiter, haben eine eigene Methode, die Poesie- und Bibliotherapie, entwickelt. Wie arbeiten andere therapeutische Schulen mit Schreiben? Welche Herangehensweisen wählen systemische Therapeuten, wenn sie schreiben oder ihre Klienten zum Schreiben motivieren?

Was ich in Kapitel 2 abgrenzend zu anderen Ansätzen skizziere, vertiefe ich in Kapitel 3. Hier zeige ich Varianten, wie wir systemische Methoden schreibend umsetzen können. Kapitel 4 präsentiert das

---

3 »Es lohnt sich einen Stift zu haben« ist ein Zitat von Gertrude Stein. Es stammt aus dem Gedicht »A Little Love of Life«, enthalten in »Stanzas in Meditation and Other Poems«. New Haven, Yale University Press 1956. Die Verszeile wurde von Renate Stendhal übersetzt und ist erschienen in: Stendhal, R. (Hrsg.) (1988): Gertrude Stein. Ein Leben in Bildern und Texten. Arche (Zürich), S. 191.

Spektrum der Textsorten, auf die wir zurückgreifen können. Geläufig im therapeutischen Kontext ist der Brief oder das Tagebuch, seltener kommen der Beipackzettel, die Gebrauchsanweisung oder das Drehbuch zum Zug.

Kapitel 5 und Kapitel 6 gewähren Einblick in meine konkrete therapeutische Praxis: Zunächst führe ich vor, welche Schreibinterventionen ich in der Einzeltherapie einsetze, dann, in Kapitel 6, konzentriere ich mich auf das Schreiben in Gruppen. Anhand zweier Konzepte, »Geschichte(n) meines Lebens« und »Arbeit – das ganze Leben«, zeige ich beispielhaft die Verknüpfung von systemischen Ansätzen mit schreibtherapeutischen Interventionen. Leser bekommen zum Beispiel Antworten auf die Fragen: Wie führe ich Schreibübungen ein? Wann setze ich welche Textgattung ein?

»Die Kraft des Gestaltens«, Kapitel 7, widmet sich Form- und Gattungsfragen, die für das therapeutische Schreiben relevant sind. Ist es sinnvoll, Klienten vorzuschlagen, ihre Texte zu überarbeiten? Wann empfiehlt es sich, sich eines Textes nochmals anzunehmen, und worauf können Klienten und Therapeuten bei einer Überarbeitung achten? Es gibt Situationen, in denen man lieber nicht zum Stift greifen, die Tastatur unberührt lassen sollte, Situationen in Therapien, in denen es besser ist, wenn das Wort flüchtig bleibt, wenn es nicht »festgeschrieben« wird. Kapitel 8 umreißt Nachteile und unerwünschte Nebenwirkungen schriftlicher Interventionen.

Was meint die Wirkungsforschung zu alledem? Kapitel 9 widmet sich abschließend dieser Frage. Was ist bisher bereits bekannt, was kann noch ergänzt werden? Hier kommen meine Klienten verstärkt zu Wort. Sechzehn von ihnen, die eine Hälfte Teilnehmer von Schreibgruppen, die andere Einzelklienten, wurden mittels Tiefeninterviews befragt. Obwohl die Anliegen in den beiden Gruppen unterschiedlich sind – Teilnehmer von Gruppen kommen wegen des speziellen Themas in die Gruppe, Einzelklienten suchen mich mit konkreten Leidenszuständen auf –, eint sie die Erfahrung, Schreiben als Ressource zu entdecken. Die einstündigen Tiefeninterviews wurden transkribiert und auf die unterschiedlichen Wirkungen therapeutischen Schreibens hin analysiert.

Der Buchtitel »Es lohnt sich, einen Stift zu haben« weist eine bildliche Nähe zum händischen Schreiben auf, eine für viele recht antiquierte Form, etwas schriftlich festzuhalten. Ein »digital native« wählt sein Tablet, seinen Laptop oder sein Smartphone, um beispielsweise

Beobachtungen zwischen den Therapiesitzungen festzuhalten oder die Quintessenz einer Stunde zu formulieren. Solange wissenschaftliche Studien nicht dem händischen Schreiben einen eindeutigen Vorteil bestätigen, schließt der Titel – schon der Anschlussfähigkeit wegen – beide Varianten ein.

Die Erkenntnisse dieses Buches sind als vorläufig zu betrachten. »Es lohnt sich, einen Stift zu haben« präsentiert in diesem Sinne Perspektiven und Schritte meines Vorgehens, die sich in der Zusammenarbeit mit Klienten als sinnvoll erwiesen haben – nicht mehr, aber auch nicht weniger.

1 Therapie und Literatur – eine enge Beziehung[4]

Ich wollte doch keine Literatur schreiben,
sondern einen Halt finden.
Herta Müller

1.1 Literaturproduktion mit therapeutischen Nebeneffekten

Schreiben wirkt therapeutisch – viele Autoren betonen dies immer wieder. Als die Lyrikerin und spätere Nobelpreisträgerin für Literatur, Nelly Sachs, siebzehnjährig an einer lebensbedrohlichen Anorexie erkrankte, legte der behandelnde Psychiater ihr nahe, dem Kummer Worte zu verleihen. »Er kann als Arzt und Freund die junge kranke Nelly Sachs dahin führen, ihre Verzweiflung in Worte zu fassen und dadurch selbst den Weg aus Leid und Selbstzerstörung zu finden«, schreibt Sachs' Biografin Gabriele Fritsch-Vivié. »Selbstbefreiung durch das Wort« nennt es Gudrun Dähnert, eine Freundin von Sachs (Fritsch-Vivié 2010, S. 39). Damals entstehen Sachs' erste Gedichte. Die Halbjüdin entkommt Jahre später nur knapp den nationalsozialistischen Mördern, lebenslang verfolgen sie ihre Schatten. Ihre psychische Erschütterung bringt sie öfter in psychiatrische Krankenhäuser. Sachs bannt die Geister der Vergangenheit in Gedichten. Krisenzeiten gelten als ihre literarisch produktivsten Phasen.[5]

Ruth Klügers erste lyrische Texte entstehen im Konzentrationslager Auschwitz-Birkenau. Es sind hermetische Gedichte, verfasst in strengem Versmaß. Jahrzehnte später mutmaßt die Autorin, sie seien »ein poetischer und therapeutischer Versuch, diesem sinnlosen und destruktiven Zirkus, in dem wir untergingen, ein sprachlich Ganzes, Gereimtes entgegenzuhalten« (Klüger 1992, S. 125). Klügers lyrisches Schaffen vermittelt ihr die Illusion, das Chaos um sie herum in den Griff zu bekommen. Die mörderische Unordnung zum Verschwinden zu bringen war nicht möglich, aber: »Ich hab den Verstand nicht verloren, ich hab Reime gemacht« (ebd., S. 127).

---

4 Dieses Kapitel basiert zum Teil auf meinem Beitrag über Poesie- und Bibliotherapie (Unterholzer 2013b).

5 Dank an Sabine Gruber für den Hinweis auf die lindernde Kraft des Schreibens bei Nelly Sachs.

Äußerungen von Schriftstellern, Schreiben habe therapeutische Kraft, sei Bewältigungshilfe und »Überlebensmittel«, finden wir zahlreich in der Literatur. Von Ernest Hemingway ist die Aussage überliefert, seine Corona – eine amerikanische Schreibmaschine – sei seine Therapie gewesen. Für Nathalie Sarraute und Hilde Domin ist Schreiben ein Akt der Befreiung von Zwängen und vom Funktionieren-Müssen. »Schreiben«, so Domin, »setzt das Innehalten voraus, das Sich-Befreien vom ›Funktionieren‹« (Domin 1995, S. 11).

Bei Orhan Pamuk, Robert Schindel und Herta Müller ist es die Bannung ihrer Ängste. Der Lyriker Schindel formuliert es in seiner Erich-Fried-Preisrede so (Schindel 1995, S. 138): »Wenn ich Angst habe, suche ich ein Gehäuse für die Angst, ein Wort, einen Satz [...] so verdanke ich der Angst meine Schreiberei.« Dem Protagonisten seines Romans »Gebürtig« legt er die poetische Variante dieser Selbstaussage in den Mund (ebd., S. 19): »Wenn ich Angst hab, schreib ichs auf, sagte er. Dann ist die Angst im Wort und springt von dort den Leser an, und ich gehe wieder am Donaukanal entlang, und vergnügt bin ich wieder geworden.« Auch für den türkischen Autor Orhan Pamuk, Nobelpreisträger für Literatur 2006, gibt die Angst den Impuls zum Schreiben. »Immer wenn ich mich bedroht fühle, gehe ich in die andere Welt, in die der Literatur. Vielleicht haben auch die Drohungen der letzten fünf Jahre bewirkt, dass mein neues Buch 600 Seiten lang ist«, erzählt er in einem Interview (Mayer 2008, S. 25). Herta Müller nennt ähnliche Motive (Müller 2014, S. 42): »Ich musste mich meiner selbst vergewissern, die Ausweglosigkeit um mich herum machte mir so eine Angst. Und die Angst ließ sich durchs Schreiben zähmen.« Um mit sich und der Welt zurechtzukommen, um sich mit ihr zu versöhnen – deshalb schreibt der Schweizer Autor Adolf Muschg, der sich in seinen Frankfurter Vorlesungen mit dem Spannungsverhältnis von Literatur und Therapie auseinandersetzt (Muschg 1981, S. 58).

1.2 Literatur im Dienste der Heilung

Seit es die Literatur gibt, existiert die Idee, sie besitze Heilkräfte. Erste Hinweise finden sich bereits um 4000 vor Christus. Im alten Ägypten sollen Leidende dazu angeregt worden sein, ihre Qualen auf Papyrus festzuhalten, das Schriftstück in einer Flüssigkeit aufzulösen und diese zu trinken. Die so einverleibten Worte sollen zur Heilung beigetragen haben (Reiter 1997, Mazza 2003).

Belege für die These, das geschriebene Wort sei heilsam, gibt es zuhauf: Die alten Griechen erkoren mit Apollon ein und denselben Gott für die Dichtkunst und die Heilkunst (Petzold u. Orth 1995, S. 24); Bibliotheken galten als Heilstätten der Seelen – so die Bibliothek im ägyptischen Theben (Leven 2005, S. 154) – oder als Seelenapotheke – so die Stiftsbibliothek St. Gallen. Aristoteles fordert in seiner Poetik von Tragödien eine kathartische Wirkung. Bei der Betrachtung tragischer Ereignisse sollen Zuschauer von Affekten wie Furcht und Mitleid befreit werden. Cicero, Seneca und Augustinus verfassten Trostbriefe. Sie und andere Autoren schreiben solche Briefe nicht nur zur eigenen Entlastung, sondern auch gezielt für Menschen in Not (Petzold u. Orth 1995, S. 25). Die »reinigende Funktion«, die Tragödien innewohne, greift Gotthold Ephraim Lessing Mitte des 18. Jahrhunderts erneut auf. In seiner »Hamburger Dramaturgie« schreibt er, die Tragödie solle Mitleid und Furcht in »tugendhafte Fertigkeiten« umwandeln. In der poetologischen Abhandlung »Über die ästhetische Erziehung des Menschen« formuliert Friedrich Schiller Ende des 18. Jahrhunderts, Literatur wirke gegen die »Verkrüppelung der Seele«.

Nicht nur Dichter, auch Psychiater und Psychologen haben früh erfahren, dass das Verschriftlichen von aufwühlenden Ereignissen und Erlebnissen heilsam sein kann. Benjamin Rush, Vater der amerikanischen Psychiatrie, nutzt bereits im ersten Spital, das in den USA entsteht – im Pennsylvania Hospital –, kreative Methoden in seiner Arbeit. Seine psychisch angeschlagenen Patienten motiviert er zu Beginn des 19. Jahrhunderts zum Schreiben. Die Texte publiziert Rush dann in der spitalseigenen Zeitung »The Illuminator« (ebd., S. 28).

Einer der ersten, die in Europa die Überzeugung teilen, Schreiben helfe, ist Pierre Janet. Der Zeitgenosse Sigmund Freuds zählt zwischen 1890 und 1930 zu Frankreichs renommiertesten Psychiatern. Es ist die Hoch-Zeit der Hypnose. Sie gilt als Königsweg bei der Behandlung psychopathologischer Phänomene wie multiple Persönlichkeit oder Hysterie. Janet postuliert, alles was der Mensch erlebe, schreibe sich ins Gedächtnis ein, er vergesse nichts. Allerdings seien Erinnerungen nicht immer zugänglich, besonders unangenehme, traumatische versperrten sich dem Bewusstsein. Um das »Unterbewusste« – so die von Janet verwendete Bezeichnung – ins Bewusstsein zu holen, hält er Patienten im Halbschlaf, in Trance oder unter Hypnose zum Schreiben an. Dies hilft ihm bei der Erstellung genauer Psychogramme. Aber nicht nur diagnostischen Zwecken soll die »écriture automatique«

dienen, sie soll auch eine heilsame Funktion für die Patienten haben. Durch das »unterbewusste«, das automatische Schreiben sollen Erlebnisse und Erinnerungen, die für die Schreibenden bis dahin nicht zugänglich waren, ins Bewusstsein geholt und verarbeitet werden (Ellenberger 2005, S. 490).

Neu ist das Schreiben unter Trance nicht. Seine Wurzeln liegen ein halbes Jahrhundert früher – in der Spiritismuswelle Mitte des 19. Jahrhunderts. Spirituelle Medien führten damals die Feder. Janet holt das Schreiben aus den Reihen der Medien und Geister zurück und führt es in die Medizin ein (Langlitz 2005, S. 23). Allerdings spielt die »écriture automatique« in Janets Arbeit lediglich eine Nebenrolle. Es sind andere, die ihr zu Ruhm verhelfen: die Surrealisten. Die Vertreter dieser antibürgerlichen Kunstrichtung, entstanden gegen Ende des Ersten Weltkrieges, wollen schreibend und malend in die Tiefen des Unbewussten eintauchen und das Unwirkliche, das Traumhafte der Wirklichkeit festhalten. Sie nutzen das automatische Schreiben, um das Denken, das planende Überlegen auszuschalten und imaginative Momente freizusetzen. Gleich einem Film, der sich im Kopf abspiele, werden die Sprunghaftigkeit und die Unstrukturiertheit der Gedanken festgehalten. Stocken die Gedanken, wird der Schreibfluss nicht unterbrochen, sondern das letzte Wort – permanent schreibend – wiederholt. André Breton definiert 1924 das automatische Schreiben im »Ersten Manifest des Surrealismus« als »Denk-Diktat ohne jede Kontrolle der Vernunft« (Breton 1996, S. 26).

Von ersten Ansätzen hin zur Schreibtherapie

Pierre Janet hatte das Hôpital Salpêtrière bereits verlassen, sich von der Hysterie und der Hypnose ab- und der Verhaltenspsychologie zugewandt, als der Exilrusse Vladimir N. Iljine 1922 in Budapest seine psychoanalytische Ausbildung bei Sándor Ferenczi beginnt. Iljine ist eine treibende Kraft bei der Integration des Schreibens in die Therapie, maßgeblich beeinflusst vom Psychoanalytiker Ferenczi. Dieser, ein Schüler Sigmund Freuds, gilt als Enfant terrible der Psychoanalyse. Er arbeitet bereits damals mit für die Psychoanalyse untypischen Methoden, indem er Patienten zum dramatischen Spiel oder zu poetischen Versuchen auffordert. Vladimir N. Iljine greift Ferenczis Ideen auf und entwickelt daraus Anfang des 20. Jahrhunderts das »therapeutische Theater«. Er weiß (zitiert nach Kerklau 2001, S. 89): »Je vielfältiger die Erlebnis- und Erfahrungsmöglichkeiten, desto nachhaltiger werden die Selbstheilungskräfte des Menschen stimuliert.« Ganz gezielt setzt Iljine das Schreiben in therapeutischen Sitzungen ein. Um wichtige Erkenntnisse, nennenswerte Veränderungen oder neue Erfahrungen zu verankern, fordert er seine Patienten auf, nach der Stunde Texte zu verfassen. Hilarion Petzold, einer der Mitbegründer der integrativen Therapie, ist sein Schüler. Er erinnert sich (Petzold u. Orth 1995, S. 27): »Diese ›Szenarien‹ hatten oftmals den Charakter von Kurzgeschichten, epischen Gedichten oder Sketchs. Zuweilen ermutigte Iljine auch dazu, Gefühle, Gedanken, Fantasien unmittelbar in Texten auszudrücken.« Iljine fordert seine Patienten überdies auf, »zu Träumen und nach Sitzungen mit dramatischer Therapie Texte abzufassen.«

Mit dem systematischen Einsatz von Lesen und Schreiben in der Therapie beginnt die »moderne« Schreibtherapie, die sich ab den 1960er-Jahren in den USA entwickelt. Entscheidendes dazu beigetragen hat Eli Greifer. Der Pharmazeut, Anwalt und Schriftsteller sammelt bereits in den frühen 1920er-Jahren als freiwilliger Helfer im Creedmoor State Hospital in New York wichtige Erfahrungen mit der heilsamen Wirkung von Gedichten. Der Begriff »Poetry Therapy« soll auf Greifer zurückgehen. Wirklich überprüfen kann er seine Einsichten erst dreißig Jahre später, als ihm die beiden Psychiater Jack J. Leedy und Sam Spector die Möglichkeit bieten, im Cumberland Hospital schreibtherapeutische Gruppen zu leiten. Als Greifer 1966 stirbt, ist Leedy vom Nutzen der Schreibtherapie überzeugt (Leedy 1995, S. 245): »Sie hilft ihnen [den Patienten; Anm. C. U.], ihre emotionalen Störungen leichter zu ertragen, fördert den Heilungsprozess und die Entwicklung einer Lebensphilosophie, die einem angemessenen Umgang mit dem persönlichen Unglück Vorschub leistet.« Leedy gründet 1966 in New York das »Poetry Therapy Center« und drei Jahre später die »Association for Poetry Therapy«. Ein weiterer wichtiger Proponent der amerikanischen Poesietherapie ist der Lyriker und Psychologe Arthur Lerner. Er gründet 1973 das »Poetry Therapy Institute« in Los Angeles und veröffentlicht 1978 eines der wichtigsten Standardwerke der Schreibtherapie, »Poetry in the Therapeutic Experience«.

Ilse Orth und Hilarion Petzold sind die Pioniere der Poesie- und Bibliotherapie im deutschsprachigen Raum. An der »Europäischen Akademie für psychosoziale Gesundheit« – dem Fritz-Perls-Institut im nordrhein-westfälischen Hückeswagen –, einem Ausbildungsinstitut für integrative Psychotherapie, organisieren sie seit 1972 Lehrgänge für Poesie- und Bibliotherapeuten. 1984 gründen engagierte Psychotherapeuten, Ärzte und Sozialarbeiter die »Deutsche Gesellschaft für Poesie- und Bibliotherapie«, alle zwei bis drei Jahre finden Symposien zum Austausch in Forschung, Lehre und Praxis statt. In der Schweiz bemüht sich die »Interessengemeinschaft Poesie- und Bibliotherapie« seit dem Jahr 2000 um die Vernetzung aktiver Schreibtherapeuten. Einmal jährlich treffen sie sich zur Weiterbildung und zum kollegialen Austausch.

1.3 Die Erzählung als Medium in der Therapie

So wie Milton H. Erickson aus vielerlei Gründen Anekdoten in die Therapie einfließen ließ, nutzen viele Therapeuten literarische Texte: Sei es, weil sie beispielhaft Schicksalhaftes beleuchten oder mögliche Wege zeigen, mit Problemen umzugehen. Johann Wolfgang von Goethe schildert in seinem Briefroman »Die Leiden des jungen Werther« in mannigfachen Details die Verzweiflung seines Protagonisten, Elfriede Jelinek charakterisiert in »Die Klavierspielerin« ein grausames Unterdrückungsverhältnis zwischen Mutter und Tochter, Doris Lessing zeichnet in »Das goldene Notizbuch« kenntnisreich den Kampf zweier Frauen gegen herrschende Geschlechterverhältnisse nach. Themen wie die beschriebenen sind Therapeuten wohlbekannt – Klienten kommen mit ähnlichen Problemen zu ihnen. Literatur und Therapie kreisen um ähnliche Inhalte. In der Therapie aber müssen Lösungen erst erarbeitet werden, Romane, Erzählungen, Kurzgeschichten hingegen präsentieren für Klienten oft aufschlussreiche Entwicklungen, neue Einsichten oder Auswege. Das macht sie in Therapien so beliebt und lässt Kollegen immer wieder Bücher aus ihren Regalen ziehen.

In Therapiestunden sitzen neben dem Wiener Psychotherapeuten Konrad P. Grossmann und seinen Klienten fiktive Gestalten aus Romanen von Salman Rushdie, John Irving oder Leo Tolstoi. Literarische Texte erhalten den Status alternativer Wirklichkeiten und zeigen so beispielhaft Auswege aus scheinbar hoffnungslosen Lagen. Die Wiener Kollegin Ulrike Russinger zitiert Corinna Sorias »Leben zwischen den Seiten« (Russinger 2001, S. 136): Der Roman zeige, wie die Protagonistin mit der psychischen Erkrankung ihrer Mutter zu leben lernt – nicht zuletzt durch die Flucht in Winnetous Welt oder in Schillers und Rückerts Balladen, wenn sie sich durch psychotische Schübe ihrer Mutter bedroht fühlt. Romane böten Anregungen dafür, wie Probleme bewältigt und Leiden transformiert werden können.

Geschichten statt Systeme

Spätestens seit narrative Ansätze in den 1980er-Jahren Einzug halten und einen Paradigmenwechsel von Systemen zu Geschichten (Freedman u. Combs 1996, S. 1) einleiten, spielen Erzählungen in der Psychotherapie eine wesentliche Rolle. Wirklichkeit wird, so Michael White und David Epston, unter anderem über Erzählungen, die in Familien und anderen sozialen Kontexten verbreitet werden, konstruiert und weitergegeben. Der narrative Ansatz in der systemischen Therapie fokussiert auf diese Geschichten. Klienten erzählen, was sie belastet, kränkt, einengt. Der Grundtenor dieser Geschichten ist defizitorientiert, ausweglos und hoffnungsarm. Dominante Erzählungen zu irritieren, Brüche und Ausnahmen sichtbar zu machen, alternative Geschichten einzuführen, die ressourcenorientiert sind und den Handlungsspielraum der Klienten vergrößern – dies ist der Sinn narrativer Therapie. Problemgeschichten sind dichte, gesättigte Erzählungen, über die Jahre des Erzählens detailreich geworden und wohlgestaltet. Erarbeiten wir alternative Geschichten, bleiben sie oft blass, karg, ohne Konturen und Details. Die neuen, ungewohnten Geschichten müssen mit Leben gefüllt werden. Jill Freedman und Gene Combs sprechen in diesem Zusammenhang vom Verdichten der Handlung (ebd., S. 195; Übers. C. U.): »Den Plot verdichten. […] Wir haben festgestellt, dass Wiederholungen und Gründlichkeit – vor allem beim (1) Erfragen von Details, beim (2) Einbeziehen mehrerer Menschen und beim (3) Einbeziehen verschiedener Perspektiven – extrem hilfreich sind.«

Um zu zeigen, wie das funktionieren kann, nehmen Freedman und Combs Literatur zu Hilfe. Sie habe die Sogkraft, die sie sich von alternativen Erzählungen wünschen. Als anschauliches Beispiel präsentieren sie J. D. Salingers Buch »Franny and Zooey« (Salinger 1961). Salinger lasse durch das Gestalten von Details eine Welt vor den Augen der Leser entstehen und involviere sie in diese (ebd., S. 94; Übers. C. U.):

> »Ein Weg, Menschen sicher zu möglichst detailreichem Erzählen einzuladen, besteht darin, sie nach den mannigfachen Erfahrungsweisen zu fragen. […] J. D. Salinger beschreibt sowohl, was Lane denkt, als auch, was er tut, was er fühlt sowie was er denkt.«

Dieses Verdichten von Geschichten hat sich für mich zu einem Leitgedanken entwickelt, der wesentlich für meine therapeutische Arbeit wurde. Wie später genauer beschrieben, schlage ich Klienten sehr häufig vor, erste, zarte Stimmen der Veränderung in Texten zu stärken, ihnen Gewicht zu verleihen durch zahlreiche Details und durch sprachliche Aufmerksamkeit. Doch dazu später mehr (Kapitel 7.3).

1.4 Therapeutische Interventionen literarisch explizieren

Literatur entfaltet, was im therapeutischen Diskurs mühsam erarbeitet werden muss. Erkläre ich die Methode des Externalisierens, greife ich zu einer Textstelle aus Wilhelm Genazinos Roman »Ein Regenschirm für jeden Tag« (Genazino 2001) oder zu Textstellen aus dem Roman »Die Zumutung« (Gruber 2003). Ihre literarische Form der Personifizierung von Emotionen oder Zuständen ist um vieles gelungener und prägnanter als Beispiele aus meiner Praxis.

Konrad P. Grossmann arbeitet mit Vorliebe mit Dostojewski. Eine Textstelle aus dem Roman »Die Brüder Karamasow«, die er unter narrativ-therapeutischen Gesichtspunkten analysiert, dient als Ersatz für einen Therapiedialog. Wie eröffnet der Protagonist das Gespräch, wie führt er Unterschiede ein, wo löst die heilsame Lösungsgeschichte die beschwerliche Problemgeschichte ab? Literatur »birgt sowohl in praktischer als auch in theoretischer Hinsicht eine Fülle von Anregungen und Erweiterungen für die Psychotherapie« (Grossmann 2000, S. 95). Und nicht zuletzt sei der Roman eine »literarische Verdichtung« (ebd., S. 94) menschlicher Erfahrungen. Therapeut und Klient entwickeln gemeinsam Lösungsgeschichten – ähnlich wie die Literatur nutzen sie dabei Fiktion. »Der therapeutische Dialog und damit einhergehende Akte des Handelns und Schreibens ermöglichen es, dass ein Klient und ein Therapeut in gemeinsamer Autorschaft Texte kreieren, von welchen beide hoffen, dass sie mit Problemauflösung und besserem Leben für den Klienten einhergehen.« (ebd., S. 161)

Literatur statt abstrakter Erklärungen

Psychotherapeuten verwenden in ihren Publikationen häufig statt abstrakter Erklärungen Textstellen aus Romanen und Erzählungen. Verdeutlicht beispielsweise Paul Watzlawick Lesern, was »reframen« bedeutet und dass sich, wenn Geschehnisse in einen anderen Rahmen gestellt werden, oft leichter mit ihnen leben lässt, zitiert er aus Mark Twains »Tom Sawyer« (Watzlawick 1997, S. 138). Toms Tante straft ihn nach einem seiner zahlreichen Streiche. Den Gartenzaun streichend ist er der Schadenfreude seiner Freunde ausgesetzt. Er wäre nicht Tom Sawyer, ließe er das widerspruchslos über sich ergehen. Klug wie Twain seinen Protagonisten entwirft, verkauft Tom die Strafe seinen Freunden als großes Privileg. Daran teilhaben darf nur, wer zahlt. Tom Sawyer liegt geldzählend in der Sonne, den Zaun streichen die Freunde, die ihn zuvor belächelt haben.

Wenn es um Wirklichkeitsanpassung, um Konstruktivismus und Psychotherapie geht, bemüht Paul Watzlawick ein weiteres Mal die Literatur. So zu tun, als ob etwas real wäre – damit haben selbst streng objektive Wissenschaftsdiziplinen wie die Mathematik oder die Physik gute Erfahrungen gemacht: Sie haben die imaginäre Zahl i eingeführt und gelangen trotzdem zu ganz praktischen, ganz konkreten Ergebnissen. Um seiner Begeisterung für die schwer nachvollziehbare Wechselwirkung zwischen dem Imaginärem und dem Konkretem Ausdruck zu verleihen, zitiert Watzlawick den jungen Törleß aus Robert Musils Roman »Die Verwirrungen des Zöglings Törleß«, der im Mathematikunterricht zum ersten Mal auf die Zahl i trifft (Musil 1957, S. 71): »Das eigentlich Unheimliche ist mir aber die Kraft, die in solch einer Rechnung steckt und einen so festhält, dass man doch wieder richtig landet.«

Kommunikationsstrukturen verdeutlicht Watzlawick mithilfe von Edward Albees Drama »Wer hat Angst vor Virginia Woolf?« (Albee 1986). Anhand des Bühnenklassikers veranschaulicht er Systemeigenschaften, Rückkoppelungs- und Metakommunikationsprozesse. Das Theaterstück sei in mancherlei Hinsicht wirklicher als die Wirklichkeit und praktikabler, meint Watzlawick, schließlich stehe die gesamte »Anamnese« zur Verfügung. Dieses Beispiel sei dem Leser auch zumutbarer als seitenlange Transkripte von Familieninterviews (Watzlawick 2007a, S. 138 f.).

Watzlawick ist nicht der Einzige, der die Literatur zu Hilfe nimmt, um komplexe Ideen, Techniken oder Ansätze zu vermitteln. Günther Bamberger verdeutlicht Lesern das konstruktivistische Prinzip, auf dem die systemische Therapie aufbaut, indem er aus Max Frischs »Homo Faber« zitiert. Er bezieht sich dabei auf jene Stelle, an der der Protagonist von seiner Freundin erfährt, sie sei schwanger. Er reagiert auf ihre Eröffnung, sie reagiert auf ihn. Beide kommen in ihren jeweiligen Interpretationen des anderen zu völlig konträren Auffassungen. So unterschiedlich könne man scheinbar konkrete Fakten interpretieren und unterschiedliche Wirklichkeiten konstruieren. »Die ganze Romanliteratur lebt von der Dynamik des Aufeinandertreffens unterschiedlicher Realitäten, in denen Menschen sich eingerichtet haben«, so Bamberger (2010, S. 21).

Als der Familientherapeut Richard C. Schwartz Anfang der 1980er-Jahre in Illinois seine systemische Therapie mit der inneren Familie (Internal Family Systems Therapy) entwickelt, bemüht er William Shakespeares »Viel Lärm um Nichts« und illustriert damit die Vielfalt menschlicher Identität (Schwartz 1997, S. 61). Um die Vorstellung einer einheitlichen Persönlichkeit zu irritieren, lässt er Hermann Hesses »Steppenwolf« sprechen (zit. nach ebd., S. 27): »Denn es ist ein, wie es scheint, eingeborenes und völlig zwanghaft wirkendes Bedürfnis aller Menschen, dass jeder sein Ich als eine Einheit sich vorstelle. Mag dieser Wahn noch so oft, noch so schwer erschüttert werden, er heilt stets wieder zusammen«. Die Multiplizität unserer Psyche unterstreicht er mit den Worten des amerikanischen Lyrikers Walt Whitman (ebd., S. 51): »Widersprech' ich mir selbst? Nun gut, so widersprech' ich mir selbst. (Ich bin weiträumig, enthalte Vielheit.)«

1.5 Vergleichbare Voraussetzungen

Michael White nennt Parallelen zwischen dem Verfassen von Literatur und der therapeutischen Praxis. Sich auf den amerikanischen Psychologen und Kognitionswissenschaftler Jérôme Bruner berufend, vergleicht er die großen Schriftsteller mit Klienten, welche »die fesselnden Dilemmata ihres Lebens auf eine Weise neu erzählen, die Neugier auf das menschliche Potenzial weckt und das Spiel der Fantasie anregt« (White 2010, S. 76). Erzählen im therapeutischen Kontext öffne ebenfalls Raum für andere, für neue Perspektiven, die Erfahrungen verstehbar machen.

Nicht nur das Erzählen von Neuem verbindet Therapie mit Texten – eine weitere Parallele sind Leerstellen und Lücken, meint White. Schriftsteller arbeiten in ihren Romanen mit Lücken oder Leerstellen, die Leser mit ihrer Fantasie und ihren Erfahrungen füllen. Therapeuten motivieren ihre Klienten, »›untergeordnete‹ Erzähllinien« stärker zu gewichten und Ausnahmen vom Problem, vernachlässigten Erlebnissen oder leisen inneren Stimmen größere Bedeutung zu verleihen (ebd., S. 80). Die Leerstelle in der Literatur füllen die Leser mit ihrer Vorstellungskraft, die Leerstelle in der Therapie ist Ausgangspunkt für alternative Geschichten.

Dichter »spielen« wie Kinder, meint Sigmund Freud (Freud 1978, S. 128). Das Spiel, so Adolf Muschg, verbindet Kunst und Therapie. Die Kunst treibe ihr Spiel mit dem Entsetzen, »weil (auch die Therapie weiß es) dem Entsetzen oft nur noch das Spiel beikommt – denn das Spiel allein schafft jenen Bewegungsraum, der das Gefühl aus seiner Erstarrung befreit« (Muschg 1981, S. 134). Auch Therapeuten regen Klienten zum »Spielen« an. Was sind die Als-ob-Interventionen wie die Wunderfrage anderes als Einladungen zum »Spiel«? Wenn wir Klienten dazu ermutigen, sich eine Zeit lang getrennt vom Symptom zu sehen, ihre Störung zu externalisieren, werden wir zu Spielleitern, um den erstarrten Problemraum aufzubrechen, um den Bewegungsraum für Klienten und Therapeuten zu vergrößern.

Polyvalente Wirklichkeiten

Helmut Hauptmeier und Siegfried J. Schmidt beschreiben Literatur in ihrer »Einführung in die empirische Literaturwissenschaft« als gesellschaftliches Handlungssystem. Als solches weist es, wie andere Systeme, eine Außen-Innen-Differenzierung auf sowie typische Funktionen, die von keinem anderen System erfüllt werden. Bei der Frage nach der Außen-Innen-Differenzierung konzentrieren sich die beiden Literaturwissenschaftler auf Konventionen. Diese kennzeichnen Systeme, regulieren »das Handeln, ›im Inneren‹ […] und [grenzen] es, ›nach außen‹ vom Handeln in anderen Systemen [ab]« (Hauptmeier u. Schmidt 1985, S. 13).

Zwei Konventionen und Normen gelten für alle Systeme – die Tatsachen-Konvention und die Monovalenz-Konvention. Wer in unserer Gesellschaft etwas behauptet, muss dies so tun, dass man entsprechend dem geltenden Wirklichkeitsmodell abwägen kann, ob diese Aussage wahr oder falsch ist. Die Äußerung muss also die Tatsachen-Konvention erfüllen. Der Monovalenz-Konvention zufolge wird von dem, der etwas behauptet, erwartet, dass seine oder ihre Aussage so eindeutig wie möglich ist, also monovalent.

Im System der Literatur werden diese Konventionen allerdings von zwei anderen überlagert: Wer im Literatursystem handelt, kümmert sich nicht darum, ob seine oder ihre Aussage als falsch oder wahr gilt, sondern darum, ob sie »poetisch wichtig« ist (ebd., S. 17): »Nicht die auf das gesellschaftlich gültige Wirklichkeitsmodell bezogene ›Wahrheit‹ macht einen Text […] zu einem *literarischen* Text, sondern seine als poetisch wichtig festgestellten und bewerteten Qualitäten.« Literarische Texte können entsprechend der Polyvalenz-Konvention von Lesenden ganz unterschiedlich interpretiert werden (ebd., S. 18): »Nicht Eindeutigkeit von Beziehungen auf das sozial geläufige Wirklichkeitsmodell ist das Ziel des Literatur-Produzenten, sondern produktive, poetisch bewertbare Bedeutungs- und Bewertungsmöglichkeiten, die Literatur-Rezipienten unter verschiedenen Bedingungen auf jeweils subjektiv optimale Weise realisieren (können).« Die Tatsachen-Konvention und die Monovalenz-Konvention werden im Literatursystem von der Ästhetik-Konvention und der Polyvalenz-Konvention überlagert.

Polyvalenz ist auch eine wesentliche Voraussetzung für erfolgreiche Psychotherapie. Für systemische Psychotherapeuten kann die Welt ihrer konstruktivistischen Sichtweise wegen nicht eindeutig sein. Wir konstruieren uns unsere Wirklichkeiten. Die Welt ist mehrdeutig, polyvalent. Dieses Wissen gehört zu unseren Grundvoraussetzungen.

Aussagen unserer Klienten nicht als monovalent, nicht als unverrückbare Tatsachen zu hören eröffnet neue Sichtweisen und erweitert mitunter Handlungsmöglichkeiten. Ein wesentliches Moment systemischer Therapie ist die Anregung für Klienten, ihre Welt anders zu betrachten als bisher und dadurch zu neuen, für sie sinnvollen Lösungen zu gelangen. Nutzen wir nicht gerade das Reframen, um Mehrdeutigkeiten zu erzeugen? Sprechen wir nicht von mehreren Stimmen, von anderen Anteilen, von verschiedenen Seiten einer Person? Und wenn wir Klienten dabei begleiten, alternative Geschichten zu entwickeln, wird ihre Wirklichkeit mehrdeutig, polyvalent.

Abbildung 1 fasst das Verhältnis von Literatur und Psychotherapie zusammen.

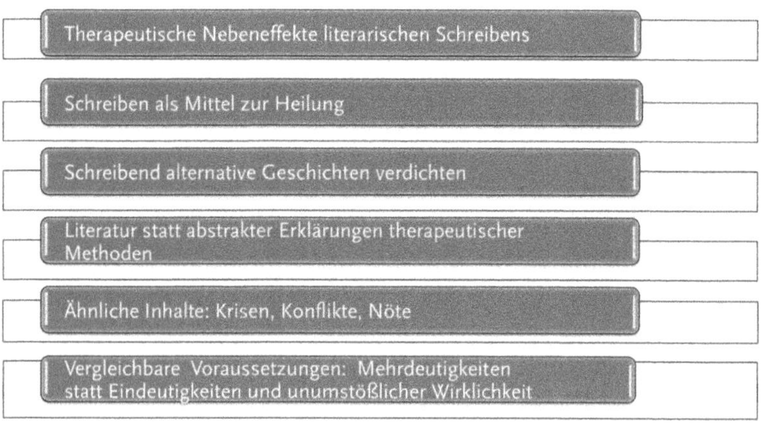

Abb. 1: Literatur und Psychotherapie

1.6 Differenzen

Trotz vieler Berührungspunkte gibt es Differenzen zwischen der Psychotherapie und der Literatur. Sie dürfen nicht aus dem Blick geraten. »Leidensdruck ist kein Talentnachweis; die beschädigte Lebensgeschichte *muss* nicht veröffentlicht sein« (Muschg 1981, S. 128). Was Muschg treffend formuliert, ist wesentlich. Die prinzipiell therapeutische Wirkung von Literatur, von der Schriftsteller berichten, ist vom gezielten Einsatz von Schreibinterventionen in der ambulanten oder stationären psychotherapeutischen Behandlung zu unterscheiden. Bei der therapeutischen Nutzung von Schreiben geht es nicht darum, Literatur zu produzieren. Sinn und Zweck ist die Linderung oder im besten Falle die Beseitigung belastender Themen und Symptome, also die Heilung. Zu diesem Resultat gelangen wir über den Prozess des therapeutischen Schreibens, im Zuge dessen sich Schritte in Richtung Heilung einstellen. Es geht also um den *Prozess* des therapeutischen Schreibens, nicht um sein *Produkt,* den Text. Im Blickpunkt literarischen Schreibens dagegen steht das künstlerische Produkt. Die beiden Sozialwissenschaftlerinnen Renate Haußmann und Petra Rechenberg-Winter betonen, dass Klienten beim Schreiben kein Publikum vor Augen haben (Haußmann u. Rechenberg-Winter 2013, S. 17). Ein weiteres Mal ist Adolf Muschg zuzustimmen, wenn er meint (Muschg 1981, S. 179): »Die Kunst der Therapie, die es wohl gibt, soll auf ihrem eigenen Felde an der Künstler-Kunst nicht gemessen werden – ein Verbot, das sich aus der gegenseitigen Wertschätzung ergibt.«

2 Schreiben in verschiedenen therapeutischen Ansätzen[6]

Schreiben ist ein Weg, um die eigene Vergangenheit wieder zu entdecken und Verständnis für die Gegenwart und Zukunft zu erlangen.
Barry Lane

Mehrere psychotherapeutische Richtungen nutzen Texte und Schreiben in ihrer Arbeit. Der Begründer der Logotherapie, Viktor Frankl, bezeichnet in einer seiner zahlreichen Publikationen das Buch als Therapeutikum (Frankl 1997, S. 13). Die Tiefenpsychologin Verena Kast setzt in ihrer therapeutischen Arbeit sehr häufig auf Texte, vorzugsweise auf Märchen. Ihre jahrelange Erfahrung mit diesem Ansatz fasst sie wie folgt zusammen (Kast 1989, S. 205): »Meine Erfahrung [...] ist die, dass, wenn immer es gelingt, im richtigen Moment das richtige Märchen zu finden, der therapeutische Prozess noch einmal eine Intensivierung erfährt oder auch dessen gelegentliches Stagnieren damit überwunden werden kann.« Auch der Vater der positiven Psychotherapie, Nossrat Peseschkian, verwendet in seiner Arbeit Literatur – er nutzt orientalische Märchen, die er zur Deutung und Bearbeitung seelischer Konflikte heranzieht. Resümierend schreibt er (Peseschkian 2008, S. 10): »Mir wurde deutlich, dass Geschichten sehr viel mit Medikamenten gemeinsam haben. Zum richtigen Zeitpunkt in der richtigen Form angewandt, kann eine Geschichte zum Angelpunkt des therapeutischen Bemühens werden und Einstellungs- und Verhaltensänderungen einleiten.«

Expressives Schreiben

Kommen wir von therapeutisch hilfreichen Geschichten zum therapeutischen Schreiben. Wenn wir uns damit beschäftigen, müssen wir auf James W. Pennebaker und auf die Methode des »expressive writing« eingehen, »eine standardisierte Variante der Poesietherapie« (Heimes 2012, S. 187). Der Professor für Psychologie an der Southern Methodist University in Dallas hat seit den 1980er-Jahren cirka 165 Untersuchungen zum expressiven Schreiben durchgeführt.

6 Dieses Kapitel basiert zum Teil auf meinem Beitrag über Poesie- und Bibliotherapie (Unterholzer 2013b).

Als »Schreibparadigma« ist seine Vorgehensweise in die Geschichte des therapeutischen Schreibens eingegangen (zit. nach Horn u. Mehl 2004, S. 275):

> »In den nächsten drei (3) Tagen möchte ich Sie bitten, über Ihre tiefsten Gedanken und Gefühle zu der bisher traumatischsten Erfahrung Ihres Lebens zu schreiben. Alternativ können Sie auch über ein für Sie emotional extrem wichtiges Thema schreiben, das Ihr Leben tief greifend beeinflusst hat. Beim Schreiben bitten wir Sie loszulassen und Ihre tiefsten Gedanken und Gefühle zu erforschen. Sie können Ihr Thema in Verbindung bringen mit Beziehungen zu anderen Menschen, mit denen Sie Umgang haben, z. B. Ihrem Partner, Freunden oder Verwandten. Fragen Sie sich, welche Zusammenhänge Sie mit Ereignissen aus Ihrer Vergangenheit, Ihrer gegenwärtigen Situation oder Ihrer Zukunft sehen oder wer Sie damals waren, wie Sie sich derzeit sehen oder wie Sie gerne wären. Kümmern Sie sich nicht um Rechtschreibung, Satzbau oder Grammatik. Schreiben Sie bitte möglichst ohne Unterbrechung, bis die Zeit zu Ende ist. Alles, was Sie schreiben, wird absolut vertraulich behandelt werden.«

Die Probanden der Kontrollgruppe erhalten hingegen die Aufgabe, über etwas im Vergleich Belangloses zu schreiben. Fünfzehn bis zwanzig Minuten dauern die jeweiligen Schreibsequenzen. Vor, während und nach dem Schreiben werden körperliche Werte wie Pulsfrequenz, Muskelspannung, Blutdruck erhoben und die seelische Befindlichkeit abgefragt. Später folgen Blutuntersuchungen – man will feststellen, ob sich Schreiben auch günstig auf die Immunabwehr auswirkt. Kognitionsforscher Pennebaker vermutet, dass das Zurückhalten belastender Ereignisse für den Körper lang anhaltenden, unterschwelligen Stress bedeutet (Pennebaker 1997, S. 162): »Im vergangenen Jahrzehnt hat eine steigende Zahl von Studien gezeigt: Wenn Menschen über emotionale Erfahrungen schreiben, verbessert sich ihre physische und mentale Gesundheit signifikant.« Pennebakers Kollege Joshua Smyth von der North Dakota State University bestätigt Vergleichbares. Er bittet beispielsweise siebzig Patienten mit Asthma oder rheumatischer Arthritis, an drei aufeinander folgenden Tagen jeweils zwanzig Minuten lang jene Vorfälle zu verschriftlichen, die ihnen am meisten zusetzen. Die Kontrollgruppe notiert lediglich ihre Tagespläne. Vier Monate später stellt Smyth fest, dass sich knapp die Hälfte jener Patienten, die ihre belastenden Erlebnisse in Texte gefasst haben, signifikant besser fühlte (Smyth et al. 1999).

Untersuchen die Schreibforscher um Pennebaker zunächst vor allem gesundheitliche Verbesserungen durch das Artikulieren bisher unterdrückter Emotionen, konzentrieren sie sich in ihren späteren Studien auf inhibitorische Abläufe. Da die Faktenlage trotz vieler Ergebnisse uneindeutig bleibt, schlussfolgern sie, dass neben der Unterbrechung inhibitorischer Prozesse noch andere Aspekte eine Rolle spielen müssten. Kognitive und linguistische Faktoren rücken in den Mittelpunkt des Forschungsinteresses. Das Niederschreiben belastender Erlebnisse trage dazu bei, sich selbst und das Vorgefallene besser zu verstehen. »Zur Beschreibung ihrer Erfahrungen in der Studie benutzen Probanden häufig Aussagen wie ›mir wurde klar‹, ›ich sah ein‹ oder ›ich fand mich damit ab‹.« (Horn u. Mehl 2004, S. 277) Um Texte systematisch zu untersuchen, entwickeln Pennebaker und Kollegen das computerbasierte Textanalyseprogramm LIWC (Linguistic Inquiry and Word Count). Drei reliable linguistische Prädikatoren können auf diese Weise identifiziert werden. Es zeigt sich ein unmittelbarer Zusammenhang zwischen der Verwendung von Wörtern, die eine positive Emotion ausdrücken, und dem positiven Effekt des Schreibens: Probanden, die eine »moderate Anzahl an negativen Emotionsworten« (ebd., S. 277) verwenden, besuchen in den Monaten nach dem Schreiben seltener einen Arzt; Schreibende, die zwischen der ersten und letzten Schreibsitzung zunehmend Wörter verwenden, die Einsicht und Zusammenhänge ausdrücken, gehen aus der Studie mit einem ausgeprägten Gesundheitsgewinn hervor.

Ganz unumstritten sind die positiven Auswirkungen des Schreibparadigma-Settings nicht. Einige Forscher kommen zu abweichenden Ergebnissen. Mogk und Kollegen ziehen nach ihren Metaanalysen folgendes Resümee (Mogk et al. 2006, S. 6): »Daher unterstützt unsere Analyse nicht den von Pennebacker ursprünglich angenommenen nutzbringenden Effekt des Offenlegens, indem man über stressige oder traumatische Erfahrungen schreibt.« Horn und Mehl interpretieren die Ergebnisse etwas milder. Ergänzend zu einer Psychotherapie oder für die Prävention habe sich expressives Schreiben (ES) bewährt (Horn u. Mehl 2004, S. 280): »Aufgrund der soliden empirischen Grundlage besteht [...] kein Zweifel an den Potenzialen des ES.«

So viel zum expressiven Schreiben – nun zu den therapeutischen Richtungen. Dabei konzentriere ich mich auf jene Ansätze, die für meine eigene Arbeit prägend waren und noch immer sind.

2.1 Integrative Psychotherapie

Keine therapeutische Richtung befasst sich so intensiv mit dem Einsatz von Literatur und dem Verfassen eigener Texte im therapeutischen Kontext wie die integrative Psychotherapie (Kapitel 1.2). Aus der Gestalttherapie von Fritz Perls, Laura Perls und Paul Goodman hervorgegangen, spielen in ihr Kunst und Literatur, also Kreativität und Schreiben, eine wesentliche Rolle. Als »Poesie- und Bibliotherapie« kristallisiert sich eine eigene Methode heraus.

Hilarion Petzold und Ilse Orth legen bereits 1985 mit »Poesie und Therapie« ein Standardwerk für Psychotherapeuten vor, die schreibend mit Klienten arbeiten. Integrativ arbeitende Poesietherapeuten verstehen Texte ihrer Klienten als Botschaft, als Botschaft an sich selbst und an andere, sie seien »Ausdruck der Narration« ihres Lebens, die sie »zu sehen, zu durchspüren und auszulegen« lernen sollen, um sich selbst »im Lebensganzen verstehen zu lernen«, um ihre Narrationen bewusster und achtsamer auszulegen. Aufgabe von Poesietherapeuten sei es, Klienten auf die unterschiedlichen Interpretationsmöglichkeiten der eigenen Geschichte hinzuweisen (Petzold u. Orth 1995, S. 84).

Wie integrative Therapeuten konkret mit Texten und Schreiben arbeiten, zeigt ein Beispiel aus der Klinik für Tumorbiologie in Freiburg im Breisgau. »Leben mit Krebs« nennt sich ein dreiwöchiges gruppentherapeutisches Konzept für Patienten der Rehabilitationsstation. In sechs mal zwei Stunden soll eine Kombination von poesie- und bibliotherapeutischen Interventionen und systemisch-lösungsorientierten Ansätzen das Vertrauen der Patienten in ihre eigenen Fähigkeiten stärken und neue Perspektiven für die weitere Lebensgestaltung eröffnen.

Die erste Sitzung steht unter dem Motto »Wünsche formulieren«. Susanne Seuthe-Witz, Poesietherapeutin an der Freiburger Klinik, liest ein Kapitel aus Michael Endes »Die unendliche Geschichte« vor, das mit dem Satz endet: »[...] und was ist das überhaupt, ein Wunsch?« Der Text soll Assoziationen bei den Patienten auslösen, er soll sie anregen, sich schreibend eigenen Wünschen zuzuwenden. Thematisiert werden anschließend jene Wünsche, die für die Teilnehmer aktuell sind.

In der nächsten Sitzung steht die zukünftige Lebensgestaltung im Mittelpunkt. Marie Luise Kaschnitz' Erzählung »Der alte Garten« unterstützt die therapeutischen Gespräche. Wieder schreiben die

Patienten den Text weiter, den die Therapeutin mit dem Satz schließt (Seuthe-Witz et al. 1998, S. 38 f.): »[...] und da brach für den alten Garten eine neue Zeit an«.

Die Evaluation dieser poesie- und bibliotherapeutischen Gruppenangebote an der Klinik mittels Nachbefragung ergab eine hohe Zufriedenheit. Das Ziel der Poesie- und Bibliotherapie sei erreicht worden: »das eigene Lebensskript konstruktiv mit-, um- und neuzugestalten« (Seuthe-Witz et al. 1998, S. 44).

2.2 Verhaltenstherapie

Für Verhaltenstherapeuten gehört das Schreiben zum fixen Methodenrepertoire. Ihr Umgang damit ist ein pragmatischerer als jener der integrativen Psychotherapeuten. Literarische Texte spielen kaum eine Rolle; die Therapeuten fordern Patienten zum Verfassen von Gebrauchstexten wie Therapietagebüchern, Protokollen oder Zielformulierungen auf. Exemplarisch skizziere ich zwei sehr unterschiedliche Schreibprojekte, beide eng verknüpft mit spezifischen Störungsbildern: Janet Treasure und Ulrike Schmidt haben ein Programm für Klienten entwickelt, die sich essgestört verhalten. Alfred Lange nutzt Schreiben im Internet für Menschen mit einer posttraumatischen Belastungsstörung.

Treasure und Schmidt arbeiten an einer der größten britischen Kliniken für Essstörungen, dem Maudsley Hospital in London. Bereits 1993 verfassten sie »Getting Better Bit(e) by Bit(e)«, ein Selbsthilfebuch, das drei Jahre später als »Die Bulimie besiegen« auf Deutsch erschien (Schmidt u. Treasure 2000). Die Abteilung des psychiatrischen Krankenhauses im Süden Londons hat viel zu wenige Betten für ein Einzugsgebiet von zwei Millionen Menschen. »Die Not ließ uns erfinderisch werden«, erklärt Ulrike Schmidt[7]. Sie hat mit Janet Treasure ein verhaltenstherapeutisches Programm für die ambulante Betreuung von Menschen mit Essstörungen entwickelt. Schreiben spielt dabei eine wesentliche Rolle. »Wir suchten bei der Entwicklung des Modells vor Jahren nach Methoden, die das Selbsthilfepotenzial der

7 Die Zitate stammen aus einem Gespräch, das ich 2002 mit Ulrike Schmidt anlässlich des internationalen Kongresses Essstörungen: *Therapie in Theorie und Praxis* in Graz führte. Sie referierte über *The power of written words – Therapeutisches Schreiben in der Arbeit mit Essstörungen* und stellte dabei das Programm des Maudsley Hospital in London vor.

Betroffenen stärken. Schriftlich Gedanken und Gefühle festzuhalten erwies sich als optimales Verfahren, um Ressourcen zu mobilisieren«, berichtet Schmidt. Briefe mit Titeln wie »Anorexie – meine Freundin« und »Anorexie – meine Feindin« enthalten wichtige Angaben über Glaubenssätze der Betroffenen. Sie geben Aufschluss darüber, warum die Krankheit fortbesteht. Fragt man Anorektikerinnen, welche Nachteile Magersucht hat, fällt ihnen meist sehr wenig dazu ein. »In einem Brief an die Anorexie als Feindin hingegen können sie sehr klar Negatives benennen«, betont Schmidt. Schreibübungen wie »Ein Tag im Leben meines Magens« erlauben spielerische Perspektivenwechsel und sensibilisieren Betroffene dafür, ihr selbstschädigendes Verhalten zu erkennen.

Die Therapeuten am Maudsley Hospital schreiben auch selbst. Nach dem Erstgespräch fassen sie ihre Reflexionen schriftlich zusammen und schicken sie den Patientinnen. Sie schätzen in diesem Brief die Motivation ein, fassen biografische Informationen zusammen, geben Literaturempfehlungen, manchmal auch Hinweise auf Selbsthilfegruppen. Die Aufforderung, den Brief der Therapeuten notfalls zu korrigieren, nehmen Klientinnen übrigens gerne an: »Magersüchtige Menschen sind Perfektionisten. Wenn sie erleben, dass auch Therapeuten Fehler machen, wirkt das entlastend.« Nach maximal zwanzig Stunden Einzeltherapie endet das Programm. Die Therapeuten entlassen ihre Klientinnen mit einem Abschiedsbrief: Sie fassen den Therapieprozess zusammen, reflektieren über wesentliche Veränderungen und geben eine Einschätzung darüber ab, welche Unterstützung die jeweilige Patientin noch brauchen könnte. Von Schmidt und Treasure konnte ich einige Anregungen übernehmen und in meine Arbeit integrieren.

Schreibtherapie im Netz

Ohne auf die unterschiedlichen Varianten von Online-Therapien einzugehen, möchte ich ein Modell darstellen, das für die spätere Auseinandersetzung mit verschiedenen Varianten des Schreibens relevant ist (Kapitel 7.2): Interapy ist ein hochstrukturiertes, kognitiv-verhaltenstherapeutisches Behandlungsprogramm via Internet. Alfred Lange und seine Mitarbeiter haben es an der Universität von Amsterdam entwickelt. Ursprünglich war es gedacht für Menschen, die an einer posttraumatischen Belastungsstörung leiden. In der Zwischenzeit haben in den Niederlanden aber auch Menschen mit Burn-out, Depression oder Panik- und Essstörungen dieses Programm durchlaufen. Es ist nicht nur äußerst kostengünstig, auch seine hohe Wirksamkeit ist mehrfach belegt (u. a. Maercker 2006, Wagner u. Lange 2008, Rex 2009, Voos 2013, Knaevelsrud et al. 2015). Interapy steht Klienten, bei denen eine posttraumatische Belastungsstörung diagnostiziert wurde, auch im deutschen Sprachraum zur Verfügung. Maercker hat die Behandlung evaluiert (Maercker 2006, S. 8): »Die Ergebnisse [...] zeigten eine deutliche Verbesserung der traumabedingten Symptome (Vermeidung, Intrusion, Übererregtheit) bei der Behandlungsgruppe nach Beendigung der Behandlung und nach drei Monaten. Ebenso konnten [...] für allgemeine psychopathologische Symptome (Depression und Angst) signifikante Behandlungseffekte gefunden werden.«

Voraussetzungen für die Teilnahme: Das erlebte Trauma muss mindestens drei Monate zurückliegen. Ausgeschlossen sind Menschen, die schwer depressiv oder suizidal sind, die dissoziieren oder unter psychotischen Episoden leiden. Menschen mit einer Suchtproblematik sowie Minderjährige sind ebenfalls nicht zugelassen (Maercker u. Rosner 2006, S. 119). Interessant für unser Thema ist das Behandlungsdesign: In fünf Wochen schreiben die Teilnehmer zehn strukturierte Texte. Maercker spricht von Essays. Sie durchlaufen drei Phasen, jede wird mit psychoedukativen Informationen und mit der Erklärung der Schreibaufgaben eingeleitet:

1. In der ersten Phase – jener der Selbstkonfrontation – skizzieren die Betroffenen in vier Texten ihr erlebtes Trauma in seinen schmerzhaftesten Aspekten. Es gibt eine strenge Vorgabe: Die Essays sind im Präsens und in der ersten Person abzufassen.
2. In Phase zwei – der kognitiven Umstrukturierung – formulieren die Teilnehmer ihre Erfahrungen als unterstützenden Brief für fiktive Freunde, die Ähnliches erlebt haben. Erhoffter Effekt (Maercker 2006, S. 5): »Durch diesen Perspektivenwechsel wurden die Teilnehmer in die Lage versetzt, ihre eigenen automatischen Gedanken infrage zu stellen. Prioritäten wurden in dieser Phase neu geordnet und Vorschläge sollten gemacht werden, wie der Patient sich vorstellen könnte, sein Leben wieder zu genießen und mehr am Sozialleben teilzunehmen.«
3. »Social sharing« steht im Mittelpunkt der dritten Phase: Die Teilnehmer verfassen einen Abschiedsbrief an die traumatischen Erlebnisse, um Abstand zu gewinnen. Gerichtet ist der

Brief an eine nahestehende Person oder jemanden, der mit der Erfahrung im Zusammenhang steht, oder an den Verfasser selbst. Auch hierbei gibt es wieder formale Vorgaben: »Achten Sie auf Ihren Stil, auf die Rechtschreibung und die Grammatik.« Diesem letzten Brief sollen die Klienten ganz besondere Aufmerksamkeit schenken – schließlich soll er die Integration des Traumas abschließen. Der letzte Brief wird zu einem wichtigen Dokument und diese Bedeutsamkeit wird durch die Empfehlung zur sprachlichen und stilistischen Sorgfalt unterstrichen.

2.3 Schreiben in der systemischen Therapie

Bereits Pioniere der Familientherapie lassen schreiben. Murray Bowen geht als Mitbegründer der Mehrgenerationentheorie davon aus, dass sich die Entwicklung einer schweren Störung mindestens über drei Generationen hinzieht (Brandl-Nebehay 1998, S. 20). Schon in den 1950er-Jahren lässt Bowen seine Klienten aus zweierlei Gründen Briefe schreiben. Klienten sichern so einerseits biografische Daten ihrer Ahnen, andererseits bieten Briefe die Chance, abgebrochene Beziehungen wieder aufzunehmen. Eine weitere Wegbereiterin der systemischen Psychotherapie nutzt – zwanzig Jahre später – ebenfalls therapeutische Briefe in ihrer Arbeit. Mara Selvini Palazzoli und ihr Team schreiben Briefe, wenn die Sitzungsintervalle in einer Familientherapie lang sind und sie annehmen, die in der letzten Stunde gesetzte Abschlussintervention könnte dem Gedächtnis der Familie entschwinden. Sie verschriftlichen Abschlussinterventionen und geben sie Klienten mit, wenn sie nicht anwesenden Familienmitgliedern eine Botschaft übermitteln wollen. Sie verfassen Einladungsbriefe, um Menschen, die sich gegen Therapie sträuben, zu einem Gespräch zu bewegen (Penn 2009, S. 145).

Anfang der 1990er-Jahre dokumentieren der Däne Peder Terpager Rasmussen und der Kanadier Karl Tomm – beide Psychiater – ein Schreibtherapieprojekt, das Terpager Rasmussen in den 1980er-Jahren entwickelt hat und Tomm aufgreift und verfeinert (Terpager Rasmussen a. Tomm 1992). Der unmittelbare Anlass, Klienten um Briefe zu bitten, ist ein ähnlicher wie jener im Maudsley Hospital in London: ein restriktives Gesundheitssystem, das dänischen Klienten jährlich nur mehr fünfzehn Stunden Gesprächstherapie zugesteht.

»Guided Letter Writing« ist ein straff strukturiertes Programm: Ein zehnminütiges Aufnahmegespräch am Telefon, bei dem der Klient erfährt, wie gearbeitet wird, endet mit dem Auftrag, folgende Fragen schriftlich zu beantworten und die Antworten per Post zu schicken: Was ist Ihr größtes Problem? Was wollen Sie ändern? Welche Lösungsversuche haben Sie bereits unternommen? Sobald der Brief bei den Therapeuten ankommt, folgt ein weiteres Telefongespräch, in dem weitere Schreibaufgaben und ein erster Termin vereinbart werden. Beim ersten Face-to-face-Gespräch erhält der Klient weitere Informationen und – wie bei jeder weiteren Sitzung – neue Schreibübungen. Die Gespräche von Angesicht zu Angesicht finden in großen Zeitabständen statt, im Schnitt eines pro Monat, manchmal liegen auch zwei Monate dazwischen. Die Therapeuten lesen die Briefe, schreiben Kommentare, Ideen, Assoziationen dazu und – sollte der Inhalt der Briefe für den Klienten noch aktuell sein – besprechen sie beim nächsten Treffen. »Meistens brachten sie nur die vordringlichsten Themen mit in die gemeinsamen Sitzungen. Diese Themen wurden dann üblicherweise mit weiteren Schreibvorschlägen verknüpft. Der gesamte Prozess schien für ihn [den Therapeuten; Anm. C. U.] eine wesentlich effizientere Nutzung seiner Arbeitszeit zu sein«, resümieren Terpager Rasmussen und Tomm (ebd., S. 2; Übers. C. U.). Mit der Zeit entwickelte sich daraus eine »Long Brief Therapy Method«, da Klienten bis zu zwei Jahre in Therapie sind, aber insgesamt nicht mehr als zwanzig Face-to-face-Sitzungen mit einer Gesamtdauer von zehn Stunden haben. Gehen die Therapeuten zu Beginn der gemeinsamen Arbeit noch streng direktiv vor – mit ganz konkreten Schreibaufgaben, zum Teil sogar mit Angaben zum Seitenumfang –, vereinbaren sie nach ein paar Sitzungen mit den Klienten gemeinsam die Schreibübungen, bis diese gegen Ende schließlich selbst entscheiden, welchen Themen sie sich schreibend widmen.

Selbsthilfe und Transformation

Eine Vorgehensweise wie diese setzt hoch motivierte Klienten voraus. Terpager Rasmussen und Tomm weisen darauf hin, dass Klienten, die noch nicht von der Wichtigkeit therapeutischer Gespräche überzeugt sind, bereits die Anfangshürde mit den schriftlichen Antworten nicht schaffen. Für jene allerdings, die bereit sind für eine Veränderung und für die Schreiben ein geeignetes Medium ist, scheint »Guided Letter Writing« optimal zu sein. Terpager Rasmussen und Tomm heben etwas Ähnliches hervor wie Ulrike Schmidt: Schreiben stärkt die Selbsthilfekräfte der Klienten (ebd., S. 12; Übers. C. U.): »Diese Therapiemethode gibt der Fähigkeit des Klienten den Vorzug, eine therapeutische Beziehung zu seinem Selbst aufzubauen – eher als zum Therapeuten. Dieser bleibt weitgehend in der Rolle eines Coachs, während der Klient therapeutisches Briefeschreiben als Methode zur selbstangeleiteten Therapie erlernt.«

Weniger gemeinschaftlich, mehr einem Konzept des Selbstmanagements verpflichtet, läuft das Briefeschreiben beim Bremer Psychotherapeuten Heinrich Dreesen ab. Daran denkend, dass das Schreiben von Briefen eine gute Methode der Distanzierung ist, regt er Klienten mit konkreten Anleitungen zum Schreiben eines fortlaufenden Briefes an (Dreesen 2008, S. 55). Zwischen den Sitzungen sollen Klienten, das, was sie innerlich beschäftigt und bedrückt, in einem fortlaufenden Brief festhalten. Der Brief wird nie abgeschickt. Täglich höchstens eine dreiviertel Stunde, stets zur gleichen Zeit, am selben Ort, ohne Störung von außen, hoch konzentriert sollen Klienten an die Arbeit gehen. Alles, was sie belastet, soll aufs Papier fließen, ohne zu zensurieren, denn niemand wird es lesen – auch nicht der Therapeut. Er wird fallweise nachfragen, was von dem, was Klienten zu Papier gebracht haben, noch wichtig ist. »Ich gehe davon aus, dass sich die ›gefühlte Bedeutsamkeit‹ der Ereignisse schon während des Schreibens verändert. [...] Es geht nicht um's ›Verewigen‹, sondern um Transformation und ›Auflösung‹« (ebd., S. 58).

Um Auflösung geht es auch Giorgio Nardone, Federica Cagnoni und Roberta Milanese, wenn sie Klienten mit einer posttraumatischen Belastungsstörung empfehlen, einen Trauma-Roman zu verfassen. Sie bitten Klienten, täglich ihre Erinnerungen an das Trauma – Bilder, Gefühle, Gedanken – niederzuschreiben »in einer narrativen Weise und so genau wie möglich« (Nardone, Cagnoni a. Milanese 2007, S. 27; Übers. C. U.). So lange sollen sie diese schrecklichen Momente schreibend durchwaten, bis sich das Gefühl einstellt, alles Wichtige gesagt zu haben. Die Texte dürfen sie nicht noch einmal lesen, sondern sie stecken sie in einen Umschlag und überreichen sie dem Therapeuten. Um die Idee des Trauma-Romans auf den Punkt zu bringen, zitieren Nardone und seine Mitautorinnen einen Aphorismus des amerikanischen Dichters Robert Frost: »Der beste Ausweg ist immer der hindurch« (zit. nach ebd., S. 27; Übers. C. U.). Die Autoren nennen vier wichtige Effekte auf die Klienten, die sie mit dem Trauma-Roman erzielen:

- Das Schreiben ermöglicht ihnen, sich von Bildern, Gefühlen und Gedanken, die mit der Erinnerung verbunden sind, zu lösen. Die Flashbacks zu Papier zu bringen, befreit sie von der ständigen Wiederkehr.
- Sich jeden Tag intensiv damit zu beschäftigen bringt mit sich, dass sie sich an die traumatischen Erlebnisse gewöhnen. Sie können sie kontrollieren und werden nicht mehr wie bisher von ihnen überfallen.
- Sie lösen sich von der Angst, dem Schmerz und der Wut.
- Als letzten wichtigen Effekt nennen die Autoren »zeitliche Neupositionierung der Vergangenheit in der Vergangenheit« (ebd., S. 27; Übers. C. U.). Durch das Schreiben dringt das Vergangene, seiner Heftigkeit beraubt, nicht mehr in die Gegenwart und Zukunft der Klienten ein.

Der Trauma-Roman ist ein wichtiger Teil einer umfassenden Behandlung, dem die Autoren große Bedeutung zuschreiben: »Der Trauma-Roman kann aufgrund seiner direkten Einwirkung auf die basilare Copingreaktion (Versuch, sich nicht zu erinnern) als zentraler und unverwechselbarer Vorgang der PTSD-Behandlung betrachtet werden. Er öffnet äußerst effizient erstmalig Blockaden zwischen der ersten und der zweiten Behandlungssitzung.« (ebd., S. 28; Übers. C. U.)

Wie ein Romanautor denken

Die narrative Therapie zeichnet ein besonderes Naheverhältnis zu Erzählungen und zum Schreiben aus (Kapitel 1.3). Da über diese Richtung der systemischen Therapie bereits einige Bücher verfasst worden sind (u. a. Freedman a. Combs 1996; White u. Epston 1998; White 2010; Grossmann 2000), beschränke ich mich hier auf das Skizzieren dessen, was für mein Thema relevant ist.

Therapeuten wie Jill Freedman und Gene Combs aus den USA, David Epston aus Neuseeland oder Michael White, Cheryl White, Barbara Wingard und David Denborough aus Australien verstehen Therapie als einen Prozess, Geschichten, die einengen und krank machen, neu zu konstruieren. Dadurch ändert sich das Leben der Einzelnen und des familiären Systems. Michael White definiert in Anlehnung an Michel Foucault (Foucault 1981) die in einem sozialen Kontext dominierenden Erzählungen als Instrumente der Macht, vermittels derer Wahrheiten erzeugt werden (White 1992). Unter Wahrheiten werden dabei nicht objektive Aussagen über Menschen oder menschliche Beziehungen verstanden, sondern Konstruktionen, denen gesellschaftlich Wahrheit zugeschrieben wird. Das Produzieren neuer Erzählungen ist ein gemeinsamer Prozess, wie Konrad P. Grossmann betont (Grossmann 2000, S. 17): »Therapie lässt sich als Zusammenwirken verstehen, innerhalb dessen zwei oder mehr Beteiligte alternative Erzählungen entwickeln, [...] Klient und Therapeut schaffen gemeinsam Erzählungen, die mit erweiterten Handlungsmöglichkeiten korrespondieren.«

Um Missverständnisse auszuschließen: Es geht bei der Entwicklung alternativer Geschichten nicht um Geschichtsklitterung, auch nicht darum, sich im Nachhinein seine Vergangenheit schönzureden. Sinn und Zweck dieses Unterfangens ist es, Klienten dabei zu unterstützen, sich an jene Geschichten zu erinnern und ihnen wieder Bedeutung für ihr Leben zu geben, die ihr Wachstum stärken und ihre Entwicklung fördern. Jill Freedman und Gene Combs formulieren dies folgendermaßen: »Dann unterstützen wir sie [die Klienten; Anm. C. U.] dabei, Narrative auszuleben, welche Wachstum und Entwicklung hin zum bevorzugten Selbst fördern« (Freedman a. Combs 1996, S. 35; Übers. C. U.).

Wenn narrative Therapeuten von der Neukonstruktion von Geschichten sprechen, denken sie in erster Linie an mündliches Erzählen, sie regen darüber hinaus auch zum Schreiben an. Briefe spielen bei Michael White und David Epston eine ganz wesentliche Rolle, narrative Therapeuten gehen aber auch darüber hinaus. Sie fordern Klienten auf, Gebrauchstexte wie Einladungen oder Entlassungsschreiben an gewünschte oder ungeliebte Verhaltensweisen zu verfassen oder Vorhersagen, um Lösungen zu verstärken. Und um Erkenntnisse besser zu verankern, regen sie an, Briefe zu verfassen, Zertifikate auszustellen. Gleiches machen die Therapeuten selbst, auch sie verfassen Briefe, ähnlich wie Ulrike Schmidt und ihre Kollegen im Maudsley Hospital in London. David Epston schickt nicht anwesenden Familienmitgliedern – wie bereits Murray Bowen und Mara Selvini Palazzoli zu Pionierzeiten der systemischen Therapie – Einladungen zur Therapie, er überreicht Entlassungsbriefe, die es Klienten erleichtern sollen, sich von einem bestimmten Rollenverhalten zu verabschieden. »Wir sind beide der Meinung, dass literarische Mittel gerade angesichts schwerer Probleme eine wichtige zusätzliche Ressource bilden. Die Reaktionen, die wir bisher diesbezüglich von unseren Patienten erhielten, bestätigen uns in dieser Meinung«, formulieren White und Epston (White u. Epston 1998, S. 54).

Wenn es um das Entwickeln von alternativen Geschichten geht, holen sich Freedman und Combs die Arbeiten von Schriftstellern zu Hilfe (Kapitel 1.3). »Denke wie ein Roman- oder Drehbuchautor«, raten sie und führen aus, wie es Autoren gelingt, Leser in ihre Welten zu entführen. Details, verschiedene Sinneseindrücke, unterschiedliche Perspektiven verdichten neue und noch karge Geschichten (Freedman a. Combs 1996, S. 93). White spricht in diesem Zusammenhang vom Ausschmücken neuer, unterentwickelter Erzähllinien (White 2010, S. 126). Durch das Erzählen vernachlässigter, aber wichtiger Ereignisse, durch das Zuschreiben von Bedeutung und durch das Verknüpfen zu neuen Erzähllinien kann es gelingen, dominante Erzählungen, Leidensgeschichten in den Schatten zu stellen und bisher wenig beachtete Erzählungen wirksam werden zu lassen.

Die performative Kraft des Schriftlichen

Schreiben: ein denken ist es, ein herausreissen.
Der versuch, das denken aus dem gewohnten herauszureissen.
Aus der verankerung zu reissen.
Erika Kronabitter

Wesentlich für das Schreiben in der systemischen Therapie ist das »Writing Project« des Ackerman Institute in New York. Peggy Penn hat es in den 1990er-Jahren mit einer Forschungsgruppe (u. a. Marilyn Frankfurt, Patricia Booth, Joan de Gregorio) initiiert. Schreibend entstehen neue Stimmen in Klienten, schwache Stimmen werden hörbar – so ihre These. Diese noch unbekannten oder noch nicht gehörten Töne bringen neue Informationen, führen zu neuen Beschreibungen, sie zeigen noch nicht versuchte Möglichkeiten auf. »Am Ackerman Institute haben wir wiederholt beobachtet, dass während des Schreibprozesses Bedeutungen, die vorher ignoriert oder unausgesprochen blieben, mittels eines Textes eingeladen werden, in das therapeutische Beziehungsfeld einzutreten.« (Penn 2009, S. 24; Übers. jeweils C. U.) Wer schreibt, denkt zunächst nicht an andere, zensuriert nicht – auch dies ein wesentlicher Unterschied zum gesprochenen Wort: »Die schreibende Stimme unterscheidet sich darin, dass sie zunächst relativ frei von sozialen Restriktionen und gesellschaftlichen Normen ist und deshalb niemandem gehorcht.« (ebd., S. 48)

Klienten können in Texten Stimmen, die sie in der Therapie entdecken, und Geschichten, die entstehen und zur Veränderung beitragen, vertiefen. Durch die Schriftlichkeit wird der gemeinsame Reflexionsprozess zu einem greifbaren Gegenstand und bleibt über die therapeutischen Gespräche hinaus wirksam. Im fortgesetzten Schreiben bleibt Vielstimmigkeit erhalten.

Schreiben unterstützt einen weiteren Prozess: Aus einem negativen Monolog – mit dem kommen Klienten häufig in die Therapie – wird ein mehrstimmiger Dialog. »Wir haben festgestellt, dass neu entdeckte Stimmen oft gestärkt werden, wenn sie schreibend Raum greifen« (ebd., S. 34). Schriftlichkeit würde die monologischen, einstimmigen, absoluten und in sich geschlossenen Geschichten, mit denen Klienten zu uns kommen, aufbrechen. »Das Schreiben kann Leidenden dabei helfen, ihre starren Geschichten zu verändern« (ebd., S. 18). Briefe, die an einen Adressaten gehen, werden so lange überarbeitet, bis sie »zweistimmig« sind, damit sie vom Empfänger gehört und angenommen werden können. Briefe sind die eine Textsorte, die im »Writing Project« genutzt wird, das Tagebuch ist die andere. »Wer die Ereignisse seines Lebens aufzeichnet, ihnen Bedeutung verleiht, indem er sie beobachtet, erzeugt eine weitere Stimme, die diese Ereignisse kommentiert. Das Schreiben mit einer Stimme fordert die Reaktion einer anderen Stimme heraus, und bald entwickelt sich ein innerer Dialog« (Penn u. Frankfurt 1996, S. 189).

Das Schreiben initiiert noch andere nützlichen Vorgänge: »Unsere klinische Erfahrung zeigte uns bald, dass Schreiben unsere Wahrnehmungen und Reaktionen verlangsamt und Raum dafür schafft, dass sie sich verdichten und immer mehr Schichten bilden.« (ebd., S. 200) Schreiben wohne eine performative Kraft inne, es bewirke, dass Dinge geschehen. Durch das Schreiben dürfen die unterschiedlichen Stimmen koexistieren, sie verfestigen sich. Penn und Frankfurt streichen noch einen weiteren positiven Aspekt hervor: Das Vorlesen des Textes erhöht die Aufmerksamkeit sowohl beim Therapeuten als auch beim Klienten selbst. Penn und Frankfurt beschreiben diesen besonderen Moment, wenn die Klientin das Schriftstück aus der Tasche zieht, wenn sie zu lesen beginnt, wenn wir berührt werden von Worten. Ein »sparkling moment«, »wo sich für besondere, manchmal poetische Augenblicke Neues auftut, wo anders geatmet wird und bisher festgehaltene Emotionen frei werden« (Brandl-Nebehay 2003, S. 208).

Abbildung 2 zeigt die Funktionen des Schreibens in verschiedenen psychotherapeutischen Ansätzen.

Schreiben mit dem Ziel, ...

Integrative Therapie	... verschiedene Interpretationsweisen der Lebensgeschichten sichtbar zu machen
Verhaltenstherapie	... Selbsthilfekräfte zu stärken
	... Abstand zu gewinnen durch Selbstkonfrontation und kognitive Umstrukturierung
Systemische Therapie	... Traumatisches zu transformieren
	... neue Geschichten zu entdecken, zu vertiefen
	... Erkenntnisse besser zu verankern

Abb. 2: Schreiben mit dem Ziel, ...

3 Systemische Methoden schreibend umsetzen

Das Erlebte schaut mich im Schreiben noch einmal an,
mit einem anderen Blick.
Herta Müller

Wir haben erfahren, wie eng Literatur und Therapie miteinander verwandt sind und wie viele Berührungspunkte es zwischen den beiden Gebieten gibt. Diese Verwandtschaft wissen verschiedene therapeutische Richtungen zu nutzen. Nun gehen wir einen Schritt weiter und wenden uns Details zu. Wie kann Schreiben in der systemischen Therapie konkret genutzt werden? Gleich vorweg: Die meisten systemischen Interventionen oder deren Ergebnisse lassen sich schriftlich umsetzen. Bei einigen Techniken ist es erfahrungsgemäß effizienter als bei anderen – manche, wie das Externalisieren, sind dazu prädestiniert, schreibend ausgeführt zu werden. Vor allem wenn sich der Eindruck einstellt, eine Intervention habe wichtige Erkenntnisse gebracht, lege ich Klienten nahe, diese zu verschriftlichen. Ist es »nur« ein wichtiger Satz wie »Tun statt Grübeln«, schreiben ihn Klienten direkt an Ort und Stelle auf und nehmen ihn mit der Empfehlung »Werfen Sie in den nächsten Wochen immer mal wieder einen Blick auf diesen Satz« mit. Sind die Aufgaben aufwendiger, wie das Verfassen eines Dialogs zwischen dem Zwang und dem Vertrauen, dann schreiben die Klienten zu Hause und der Text leitet unser nächstes Gespräch ein – vorausgesetzt es entspricht dem Bedürfnis des Klienten.

3.1 Externalisieren – Paradebeispiel für schriftliche Interventionen[8]

Externalisieren ist eine Sprachpraxis. Wir alle kennen sie als Redewendungen aus dem Alltag: Die Angst sitzt uns im Nacken, Zorn ist ein schlechter Ratgeber, Ungeschick lässt grüßen. Eine externalisierende Sprechweise begegnet uns auch in der Kunst. Paul Celan schreibt in seinem Gedicht »Todesfuge« vom Tod, der ein Meister aus Deutsch-

8 Vergleiche Unterholzer 2013a.

land ist, Rainer Werner Fassbinder, übertitelt den Film, der ihm 1974 zum Durchbruch verhilft, mit »Angst essen Seele«.

In Bilderbüchern und in der Kinderliteratur ist die Personifizierung von kindlichen »Schwächen« eine vertraute Darstellungsweise. Mireille D'Allancé zeichnet in »Robbi regt sich auf« (D'Allancé 2004) die Wut des kleinen Robbi als schreckliches Knäuel, das sich mächtig aufbläht und erst an Größe und Einfluss verliert, als der Junge es in seine Schranken weist. Auch Britta Schwarz thematisiert in »Das kleine Wutmonster« (Schwarz 2004) die Wutanfälle des Protagonisten als eine Eigenschaft mit Eigenleben. »Der Neinrich« – Leos Eigensinn – in Edith Schreiber-Wickes gleichnamigem Buch hat sich ebenfalls verselbstständigt (Schreiber-Wicke 2002).

Diese Verfahrensweise treffen wir auch in der Literatur für Erwachsene an. Dazu zwei Beispiele – Textauszüge, die ich gerne im therapeutischen Setting nutze. Der eine Ausschnitt stammt aus dem Roman »Schiffbruch mit Tiger« vom kanadischen Autor Yann Martel. Der Sohn eines indischen Zoobesitzers, Pi Patel, erleidet mit Tieren seines Zoos Schiffbruch und rettet sich mit einem bengalischen Tiger auf ein Boot. Über 200 Tage treiben sie auf dem Ozean, bis sie schließlich an der Küste Mexikos gerettet werden. Pi Patel sinniert über die Angst (Martel 2003, S. 198 ff.):

> »Angst ist der einzige echte Feind des Lebens. Nur Angst kann das Leben bezwingen. Angst ist ein kluger, raffinierter Gegner, das weiß ich aus Erfahrung. Sie kennt keine Moral, akzeptiert kein Gesetz und keine Konvention, sie ist unerbittlich. Sie sucht sich bei jedem den schwächsten Punkt und findet ihn ohne Mühe. Sie beginnt ihren Angriff im Kopf, immer. Im einen Moment fühlt man sich noch ruhig, selbstsicher, glücklich. Dann schleicht die Angst sich in den Verstand wie ein Spion, gehüllt in den Mantel des leisen Zweifels. Man begegnet dem Zweifel mit Unglauben, und der Unglauben will ihn verscheuchen. Aber der Unglauben ist ja nur ein armer, schlecht bewaffneter Fußsoldat. In ein paar Zügen hat der Zweifel ihn besiegt. Man spürt eine Beklommenheit. Die Vernunft springt in die Bresche. Man ist beruhigt. Die Vernunft ist schließlich nach den neuesten Erkenntnissen der Waffentechnik gerüstet. Aber zu unserem großen Erstaunen unterliegt, trotz überlegener Taktik und einer Reihe von siegreichen Scharmützeln, auch die Vernunft. Wir spüren, wie wir schwach werden, unsicher. Aus der Beklommenheit wird Angst.
>
> Jetzt nimmt die Angst sich den Körper vor, der längst weiß, dass da etwas nicht stimmt. Längst schon sind die Lungen fortgeflogen wie ein

> Vogel, die Eingeweide winden sich wie eine Schlange davon. Jetzt lässt sich die Zunge fallen wie ein Opossum, und das Kinn galoppiert dazu auf der Stelle. Die Ohren werden taub. Die Muskeln zittern, als hätte man Malaria, und die Knie schlackern, als wären sie auf dem Tanz. Das Herz zieht sich zusammen, dafür weitet der Schließmuskel sich. Und immer so weiter, der ganze Körper. Jeder einzelne Teil versagt, jeder auf die Weise, auf die er es am besten kann. Nur die Augen bleiben aufmerksam. Sie registrieren jeden Schachzug der Angst genau.
>
> Nicht lange, und man macht Fehler. Man lässt seine letzten Verbündeten ziehen: Hoffnung und Vertrauen. Und schon hat man sich selbst besiegt: Die Angst, die doch nichts war als ein Hirngespinst, triumphiert.«

Martel beschreibt auf eindrückliche Art die Wirkungsweise der Angst, ihre Verbündeten und ihre Feinde. Sprachlich vielleicht weniger ausgefeilt, literarisch weniger gewählt, aber vom Technischen her nichts anderes machen wir, wenn wir im therapeutischen Kontext Klienten auf externalisierende Weise nach belastenden und behindernden Verhaltensweisen fragen, nach dem Einfluss und den Auswirkungen eines für sie schwierigen Persönlichkeitsanteils auf ihr Leben oder nach der Macht der Betroffenen auf diesen Teil.

Der Frankfurter Autor Wilhelm Genazino bildet in seinem Roman »Ein Regenschirm für diesen Tag« die schwermütige Stimmung des Protagonisten ab. Der Mittvierziger, je nach Betrachtungsweise ein Tagedieb oder ein Lebenskünstler, verdient seinen Unterhalt als Probeläufer für Luxusschuhe. Er verbringt seine Tage, indem er durch die Stadt streift, Menschen beobachtet und sich weigert, an der Welt anders als flaneurhaft teilzunehmen. Immer wieder wandert sein Blick nach innen und dann beschreibt Genazino Gefühle so, wie systemische Therapeuten es ihren Klienten oft nahelegen: Er externalisiert sie, er beschreibt sie als etwas außerhalb seines Körpers Existierendes (Genazino 2001, S. 125):

> »Prompt fliegt eine kleine Schwermut heran, die ich jetzt über die Brücke trage. Ein ebenso kleiner Schmerz kaspert in mir herum und sagt: Du musst deinen Vorteil suchen und das Angebot annehmen. Mit dem Schmerz werde ich fertig, aber gegen die Schwermut muss ich etwas tun. Sie tänzelt vor mir her und will mit mir anbändeln. Ich gebe ihr den Namen Gertrud, damit ich sie wirkungsvoller verhöhnen kann. Gertrud Schwermut, hau ab. Prompt stellt sie sich vor: Gestatten, Gertrud Schwermut, darf ich Sie ein bisschen herunterziehen? Hau ab, wiederhole ich. Sie verschwindet nicht, im Gegenteil, sie fasst mich an,

ich spüre ihre schwarze Wärme. Vermutlich denkt sie, sie hätte mich im Griff. Sie drängt mich zum Brückengeländer hin, ich sehe auf das dunkle Wasser hinunter. Wie wärs mit einer Trennung vom Leben, fragt sie, wegen erwiesener Geringfügigkeit? Ich kenne diese Fragen, sie machen mich stumm. Gertrud redet auf mich ein wie [auf] ein schwer erziehbares Kind. Und doch ist sie ein bisschen verärgert, weil ich wieder nicht alles tue, was sie von mir verlangt. Eine halbe Minute kämpfe ich, es sind ihre Kräfte, die nachlassen, nicht meine.«

Mehr Denkweise und Haltung als Technik

Jill Freedman und Gene Combs betonen, dass Externalisierung mehr als eine Technik, mehr als ein therapeutischer Trick ist (Freedman a. Combs 1996, S. 47; Übers. C. U.): »Externalisierung als Haltung ist bedeutsamer denn als Methode.« Externalisierung ist eine Denkweise, eine Haltung, die Mensch und Problem trennt, und Klienten dabei unterstützt, sich von problembehafteten Beschreibungen ihres Lebens, ihrer Beziehung, ihrer Arbeit etc. zu lösen und sich neue, lohnendere Geschichten anzueignen. (White u. Epston 1998, S. 57). Durch die externalisierende Sprachpraxis betrachten wir Probleme von außen. »Solche externalisierenden Gespräche ›exotisieren das Heimische‹, indem sie den Menschen dabei helfen, die privaten Geschichten und die kulturellen Überzeugungen, in denen sie leben, zu erkennen und zu identifizieren«, betont Michael White (White 1992, S. 52), wodurch sich der Blick darauf verändert, meist erweitert. Im besten Falle vergrößern sich dadurch Handlungsspielräume. Die Auswirkungen und Einflüsse des Problems auf einen selbst, auf seine Beziehungen und die eigenen Einflussmöglichkeiten auf das Problem rücken ins Blickfeld der Betroffenen.

Wenn ich Klienten frage, »Was macht diese Wut mit Ihnen? Wer sind die Verbündeten, wer die Feinde dieser Wut? Wenn die Wut nicht da ist, was ist dann anders?«, erforschen wir die Wechselbeziehungen zwischen ihnen und ihren Problemen. Klienten beginnen, sich Geschichten anzueignen, die Hoffnung generieren, da sie ihre Einflussmöglichkeiten erkennen und sich weniger als Opfer erleben. Das Externalisieren des Problems »ist eine sehr nützliche therapeutische Technik, die einen Raum öffnet, einige der negativen Wirkungen sozialer Etikettierung ›zu lösen‹«, bemerkt Karl Tomm (Tomm 2009, S. 218).

Wie geht das Externalisieren vonstatten? Zunächst bestimmen wir mit Klienten das Thema, das wir externalisieren wollen. Wir definieren es und geben ihm – wenn es Klienten entspricht – einen Namen. »James Last« nannte eine meiner Klientinnen ihre Depression, »Frau Oberstudienrätin« eine andere ihren Perfektionismus, »MadHilde« taufte eine weitere Klientin mit bulimischem Verhalten ihre instabilen Tage. Oft kommen Betroffene bereits mit Metaphern oder bildhaften Beschreibungen für ihre Problematik in die Stunde. Sie reden über ihre Angst, als wär sie eine alte Bekannte, über ihre Essstörung, als wär sie eine lästige Begleiterin. Legen Klienten von sich aus eine externalisierende Sprechweise nahe, ist es einfach, darauf einzusteigen und diese weiterzuentwickeln. Nicht nur mit Kindern bietet es sich an, das Wutmonster oder »Speedy Gonzales« – steht für die Ungeduld einer Klientin – zu zeichnen oder als Gestalt zu formen.

Eine meiner Klientinnen, Frau E.[9], hat ihre alles überdeckende Schwere nicht nur »Grauer Bär« genannt, sondern sie auch plastisch dargestellt, in Form eines selbst genähten Stoffteddybären. Die äußerst liebevolle Gestaltung verdeutlicht die komplexe Beziehung zwischen der Klientin und ihrer Schwere, welche die einzige Form war, in der sie emotionales Erleben zulassen kann. In ihrem Elternhaus waren Emotionen als Ausdruck von Schwäche verpönt. Diese »Schwachstelle« wird zur dominanten »Eigenschaft« der Klientin. Als sie den fertiggestellten »Grauen Bären« vor sich hat, wird klar, welch wertvollen Dienst ihr die Schwere leistet. Auch wenn es bis zur Verabschiedung des »Grauen Bären« noch ein weiter Weg ist, die Schwere hat zumindest einen positiven Sinn, sie muss nicht mehr mit aller Gewalt bekämpft werden. Dadurch büßt sie ihre Vormachtstellung ein.

Kampf gegen das Symptom, nicht gegen Betroffene

In Familientherapien ebnet die externalisierende Sprachpraxis – allen voran das Bemühen um eine gemeinsame, für alle Familienmitglieder akzeptable Definition – oft den Weg für eine konstruktive Zusammenarbeit. Es geht nicht mehr allein um die Indexpatientin, sondern um die gesamte Familie, die nun gemeinsam gegen das Symptom vorgeht (Freeman, Epston u. Lobovits 2000, S. 159). Ist das Problem ausreichend plastisch herausgearbeitet, stellen wir Fragen nach seinem Einfluss, nach seinen Auswirkungen auf die Person und auf ihre Beziehungen. »Was macht ›Grauer Bär‹ mit Ihnen? Wie gelingt es ihm, Ihnen und Ihrer Familie den Sonntag zu verderben? Wie verändert er

9 Alle Namen der Klienten wurden verändert.

Ihren Partner?« In einem weiteren Schritt eruieren wir den Einfluss der Betroffenen auf die Problematik. »Was können Sie tun, um ›Grauen Bär‹ ab und zu etwas zur Seite zu schieben? Was kann Ihr Partner tun, damit ›Grauer Bär‹ etwas weniger schwer wird? Wie könnte es Ihnen gelingen, den ›Grauen Bär‹ in seiner Macht zu schwächen?« Diese Fragen versetzen Betroffene in die Lage, sich an Ressourcen und Fähigkeiten zu orientieren. Sie lösen Lähmungen, sie aktivieren und verdeutlichen, dass nicht nur die Indexpatientin, sondern alle im System vom Problem betroffen sind. Gespräche, die sich an diesen Fragen orientieren, reduzieren Vorwürfe, Kritik und Schuldzuschreibungen. Sie öffnen den Blick für Lösungen.

Wir fragen in einem nächsten Schritt nach Ausnahmen in der Vergangenheit. »Wann hatte ›Grauer Bär‹ das letzte Mal keine Macht über Sie? Gab es Zeiten, in denen Sie ihn besiegt haben? Können Sie sich an eine Situation erinnern, wo Sie ihm nachgeben hätten können, es aber nicht getan haben?« Wir fragen nach Ausnahmen in der Gegenwart: »Wann hat ›Grauer Bär‹ keine Chance bei Ihnen? Gibt es Zeiten, in denen niemand in der Familie über ›Grauer Bär‹ schimpft? Was passiert stattdessen?« Und wir fragen nach Ausnahmen in der Zukunft und in der Vorstellung: »Was wird anders sein, wenn ›Grauer Bär‹ Sie nicht mehr im Griff hat? Welche Entwicklung könnte er nehmen? Könnten Sie zaubern, wie würde Ihr Leben ohne ihn aussehen?« Die Fragen nach Ausnahmen rücken problemfreie Zeiten ins Zentrum, sie zeigen jene Anteile der Betroffenen, die nicht vom Problem belastet sind und Betroffene stärken.

Schreibend externalisieren

Wenn ich Klienten mit essgestörtem Verhalten auffordere, einen Brief an ihre Essstörung als Freundin und einen als Feindin zu schreiben (Kapitel 4.1), lege ich ihnen nahe, einen externalisierenden Blick auf die Störung zu werfen. Hier ein Beispiel aus meiner Arbeit mit Frau L.[10], einer siebzehnjährigen Schülerin, die sich immer wieder in die Magersucht und in die Bulimie flüchtet, wenn ihr schwerhöriger Bruder Michi die gesamte Aufmerksamkeit der Eltern beansprucht.

10 Ich danke meinen Klienten für die Erlaubnis, ihre Texte für dieses Buch zu verwenden. Ich danke ihnen für ihre Reflexionen und dafür, dass sie mir ermöglichen, dazuzulernen.

Essenskram – meine Freundin

Weißt du noch, als wir uns zum ersten Mal trafen? Es war an einem schönen Tag, an dem ich mit meinen Cousinen und meinem kleinen Bruder Michi im Garten spielte. Wir waren ungefähr elf, Michi sechs. Irgendwie standen wir plötzlich alle in Omas Badezimmer, wir wollten uns abwiegen. Ich weiß noch, dass wir 34, 32 und 31 Kilo wogen, Michi wog 25. Dann kamst du, vorerst nur als Idee. Die Idee war die: Zwischen 25 und 31 liegen 6 Kilo. Ich fand, das war machbar. In kurzer Zeit und ohne, dass jemand etwas merkte. Ich würde bald weniger wiegen als Michi. […] Du warst nicht besonders aufdringlich, ich wollte unsere Freundschaft selbst. […] Ich kann dir nicht vorwerfen, einseitig zu sein, ich merkte bald, wie viel mehr als nur Hungern eine Freundin wie du, eine Essstörung, zu bieten hat. […] Mit dir gemeinsam aufzuwachsen gab mir Sicherheit […] Du bist eine Freundin, auf die man zählen kann. In letzter Zeit hat sich einiges verändert, so auch unser Verhältnis. Du wurdest mir wichtiger. Und du wurdest komplexer. […] Du hast mich immer wieder für ein paar Monate von meiner Regel befreit und hast mir auch sonst geholfen, meinen Körper kleinzukriegen. Wir haben gemeinsam gegen ihn gekämpft und ihm bewiesen, dass er nichts zu sagen hat. […] Du hast mir geholfen, immer wieder über den Körper zu siegen, ihn irgendwie verschwinden zu lassen. […]

Die Essstörung – ursprünglich aus dem Bedürfnis nach mehr elterlicher Aufmerksamkeit entstanden – wird im Laufe der Jahre ein Sicherheitsnetz. Auf sie kann sie immer zurückgreifen, sie hat viele Verdienste. Allerdings mutiert das sichere Geflecht zu einem vielarmigen Kraken, der lange Zeit kein Entkommen zulässt.

Essenskram – meine Feindin

Verdammt, was machst du mit mir? Du hast dich mir als Freundin angeboten und jetzt machst du mich kaputt. Mein Hals ist geschwollen, vor einer Woche habe ich mir beim Kotzen den Kiefer verrenkt. Und wenn ich dich kurz an die letzten Jahre erinnern darf: aufstehen und umfallen, zittern, ein Herz, das sich sehr unangenehm bemerkbar macht, Treppen, die man plötzlich nicht mehr hochkommt, richtig schmerzhafte Magenkrämpfe. […] Als du kamst, hast du davon geredet, dass man dich nicht mehr loswird. Du hast meine Wut auf mich und meine Angst vor mir/meinem Körper immer nur ausgenutzt. Du wusstest, ich würde dich nicht ablehnen, wenn du in solchen Momenten kamst. […] Es ist nicht fair, was du machst. Übrigens finde ich es auch nicht fair, dass du dich so über die Welt verteilst. […] Du

> machst uns wahnsinnig, bis wir beginnen, uns gegenseitig wahnsinnig zu machen. Ich weiß, einmal Kotzen ist noch keine Essstörung, man macht in diesem Alter so seine Phasen durch. Aber ich finde, gerade Kotzen ist ein ganz schön gewaltsamer Akt, gegen den Körper, gegen die Natur. So was macht man nicht einfach so. Und gerade an denen, die sowieso genug Probleme haben, bleibst du dann hängen und machst sie kaputt. Lass uns in Ruhe.

Briefe wie diese beiden zeigen meist sehr deutlich den Stand der Krankheitseinsicht der Klientinnen. Der Brief an die Essstörung als Freundin ist bei Klientinnen mit geringer Krankheitseinsicht lang, detailliert, konkret, der Brief an die Feindin oft erstaunlich kurz und abstrakt. Manchmal fordere ich Klientinnen in einer späteren Therapiephase nochmals zu dieser Schreibübung auf. Fällt der zweite Brief, jener an die Essstörung als Feindin, ausführlicher, anschaulicher und umfassender aus, weiß ich: Wir sind auf dem richtigen Weg.

Ich bitte Klienten immer wieder, nicht nur Briefe, sondern auch Geschichten, kurze Texte über eine Verhaltensweise, die sie behindert, stört, einengt, zu verfassen. Als Vorlage, als Beispiel biete ich den oben genannten kurzen Textauszug aus Wilhelm Genazinos »Ein Regenschirm für diesen Tag« an. Er soll eine Idee davon vermitteln, wie eine Verhaltensweise mit Eigenleben ausgestattet werden kann. Der Text jener Klientin, bei der eine Essstörung diagnostiziert worden ist und die ihre instabilen Tage als MadHilde externalisiert, veranschaulicht deutlich, welches Potenzial in der Methode liegt.

> MadHilde verdreht mir den Kopf, sie vernebelt meine Sinne. Sie lässt es nicht zu, dass ich einen einzigen klaren Gedanken fasse, sie lässt zu, dass ich rotsehe. Sie lässt mein Herz rasen, meinen Körper schwitzen, meinen Kopf glühen, meine Hände zittern. An Tagen, an denen mich MadHilde begleitet, bin ich sehr dünnhäutig. Sie reißt die Mauern zwischen mir und der Welt draußen ein, sie lässt zu, dass alles ungefiltert über mich herfällt, mich verwirrt, mich irritiert, mich ängstigt. Sie macht alles größer für mich, stärker, mächtiger, als es an Tagen ohne sie ist. An Wochenenden und im Urlaub, dann, wenn ich viel Zeit habe, gesellt sie sich gerne zu mir. Dann setzt sie mir Flausen in den Kopf, Flausen wie »Schau nur, wie alle dich anschauen! Sie starren dich an, weil du so komisch bist. Alle merken, dass du krank bist im Hirn. Schau, siehst du die da drüben, die lachen dich aus, alle lachen dich aus, siehst du?«

Das Korsett des Alltags ist ihr zu eng, es bietet ihr zu wenig Entfaltungsfreiheit. Da hat sie nicht meine ungeteilte Aufmerksamkeit, das mag sie überhaupt nicht. MadHilde spielt keine Nebenrollen, sie muss immer der Star sein und sie verträgt keinen anderen Star wie die Gelassenheit, die Normalität, die Gleichgültigkeit neben sich. Immer muss sie auf der Bühne stehen und ihre Arien schmettern, gleichgültig, ob ich sie hören will oder nicht. Nur wenn ich lauter schreie als sie, verstummt sie. Aber dann schauen mich die Leute wieder so komisch an.

Wie Externalisierungen in Dialoge oder in lyrische Formen gefasst werden können, zeige ich später anhand eines Zwiegesprächs (zwischen der Existenzangst und der Lebenslust) und eines Gedichts (über die Ungeduld) (Kapitel 4.4).

Wie Klienten schreibend externalisieren können, zeigt Abbildung 3.

Schreibend externalisieren	
Briefe	Das Problem als Freund / als Feind
Geschichten	Das Problem als Protagonist einer Erzählung
Dialoge	Das Problem im Dialog mit Gegenstimmen
Gedichte	Das Problem in verdichteter Form

Abb. 3: Schreibend externalisieren: das Problem in Briefen, Geschichten, Dialogen und Gedichten

3.2 Lösungen verankern

Wie wichtig das Verankern von Lösungen ist, belegt eine Studie, die wir 2004 am Institut für Systemische Therapie, Wien durchgeführt haben. Wir untersuchten anhand von Fragebögen die Zufriedenheit unserer Klienten (Geyerhofer, Ebmer u. Pucandl 2004). Dabei stellten wir unter anderem fest, dass jene Klienten, deren Therapie wir mit einer eigenen Abschlussstunde beendet hatten, über weitaus mehr und nachhaltigere Lösungskompetenzen verfügten als jene, deren Therapie ohne Abschlussstunde beendet wurde (ebd., S. 148): »Auch wenn die Therapie erfolgreich war, die Probleme gelöst und die Symptome verschwunden waren, konnten KlientInnen, die die Therapie gemeinsam mit ihrer TherapeutIn in einer letzten Stunde zu einem Abschluss gebracht hatten, mehr für die Zukunft profitieren.«

Dieses Ergebnis hat dazu geführt, dass wir uns heute am Institut verstärkt darum bemühen, das Ende einer Therapie so zu gestalten, dass Klienten die erreichten Ziele verankern. Mit Kindern und Jugendlichen feiern wir Siegerehrungen, wir erstellen mit ihnen Urkunden. Erwachsene Klienten motivieren wir, einen Abschlussbericht oder Abschiedsbrief zu formulieren, in dem sie Tief- und Höhepunkte benennen, neue Erfahrungen und Kompetenzen würdigen.

Wie beim Externalisieren lässt sich Schriftlichkeit beim Verankern von Lösungen gut nutzen. Meine Klienten erhalten oft in der vorletzten Stunde folgenden Auftrag: »Schreiben Sie bitte einer guten Freundin einen Brief, erzählen Sie ihr von unseren Gesprächen, schildern Sie ihr, was Sie zu mir geführt hat und welche Lösungen Sie im Laufe des vergangenen Jahres erarbeitet haben.« Fortschritte in einem Text festzuhalten, eingetretene Veränderungen in Form eines Dokuments zu würdigen, schriftlich Zeugnis abzulegen über das in der Therapie Erarbeitete – dies erleben Klienten als gute Möglichkeit, ihren Erfahrungen Nachhaltigkeit zu verleihen.

Lösungen verankern auch Peder Terpager Rasmussen und Karl Tomm in ihrem »Guided Letter Writing« (Kapitel 2.3). »Was haben Sie gelernt? Was hat sich geändert? Was blieb unverändert?« – neben diesen drei Fragen, die Inhalt des letzten Briefes sind, schlagen die beiden Therapeuten ihren Klienten vor, fünf Situationen zu beschreiben, die dazu angetan sind, die Symptome wiederkehren zu lassen. Diese Verschlimmerungsfrage begründen sie mit folgender Metapher (Terpager u. Tomm 1992, S. 11): »Das ist eine Möglichkeit, die Achtsamkeit für mögliche künftige Risiken zu steigern. Mit anderen Worten: ›Um auf der Straße zu bleiben, hilft es zu wissen, wo die Gräben sind.‹«

Der Brief von Herrn L. – wir lernen den Klienten in Kapitel 5.2 noch besser kennen – ist ein gelungenes Beispiel für das Verankern von Lösungen.

Mein lieber Freund,

als wir uns das letzte Mal gesehen haben, habe ich dir viel von meiner Arbeit erzählt: von meinen Problemen im Job, dem ständigen Gefühl gegen Windmühlen zu kämpfen, meinem Empfinden, allein zu sein, bedroht von Ängsten. Über Jahre hat sich was aufgebaut, was ich nicht sehen wollte. Kurz nach unserem letzten Wiedersehen brach ich zusammen. Ich meldete mich krank, saß wochenlang zu Hause, unfähig etwas zu tun, starrte vor mich hin. Ein Neurologe diagnostizierte ein Erschöpfungssyndrom und empfahl mir eine Psychotherapie, die ich bis heute regelmäßig besuche. Hier lernte ich wieder, ich selbst zu sein, ich begann wieder, mich zu spüren und zu merken, wo meine Grenzen sind und wann ich »Stopp« sagen muss. [...] Ich entdeckte eine neue Seite an mir, ich fing an zu schreiben, um mich mit meiner Situation auseinanderzusetzen. [...] und ich erfüllte mir einen alten Wunsch: Ich kaufte mir ein Motorrad und genieße nun die Ausfahrten. [...] Ja, und dann gab's noch den Alkohol – seit Jahren langsam und schleichend in mein Leben getreten, wurde er zum ständigen Begleiter. Ich war dabei, mich selbst zu ruinieren. Seit zehn Monaten trinke ich nun schon keinen Tropfen mehr. Der Kampf war mühsam, es gab immer wieder Rückfälle, doch ich bin drangeblieben, immer wieder, nach jedem Rückfall, blieb ich eisern bei meinen Zielen: Ich will wieder auf die Beine kommen, ich will wieder beruflich aktiv sein und mein Leben gestalten. Die Sturheit, die mich ins Burn-out gebracht hat, hat hier eine gute Funktion erfüllt. [...] Jetzt habe ich meine innere Ruhe gefunden, habe gelernt zuzuhören, heute muss ich nicht mehr – so wie früher – im Mittelpunkt stehen. Das tut mir gut. Heute bin ich ausgeglichener, zufriedener mit mir als vor der Therapie. Ich habe hart an mir gearbeitet, doch es hat sich gelohnt.

Liebe Grüße

L.

Fähigkeiten als eigenes Verdienst festschreiben: Internalisieren

Ressourcen, die durch Externalisierung eines Problems sichtbar geworden sind, werden abschließend internalisiert. Die Fähigkeiten und Fertigkeiten zur Lösung des Problems werden wieder in der Person festgeschrieben. Karl Tomm weist auf die Wichtigkeit dieser Vorgehensweise hin (Tomm 2009). Aber nicht nur beim Abschluss einer Therapie ist das Internalisieren ratsam, auch dann, wenn eine Veränderung eintritt, wenn ein Teilziel erreicht ist, macht es Sinn, diesem Erfolg verstärkt Aufmerksamkeit zu schenken. Besonders angebracht ist das Festschreiben von Lösungskompetenz bei Klienten, die Erfolge gerne extern attribuieren, also ihrem Glück oder günstigen Bedingungen zuschreiben, während sie Misserfolge intern attribuieren, das heißt die Ursachen dafür bei sich selbst suchen.

Wie sieht nun solch ein Therapieabschluss mit Internalisieren aus? Üblicherweise thematisieren Therapeut und Klient das ursprüngliche Anliegen:

- »Was hat Sie zu mir geführt?«
- »Welches Therapieziel hatten wir vereinbart?«
- »Gab es neben dem einen, zentralen Ziel noch weitere?«

Dann fokussieren wir Veränderungen.

- »Wie ist es Ihnen gelungen, die Magersucht zu bekämpfen?«
- »Wie verändert der Sieg über die Depression Ihr Selbstbild?«
- »Was sagt die Tatsache, dass Sie sich von Ihrer Sucht befreien konnten, über Ihre Fähigkeiten und Ihr Können aus?«

Fragen wie diese führen dazu, dass die Klienten Kompetenzen und Fähigkeiten, die zu Lösungen geführt haben, als Ressourcen beschreiben. Lösungen werden als solche wahrgenommen, benannt, mit Bedeutung versehen und als Ressource auch für andere Themen erkannt. Die neuen Verhaltensweisen werden nicht nur bestätigt, sondern ganz explizit gewürdigt. Dies kann auf sehr unterschiedliche Weise geschehen. Üblich im therapeutischen Setting ist das Gespräch, doch damit sind die Möglichkeiten noch nicht erschöpft. Gerade beim Internalisieren ist die Nutzung kreativen Potenzials sowohl aufseiten der Therapeuten als auch aufseiten der Klienten sinnvoll. »Halten Sie die Geschichte Ihrer Lösung schriftlich fest. Welche Verhaltens- und Sichtweisen haben sich verändert? Welche Ihrer Fähigkeiten konnten Sie aktivieren oder entwickeln, um heute sagen zu können, ich komme nun ohne therapeutische Gespräche gut zurecht?«

Kommen Klienten mit stark defizitorientierten Selbsterzählungen zu mir, fokussiere ich beim Internalisieren auf die Veränderung der Selbsterzählung. »Darf ich Sie ein letztes Mal um einen Text bitten? Verfassen Sie für unsere letzte Stunde ein Selbstporträt und achten Sie darauf, wie sich Ihre Selbsteinschätzung verändert hat.« Hörte ich zu Beginn unserer Gespräche Opfergeschichten, verabschieden sich

Klienten mit »Heldengeschichten«. Die Geschichte »Von einer, die auszog, das Fürchten zu verlernen« erzählt beispielsweise von einer Klientin mit Angststörung, die durch entscheidende Schritte wie »Das Vermeiden vermeiden« oder »Mit dem Worst-Case-Szenario vor Augen ist alles halb so schlimm« langsam, langsam ihre Angst verlor.

Therapeuten als Briefschreiber

Liegt Klienten das Schreiben nicht, verabschiede ich sie mit einem von mir verfassten Brief. Der folgende ist nach einer sehr intensiven Therapie mit einer Klientin entstanden, die von ihrem Psychiater mit der Diagnose »Histrionische Persönlichkeitsstörung« an unser Institut überwiesen wurde. In ihrer letzten Stunde erhält Frau M. folgenden Brief:

> Liebe Frau M.,
>
> *als Sie im Mai 2008 zu uns ans Institut kamen, eröffneten Sie unser Gespräch mit folgenden Worten: »Ich fühle mich unfähig, eine Beziehung zu leben, bin nicht Herr meiner Gefühle, ich zerstöre immer das Beste in meinem Leben. Ich bin nicht wirklich erwachsen.«*
>
> *Sie fanden Ihre Arbeitskollegen unmöglich, Ihren Chef bezeichneten Sie als »verrückt«, Ihren damaligen Freund als egoistisch, geizig und leidenschaftslos. Sie traten mir als Frau entgegen, die mit sich unzufrieden war, die sich oft über andere beklagte und sich über die Maßen über Kleinigkeiten aufregte.*
>
> *Im Laufe der vierzig gemeinsamen Gespräche arbeiteten wir an Themen wie Toleranzgrenzen erweitern, Emotionen auch mal für sich behalten, Kompromisse als gang- und lebbare Lösungen erleben. Sie haben sich den Themen gestellt, haben den Mut gefunden zu experimentieren. Können Sie sich noch an Ihre letzte Auseinandersetzung mit Ihrem Chef vor knapp einem Monat erinnern? Sie haben sich gut gewehrt, ohne ausfällig zu werden, ohne gleich kündigen zu müssen, ohne danach ein schlechtes Gewissen zu haben. Sie haben es geschafft, »erwachsen« zu streiten. »Die kleine Angelika, die von den Eltern nur gehört wurde, wenn sie getobt hat, saß am Schreibtisch und hat große Augen gemacht«, haben Sie stolz erzählt.*
>
> *Stetig kamen Sie Ihrem Ziel, »endlich erwachsen zu werden«, näher, auch wenn jeder »Rückfall« für Sie eine Katastrophe war. Aber Sie nahmen auch wahr, dass diese »Rückfälle« Sie veranlassten, Ihre neuen Erkenntnisse besser in ihr Leben zu integrieren.*

Ihre Beziehung zu F. ist noch eine große Herausforderung für Sie. Ihr Muster, immer dann, wenn Schwierigkeiten auftauchen, Ihre Koffer zu packen, können Sie aber immer öfter durchbrechen. Statt Ihre Koffer zu packen, nehmen Sie nun die Hundeleine und gehen mit Ihrem Hund spazieren.

Heute gehen unsere Gespräche zu Ende, Sie haben viel erreicht, einiges gibt es noch zu tun, aber Sie brauchen mich und unsere Gespräche nicht mehr. Sie haben alle Fähigkeiten, die Sie zum Weitergehen brauchen, in sich. Wenn Sie diese wieder mal aus den Augen verlieren, lesen Sie diesen Brief, er wird sie Ihnen wieder bewusst machen.

Liebe Frau M., ich danke Ihnen für Ihr Vertrauen, für Ihre Bereitschaft, an Ihren Themen dranzubleiben, und für Ihren Mut, trotz Rückschlägen weiterzumachen und zu hoffen, dass Ihr Leben einfacher und besser wird. Heute ist es so weit!

Carmen Unterholzer

Mich an einen einschlägigen Hinweis von Jill Freedman und Gene Combs (Freedman a. Combs 1996, S. 209) erinnernd, bediene ich mich beim Verfassen solcher Briefe, soweit möglich, der Sprache der Klienten. Meine genauen Therapienotizen helfen mir dabei, Klienten nahezu wörtlich zu zitieren. Dies erhöht die Anschlussfähigkeit und dadurch verstärkt sich die Wirksamkeit dieser Briefe. Arbeite ich mit Kindern und Jugendlichen, greife ich zu Zertifikaten, Urkunden und Orden, die ich nach der Vorlage von Michael White und David Epston (White u. Epston 1998, S. 188 ff.) mit den Klienten formuliere und gestalte. Anschließend wird in einer Abschlussfeier das Zertifikat feierlich überreicht.

Mit Frau R. verbindet mich eine lange Therapiegeschichte. In die letzte Stunde kommt sie mit einer Collage mit dem Titel »Er-Lösung«: Im Hintergrund, an den Rändern wüste Gestalten, fratzenartige Gesichter mit höhnischem Lachen, gefährlich funkelnden Augen, Arme wie Schlingen, zur Bildmitte hin wurde das Bild heller, klarer, konturierter, in der Mitte war ein kleines Kind erkennbar. Dazu schreibt sie folgendes Gedicht:

Düster noch immer
Rund um mich herum.

Ab und zu lichtet sich die Hölle.

Es wird klarer, heller,
wenn auch nur selten.

Aber heute kann ich das hilflose Kind sehen,
ich sehe es wirklich und nehme mich seiner an.

Ein großer Schritt für eine Frau, deren Leben von Selbsthass und Selbstverstümmelung geprägt war.

Abbildung 4 fasst die Ideen des Internalisierens zusammen und zeigt, welche Textsorten sich dafür eignen.

Schreibend internalisieren

Internalisieren	Festschreiben der Fähigkeiten, die zur Lösung geführt haben als Kompetenz des Klienten
Textsorten	Abschiedsbrief Selbstporträt Abschlussbericht Zertifikat, Urkunde

Abb. 4: Schreibend internalisieren

3.3 Sprachliche Vielfalt statt Psychotalk – Arbeiten mit Metaphern

Man kann die Wörter vergessen, die Bilder […] bleiben.
Herta Müller

Entnehmen wir ein Wort, eine Wendung einem üblichen Verwendungszusammenhang und führen es in einen anderen ein, sprechen wir von Metaphern. In der Psychotherapie erweist sich das Umgehen mit Metaphern als nützliche Technik. Metaphern erzeugen neue Beschreibungen, wie Peggy Penn betont (Penn 2001, S. 44; Übers. C. U.): »In einer Metapher kann ein Wort oder ein Satz von seinem üblichen Gebrauch in einen neuen Kontext wechseln, wo es oder er sofort neue

Bedeutungen evoziert.« Wie sie Denken und Handeln beeinflussen, legt Peggy Penn – bezugnehmend auf Susan Sontags Werk »Krankheit als Metapher« (Sontag 2005) – in ihrer Arbeit mit chronisch kranken Menschen dar (Penn 2001, S. 33; Übers. C. U.): »Was die Sprache betrifft, sind wir besonders aufmerksam gegenüber dem Vorherrschen negativer Metaphern, die Kranke und ihre Familien umgeben und überfluten: Abhängigkeit, schlechte Gene, unterdrückte Persönlichkeit, schwache Konstitution etc. [...] Diese negativen Metaphern oder Stimmen von außen verbinden sich mit den inneren Stimmen des Kranken und führen zu einer Stille, die Menschen entkoppelt in einer Zeit, wenn sie sich auf Verbindungen verlassen können müssen.« Metaphern sind relevante Faktoren im therapeutischen Gespräch, die es – je nachdem wie sinnvoll sie sind – aufzugreifen, auszubauen, zu verändern oder durch andere – für Klienten stimmigere und nützlichere Metaphern – zu ersetzen gilt.

Erzählt ein Klient, er wäre seiner Lebensgefährtin mit Haut und Haar verfallen, oder sagt die Mutter in der Familientherapie zur Tochter, diese könne ihr noch lange nicht das Wasser reichen, werde ich hellhörig. Verwendet ein streitendes Paar in der Paartherapie öfter Kriegsmetaphern, frage ich nach anderen Bildern, die konstruktivere Gespräche zulassen, Rollen anders verteilen. Aber auch ich benutze Bilder, wenn ich etwas möglichst plastisch darstellen will. »Ihr Konflikt erscheint mir wie ein Schachspiel. Jeder überlegt ganz genau seine nächsten Züge, um den anderen mattzusetzen. Was müssten Sie tun, um aus dem Schachspiel eine gemeinsame Tanzbewegung zu entwickeln?« Sind die Bilder anschlussfähig an die Geschichten der Klienten, nehmen sie die Metaphern mit ins Leben. Eder meint, die besondere Qualität der Metapher bestehe darin, dass sie erlaube, »auf kleinstem Raum ein Problem zu verdichten und Lösungsmöglichkeiten zu eröffnen« (Eder 2006, S. 10).

Metaphern lenken unser Augenmerk auf eine neue Welt, sie bringen Kreativität in unsere therapeutischen Gespräche und verändern die Sprache. Mit Metaphern lässt sich aber auch bisher Unaussprechliches ausdrücken (Haußmann u. Rechenberg-Winter 2013, S. 19). Entscheidend ist, dass sie unsere Sinne ansprechen und durch ihre Bildhaftigkeit nachhaltig wirken.

Ein Beispiel aus der Supervision eines im psychosozialen Feld tätigen Teams zeigt, wie wir im supervisorischen Kontext Metaphern aufgreifen und mit ihnen weiterarbeiten können: Jede Teilnehmerin soll eine für sie passende Metapher für das Team finden und diese detailliert beschreiben. Frau C. wählt für sich und ihre Arbeitskollegen folgenden Vergleich:

> Eine Bibliothek, man sieht nur die Rücken der Bücher. Manche sind unscheinbar, manche dicker, fester, größer, stechen mehr als andere hervor. Manche verdrängen andere, die schmalen, oft Taschenbücher, klemmen zwischen Hardcover-Ausgaben. Die einen haben etwas mehr Staub angesetzt, die anderen scheinen häufiger aus dem Regal genommen zu werden, sie scheinen noch wichtige Funktionen zu haben. Einige haben eine wunderbare Goldschnittverzierung, bei anderen ist die Schrift am Buchrücken beinahe ausgebleicht, schon fast unleserlich. [...]

In einem nächsten Schritt ging es darum, die Metapher zu verknappen. Die Supervisandin wählte die japanische Gedichtform des Haikus (Kapitel 4.4), mit der sie die zentrale Aussage ihres Textes zusammenfasste.

> Die Bibliothek
>
> dicht gedrängt, kaum Atemluft
>
> ich bin wie gelähmt

Arbeite ich im therapeutischen Setting mit Metaphern, greife ich gerne zu lyrischen Formen. Ich schlage Klienten vor, in einem Vierzeiler zu beschreiben, wie es sich anfühlt, der Liebsten mit Haut und Haar verfallen zu sein. Oder ich empfehle der Mutter, ihre Tochter in einem Triolett (Kapitel 5.3) als autonome, selbstständige Frau zu porträtieren, die ihr das Wasser reichen könne.

So kraftvoll die Wirkung von Metaphern ist, so wichtig ist es, sie in den konkreten Alltag zu transferieren. »Wie kann wieder frischer Wind durch die verstaubte Bibliothek wehen? Was wäre der frische Wind im Team konkret? Woher könnte er wehen?«

Die verschiedenen Funktionen von Metaphern verdeutlicht Abbildung 5.

Metaphern

eröffnen neue Perspektiven

verändern Sprache im therapeutischen Prozess

fördern Kreativität im therapeutischen Gespräch

können schreibend vertieft werden

Abb. 5: Funktionen von Metaphern

3.4 Der Chor innerer Stimmen: Teilearbeit

Ich bin ja weiträumig, ich enthalte Vielheiten
Walt Whitman

Viele therapeutische Schulen wie die analytische Psychologie von C. G. Jung, die Gestalttherapie oder das Psychodrama arbeiten mit der Annahme, dass unsere Persönlichkeit nicht homogen ist, sondern aus unterschiedlichen Teilen besteht. Diese verschiedenen Teile werden unterschiedlich benannt: Beim Kommunikationswissenschaftler und Psychologen Friedemann Schulz von Thun heißen die Teile inneres Team. Als Ich-Zustände bezeichnen sie John Watkins und Helen Watkins. Mit der Ego-State-Therapie haben die beiden ein psycho- und hypnoanalytisches Verfahren entwickelt, dessen Schwerpunkt die Arbeit mit unterschiedlichen Ich-Zuständen ist (Watkins u. Watkins 2003). Auch in der systemischen Therapie herrscht begriffliche Vielfalt: Parts heißen die Teile bei Virginia Satir, Gunther Schmidt spricht von der inneren Familienkonferenz und vom inneren Parlament, Peggy Penn spricht von Stimmen, Richard C. Schwartz von der inneren Familie.

Wie auch immer die einzelnen Persönlichkeitsanteile benannt werden, allen gemeinsam ist eine Grundidee: Die innere Wirklichkeit ist kein homogenes, in sich stimmiges, monolithisches Ganzes, sie ist mehrdimensional und vielfältig. Wir sind polypsychisch, wir bestehen aus einer Vielzahl unterschiedlicher psychischer Anteile. Jedes Selbst

»ist ein Bündel von spezifischen Handlungen, Haltungen, Erfahrungen und Gefühlszuständen, die einer Funktion dienen« (Peichl 2010, S. 45). Sind die Anteile nicht in Übereinstimmung, blockieren sie sich gegenseitig, denn jeder Anteil will gehört und gesehen werden. Aber um alle Teile »als Ressource nutzen zu können, müssen wir sie transformieren, statt sie zu unterdrücken« (Satir et al. 2011, S. 197).

Um diesen Transformations- und Integrationsprozess zu erleichtern, entwickelt die Grande Dame der Familientherapie, Virginia Satir, bereits in den 1950er-Jahren die »Parts Party«. Diese Inszenierung – ein komplexes Rollenspiel – dient der Umwandlung und Eingliederung vernachlässigter Teile. Die Gastgeberin – jene Person, deren Teile eingeladen werden – veranstaltet eine Party. Die Gäste verkörpern ihre positiven und negativen Persönlichkeitsanteile. Sie interagieren, manche kollidieren miteinander, andere koalieren miteinander. Die Party dauert so lange, bis Klarheit darüber besteht, wer welche Hilfe von wem braucht und was er selbst bereit ist zu geben. »Um frei und in Harmonie miteinander umgehen zu können, müssen alle Teile zeigen, wie sie miteinander kooperieren und wie sie einander nützlich sein können« (Satir et al. 2011, S. 220).

Teile als Familienmitglieder

Richard C. Schwartz überträgt systemische Überlegungen auf die intrapsychische Ebene. Teile kann man wie Mitglieder einer Familie betrachten, die sich wie lebende Systeme organisieren. Sie sind unterschiedlich alt, haben unterschiedliche Bedürfnisse und unterschiedliche Möglichkeiten, ihre Wünsche umzusetzen. Die einen drängen sich laut in den Vordergrund, die anderen werden leicht übersehen und entwickeln destruktive Aktivitäten wie Selbstverletzungen, Suizidversuche, Drogen-, Alkohol- oder Medikamentenmissbrauch. Die Teilpersönlichkeiten stehen zueinander in Beziehung und werden vom Selbst – dem innersten Kern – geführt (Schwartz 1997).

Gunther Schmidt geht in seinem Modell des »inneren Parlaments« davon aus, dass es kein Problem gibt, das nicht mindestens zwei verschiedene Erlebnisinstanzen hat. Ein Teil sagt: »Ich habe ein Problem«, der andere entgegnet: »Ich will das Problem nicht haben.« Es gibt eine Ist-Soll-Unterscheidung: Eine Seite produziert dieses Ist, das Problem, die andere Seite, die den Sollzustand anstrebt, wäre das Problem gerne los, sie leidet darunter. Diese zunächst widersprüchlichen Seiten gilt es als gleichermaßen legitim wertzuschätzen und wie positive Kooperationspartner des Selbst zu behandeln. Die Außenperspektive auf einen inneren Vorgang erleichtert den Umgang mit inneren konflikthaften Verstrickungen. Wie im Parlament ringen einzelne Fraktionen um Durchsetzung ihrer Interessen. Der Umgang zwischen den einzelnen Teilen ist von Regeln und Mustern bestimmt. Die verschiedenen Teile kommunizieren offen miteinander oder verdeckt, sie schließen temporäre Bündnisse. Die Bedürfnisse der anderen bleiben – je nach Interessenslage – ausgeblendet, dissoziiert. Das innere Parlament toleriert Spannungen, lässt Polyvalenzen zu und ist zugänglich für Kompromisse, die ein effektives Agieren zulassen. Werden einzelne Teile hingegen unterdrückt und verlieren sie ihr Mitspracherecht, mutiert die Demokratie zu einer Diktatur. Den einzelnen Teilen bleibt nur noch der Terror, um wieder Macht zu erlangen. Und Terror bedeutet: Entwicklung von Symptomen, Süchten und selbstdestruktiven Verhaltensweisen (Schmidt 2003).

Teilearbeit als Dramolett

Teilearbeit hilft uns, wenn wir mit uns uneins sind, wenn wir mit konkreten Verhaltensweisen hadern, wenn Veränderungsversuche bisher gescheitert sind, wenn wir Teile in uns, die wir bislang ignoriert haben, klarer sehen, neu bewerten und anerkennen wollen. Welches Modell der Teilearbeit wir auch wählen, die schriftliche Form hilft Klienten dabei, die Vielfalt ihrer inneren Stimmen und deren Bedürfnisse wahrzunehmen. Ich schlage meinen Klienten vor, ein Dramolett zu verfassen, in dem die unterschiedlichen Persönlichkeitsanteile jeweils eine Stimme erhalten, um so Ideen für eine Lösung des Konflikts zu finden. Bei dem gruppentherapeutischen Modell »Wenn ich mich mehr lieben würde … Konflikte und Konstrukte rund um das Thema Selbstwert« arbeite ich beispielsweise mit den Teilnehmern an ihren überhöhten Ansprüchen, welche die kritischen Stimmen in ihnen auf den Plan rufen. Diese Stimmen treten mit den wohlwollenden Teilen in Dialog. Ziel der Schreibanregung ist es, so lange am Text zu feilen, bis eine Übereinkunft zwischen den einzelnen Teilen und Stimmen erzielt worden ist. Jeder Teil soll seinen Platz erhalten, soll Beachtung finden und Wertschätzung erfahren, oder, um mit Peggy Penn und Marilyn Frankfurt zu sprechen (Penn u. Frankfurt 1996, S. 185): »Wenn all unsere Stimmen koexistieren können, sind sie alle repräsentativ für das, was wir sind.«

Abbildung 6 listet Varianten der Teilearbeit auf.

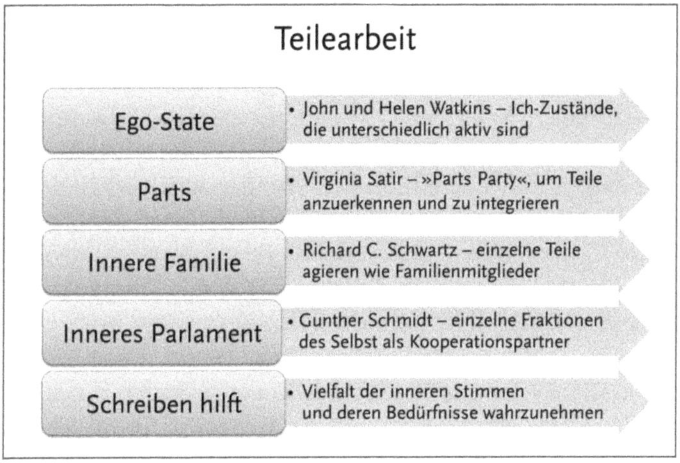

Abb. 6: Die verschiedenen Varianten von Teilearbeit

3.5 Möglichkeitssinn in der Therapie: Als-ob-Interventionen

Ich erlaube mir kurz einen Schritt zurück – zu Kapitel 1 – zu den Entsprechungen von Literatur und Therapie. Es gibt eine weitere: Beide Systeme nutzen eine Art Möglichkeitssinn, wie ihn Robert Musil 1930 in seinem Roman »Der Mann ohne Eigenschaften« eingeführt hat *(Musil 1978, S. 16)*:

> *»Wenn es aber Wirklichkeitssinn gibt, und niemand wird bezweifeln, dass er seine Daseinsberechtigung hat, dann muss es auch etwas geben, das man Möglichkeitssinn nennen kann.*
>
> *Wer ihn besitzt, sagt beispielsweise nicht: Hier ist dies oder das geschehen, wird geschehen, muss geschehen; sondern er erfindet: Hier könnte, sollte oder müßte geschehen; und wenn man ihm von irgendetwas erklärt, dass es so sei, wie es sei, dann denkt er: Nun, es könnte wahrscheinlich auch anders sein. So ließe sich der Möglichkeitssinn geradezu als die Fähigkeit definieren, alles, was ebenso gut sein könnte, zu denken und das, was ist, nicht wichtiger zu nehmen als das, was nicht ist.«*

Adolf Muschg meint in seiner Auseinandersetzung »Literatur als Therapie?« (Muschg 1981, S. 177): »Kunst ist das stärkste Stimulans des ›Möglichkeitssinns‹ […].« Auch die Therapie baut auf das Potenzial dessen, was sein könnte, um das, was »ist«, weniger wichtig zu nehmen.

Die Wunderfrage, die Insoo Kim Berg und Steve de Shazer in den 1980er-Jahren am Brief Family Therapy Center (BFTC) in Milwaukee entwickeln, setzt auf den Möglichkeitssinn der Klienten und verknüpft ihn mit dem Wirklichkeitssinn. Das Wunder appelliert an den Möglichkeitssinn der Klienten, während die Suche nach den Anzeichen und Auswirkungen des Wunders den Wirklichkeitssinn aktiviert. »Da Zeichen des Wunders nur in der realen Welt des Klienten zu finden sind, kann die Wunderfrage auch als Realitätsfrage betrachtet werden«, betont de Shazer (de Shazer u. Dolan 2008, S. 72). Harry Korman, ein Mitarbeiter am Brief Family Therapy Center, meint gar, die Beschreibung des Wunders sei eine Art Generalprobe für die Realität (ebd., S. 75). Die Wunderfrage weckt bei Klienten die Erwartung, dass das Problem gelöst werden kann und dass sie die dafür notwendigen Ressourcen haben. So verändert sich das Denken und Verhalten der Klienten, sie kommen einer Lösung näher (de Shazer 2010, S. 69).

Das Wunder festhalten

Das genaue und wiederholte Nachhaken mit Fragen wie »Was ist nach dem Wunder anders?«, »Was noch?«, »Was sonst noch?« erfordert eine unmittelbare Interaktion zwischen Therapeut und Klient. Schreiben scheint hier nicht angeraten. Nichtsdestotrotz kann es eingesetzt werden, und zwar im Nachhinein. So wie bei Frau N., die von ihrem Psychiater mit der Diagnose »Erschöpfungssyndrom« an unser Institut überwiesen wird. Die an einem Gymnasium arbeitende bildnerische Erzieherin berichtet von der morgendlichen Schwere, die sie kaum aus dem Bett kommen lasse, von der anhaltenden Müdigkeit während des Tages, von ihrer abendlichen Lethargie, von ihrer Einsamkeit als Single, von ihrer Sehnsucht nach einer Partnerin. Sie koche kaum mehr, ernähre sich ungesund, sie nehme kontinuierlich zu. Die früher leidenschaftliche Designerin kommt in der nächsten Stunde mit folgendem Text:

> Sieben Uhr morgens, der Wecker läutet. Ich fühle mich frisch und ausgeruht, ich spüre Kraft, Lebenskraft in mir. Auf sie konzentriere ich mich, sie nehme ich mit in den Tag. Sie treibt mich in die Küche. Ich bereite mir ein köstliches Frühstück vor, ich decke den Tisch aufwendig, ein frisches, buntes Tischtuch, passende Kerzen dazu – gut,

dass ich mir gestern frische Blumen gekauft habe. So wird das morgendliche Essen zu einem Fest der Sinne. Ich esse langsam, nehme mir Zeit für jeden einzelnen Bissen. Meine Gedanken schweifen umher: Wie nutze ich den heutigen Tag? Ich könnte mich endlich wieder mal bei Sonja melden, sie fragen, ob sie Lust auf eine Wanderung mit mir hat. Es sind schon Monate ins Land gezogen, seit wir besprochen haben, mal wieder gemeinsam auf die Serles zu gehen. Oder ich fahre in Muttis Schrebergarten. Die Kohlrabi dürften reif sein, Mutti meinte, sie brauche Abnehmer. Der Weg dorthin mit dem Fahrrad ist sehr schön, Bewegung könnte ich wieder mal brauchen. Ach ja, im Atelier liegt noch der halb fertige Entwurf einer Lampe, deren Prototyp ich anfertigen lassen möchte ... Vor Monaten hab ich das letzte Mal daran gearbeitet ... Ja, darauf hab ich heute Lust, ich will wieder mal gestalten, schon so lange hab ich nichts mehr gestaltet, ich will mich wieder mal in meiner Kreativität spüren. Gesagt – getan. Ich sitze im Atelier; widme mich ganz und gar dem Entwurf, ich skizziere, verwerfe, skizziere, verwerfe, skizziere. Meine kritische Stimme macht sich bemerkbar, ich beruhige die Perfektionistin, ich gebe der Kreativen den Vorzug. Ich bleibe dran, verhandle zwischendurch immer wieder mit der strengen Kritikerin, ich erkläre ihr, dass in der Entwurfsphase die Kreative wichtiger sei, ich verspreche ihr, dass sie wieder zum Zug kommt, wenn es um die Fertigung der Lampe ginge, ich nenne sie »Königin der Vollendung« – damit gibt sie sich zufrieden, ihre Stimme wird leiser, die Kreative trumpft auf, sie bringt mich in einen guten Flow-Zustand, so lange schon hab ich dieses lustvolle, mich ganz erfüllende Fließen vermisst! Jetzt ist es wieder da, ich nehme es bewusst wahr, spüre es mit jeder Faser meines Körpers. Ich freue mich, ich strahle, ich genieße – ach, das Leben kann manchmal einfach wunderbar sein!

Das Blatt mit der Wunderfrage begleitet uns durch die Therapie, immer wieder werfen wir einen Blick darauf und fragen, in welchem Bereich die Realität dem Wunder schon sehr nahe gekommen ist. Als ich Frau N. nach einem Jahr verabschiede, ist der Prototyp der Lampe produziert, Sonja begleitet sie nicht nur auf die Serles, sondern auch durch den Alltag.

Ich setze die Wunderfrage gerne bei Schreibcoachings ein. Auszubildende, die eine Abschlussarbeit zu schreiben haben und unter Blockaden leiden, wissen meist sehr genau, wie der Morgen nach dem Wunder aussieht. Ich verknüpfe die Verschriftlichung des Tages nach dem Wunder mit folgender Idee: »Bevor Sie sich die nächsten Male an Ihre Abschlussarbeit setzen, lesen Sie sich selbst den Text über den Morgen nach dem Wunder laut vor.« Durch diese Art der Selbsthypnose bleiben Klienten eher im Lösungsraum und der Einstieg ins Verfassen der Arbeit fällt leichter.

Frau A. steckt seit Jahren mit der Arbeit an ihrer Dissertation fest. Die verschriftlichte Antwort auf die Wunderfrage kombinieren wir mit dem erwähnten Ritual: Allmorgendlich, bevor sie sich an ihre Doktorarbeit setzt, tritt sie ein in ihr Wunder – sie liest den Text und beginnt dann ihre Arbeit. Bereits nach zwei Monaten meldet sie zurück: »Das Wunder hat schon gewirkt. Das Lesen hilft bei der Überwindung, ich arbeite mehr und konzentrierter.« Ein Jahr später ist das Wunder Realität, Frau A. hat ihre Dissertation beendet.

Die Wunderfrage gehört – wie Ericksons Kristallkugel, in die Klienten blicken und die Zukunft, die Zeit nach der Lösung ihres Problems imaginieren – zu den Als-ob-Interventionen. Deren Stärke liegt darin, dass die Antworten die Realität vorwegnehmen. Imaginäre Annahmen, so Watzlawick, schlagen fiktive Brücken zu praktischen Resultaten (Watzlawick 1997, S. 81).

Frau Q., eine von meinen Klientinnen, die sich für ein Tiefeninterview zur Verfügung gestellt haben, sagt: »Beim Lesen alter Texte fiel mir auf, dass das, was ich damals in einer Schreibübung entworfen habe, einer, bei der es darum ging, mein Leben in fünf Jahren zu beschreiben, heute Realität ist.« Sie hat schreibend die Verbindung hergestellt und bei Frau Q. bestätigt sich Penns und Frankfurts Aussage, Schreiben habe performative Kraft (Penn u. Frankfurt 1996, S. 201).

3.6 Ausnahmen verschriftlichen

»Es sind diese einmaligen Resultate oder Ausnahmen, die sich als Ausgangspunkt für die Entwicklung neuer Erzähllinien anbieten«, meint Michael White (White 2010, S. 65). Sie erlauben Zugang zu alternativen Geschichten, die zu Beginn der Gespräche kaum wahrnehmbar sind. Fragen eröffnen einen neuen Erzählraum, den Klienten betreten können, um noch nie oder erst selten erzählte Erfahrungen zu versprachlichen, um sie zu dichten, zu reichhaltigen Geschichten mit konkreten Details und neuen Bedeutungen werden zu lassen. So werden Lebensgeschichten nicht nur vielschichtiger, sondern auch »vielgeschichtiger« (White 2010, S. 81).

White prägt den Begriff des »double listening«. Klienten erzählen meist dominante Leidensgeschichten – wegen dieser Geschichten suchen sie professionelle Hilfe. Es ist unsere Aufgabe als Therapeuten, Ansätze alternativer Geschichten herauszuhören und diesen Splittern von Erzählungen – oft sind es nur Nebensätze oder gar nur einzelne lapidar dahingesagte relativierende Wörter wie »oder«, »teilweise« oder »vielleicht« –, Aufmerksamkeit zu schenken, hier genauer nachzufragen. Die Bruchstücke schriftlich zu formulieren verleiht ihnen Wichtigkeit und Nachdruck. Näheres dazu in Kapitel 5.

3.7 Experimente, Beobachtungsübungen

Die Zeiten zwischen den Therapieterminen sind wichtig für Klienten, sie gilt es zu nutzen. Deshalb bietet es sich an, Menschen, die unsere Hilfe suchen, Beobachtungsübungen oder Ideen zum Ausprobieren eines anderen Verhaltens für die Zeit zwischen den Terminen mitzugeben. Motivierte Klienten reagieren oft sehr positiv auf derartige Vorschläge. Häufig verabschiede ich sie mit Schreibideen. Entweder um die vergangene Therapiestunde nochmals zu reflektieren, um herauszuarbeiten, was wichtig war: »Notieren Sie sich bitte bis zum nächsten Mal vier Sätze des heutigen Gesprächs, die für Sie wichtig waren und an die wir das nächste Mal anknüpfen sollen.« Oder um erste Ansätze von Lösungen oder Ausnahmen vom Problem festzuhalten: »Halten Sie diese Situation schriftlich fest, versuchen Sie möglichst genau, möglichst detailliert zu beschreiben, was Sie damals erlebten, wie eine Lösung aussehen könnte.« Waren Ambivalenzen unser Thema, rate ich ihnen, einen Dialog zu verfassen, in dem beide oder auch mehrere Stimmen ihre Argumente vorbringen können. Dass es sinnvoll ist, zwischen den Therapiesitzungen zu schreiben, legen Studien nahe. Silke Heimes, Wirkungsforscherin und Expertin für therapeutisches Schreiben, zitiert beispielsweise eine Studie von Graf und Kollegen (Graf et al. 2008), die zeigt, dass Patienten, die zwischen den Sitzungen zu Hause schrieben, weniger ängstlich und depressiv gestimmt waren als die in der Kontrollgruppe, die das nicht machten (Heimes 2012, S. 27). Die entstehenden Texte stellen eine Verbindung zwischen den einzelnen Therapiestunden her. Sie bilden den roten Faden, verstärken Ideen und unterstützen die Ressourcenaktivierung der Klienten.

3.8 Schreibend sichern – Von zirkulären Fragen bis zu Ritualen

So wie die Wunderfrage schriftlich festgehalten werden und damit dauerhaft und nachhaltig wirken kann, können wir weitere systemische Techniken schreibend vertiefen. Wenn ich eine Klientin nach einer für sie wichtigen Ressourceperson frage und sie die geliebte Großmutter nennt, bitte ich sie, aus der Perspektive der Großmutter ein Porträt von sich selbst zu schreiben. Anregungen zu dieser Vorgehensweise kommen aus unterschiedlichen Quellen. Zum einen steht Michael Whites Idee Pate, man solle »Zugehörigkeiten wiederherstellen«. Identität beruhe nicht auf dem eigenen Selbst, sondern auf einem Lebensverband. Zu ihm gehören wichtige Figuren aus Vergangenheit, Gegenwart und vorweggenommener Zukunft (White 2010, S. 127): »Wenn das Therapiegespräch auf das Wiederherstellen von Zugehörigkeiten zu einem solchen ›Lebensverband‹ abzielt, haben Klienten die Möglichkeit, die einzelnen Mitgliedschaften ihres ›Lebensverbandes‹ zu revidieren: Sie können Mitgliedschaften aufwerten und abwerten, Mitgliedschaften würdigen und widerrufen, in Sachen der eigenen Identität manchen Stimmen Macht geben und andere disqualifizieren.« Die Stimme der Großmutter wird – um beim obigen Beispiel zu bleiben – durch die Schreibanregung intensiviert und wirkt sich stärkend auf die Identität der Klientin aus. Zum anderen beruht die Vorgehensweise auf dem zirkulären Fragen, im speziellen auf Karl Tomms Interview mit dem internalisierten Anderen. Die Therapeutin befragt die internalisierte Großmutter der Klientin. Ich lasse die Klientin ein Selbstporträt verfassen, das ihr von der Großmutter quasi »diktiert« wird.

Penn und Frankfurt vermuten, dass Reframing-Prozesse den inneren Monolog von Personen verändern (Penn u. Frankfurt 1996, S. 183): »Eine Stimme des Selbst wird zum Gespräch mit einer anderen Stimme des Selbst aufgefordert.« Eine monologische Erfahrung werde zu einer dialogischen. Wenn Eltern magersüchtiger Klientinnen von ihrer Schuld an der Misere der Tochter sprechen und ich frage, wie sich dieses starke Gefühl von Mitverantwortung in der Beziehung zu ihrer Tochter niederschlägt, gewinnt neben der schuldbeladenen Stimme jene der Mitverantwortung Raum. Schuldgefühle lassen Menschen erstarren, wer sich hingegen mitverantwortlich für eine Störung fühlt, ist eher bereit, sich seiner Teilverantwortung zu stellen und sein Verhalten zu ändern. Damit der Dialog »zweistimmig« bleibt und nicht wieder in den »Schuldmonolog« zurückfällt, rate ich Klienten, dem Zwiegespräch zwischen der Schuld und der Mitverantwortung schriftlich Bedeutung zu verleihen.

Frau H., eine Medizinstudentin, kommt wegen ihres Waschzwangs und anderer Zwangshandlungen in Behandlung. Die schüchterne, junge Frau, die auf Anraten ihrer Mutter in die Psychotherapie kommt, beantwortet fast jede meiner Fragen mit »Ich weiß nicht« oder »Keine Ahnung«. Nun wissen wir spätestens seit de Shazer, dass die eigentliche Antwort meist »Ich weiß es *noch* nicht« (de Shazer u. Dolan 2008, S. 108) lautet und dass Abwarten ratsam ist. Als ich Frau H. bitte, mit mir am Flipchart eine Skala zu entwickeln, kommt Bewegung ins Denken. Ziemlich genau und detailliert vermag sie zu erklären, wie sie von null (massivster Waschzwang) auf drei (Zeitpunkt unseres ersten Gesprächs) kommt und was erforderlich wäre, um auf zehn (keine Therapie mehr nötig, Gedanken ans Waschen sind verschwunden) zu kommen. Es folgt kein weiteres »Ich weiß nicht«. Mit dem Flipchartpapier und einer Hausübung verlässt Frau H. die Praxis: »Schreiben Sie mir bitte noch mal ganz detailliert, möglichst konkret auf, was sich alles von null auf drei bereits verändert hat und mindestens genauso konkret, was zu tun wäre, um vier zu erreichen. Beachten Sie beim Beschreiben Ihre Gedanken, aber auch Ihr Verhalten und Ihre Emotionen.« Die vier eng beschriebenen Seiten, mit denen Frau H. in die nächste Stunde kommt, begleiten uns in allen folgenden Stunden, bis die junge Frau für ein Semester ins Ausland geht und die Therapie beendet. Auf der Skala hat sie zu diesem Zeitpunkt den Skalenwert sieben erreicht: Sie kann den Waschzwang meist kontrollieren und mit anderen darüber reden. Die Zeit der lähmenden Geheimhaltung ist vorbei. Als ich sie in unserer Abschlussstunde nach einem besonderen Moment in der Therapie frage, erzählt sie von der oben beschriebenen Hausübung. Erst beim Schreiben sei ihr bewusst geworden, dass sie den Weg von null auf drei ganz allein geschafft hat. Das habe sie motiviert, dranzubleiben.

Erlebtes, Erfahrenes als Text

Auch im Zusammenhang mit Ritualen können Texte gute Dienste erweisen. Wie dies ablaufen kann, kennen wir aus der Literatur. Das Mailänder Team um Mara Selvini Palazzoli gibt einer Familie ein

Schriftstück mit nach Hause, verfasst vom Therapeutenteam. Mutter oder Vater sollen es bis zum nächsten Termin täglich vor dem Abendessen der versammelten Familie – bestehend aus den Eltern, dem als autistisch diagnostizierten neunjährigen Bruno und dem dreijährigen Chicco – vorlesen *(Selvini Palazzoli et al. 1993, S. 123):*

> »Jetzt, Bruno, habe ich verstanden, warum Du den Verrückten spielst: um Deinem Papa zu helfen. Du bildest Dir ein, Papa sei zu schwach und alleine nicht fähig, die Mama zu bewachen. Deswegen benimmst Du Dich so, dass Du die Mama ganz vereinnahmst und festbindest; dabei hilft dir Chicco etwas mit seinen Launen. Da Du die Arbeit, Mama zu überwachen, übernommen hast, kann Papa ruhig sein und hat mehr Zeit, sich seinen eigenen Angelegenheiten zu widmen.«

Wie die Autoren berichten, hat das Familienritual die Muster in der Familie durchbrochen. Bei der nächsten Sitzung stellen sie deutliche Veränderungen im Verhalten der Familie fest: Der Vater habe sich mehr an den Gesprächen beteiligt, habe sich häufiger darum bemüht, Bruno zu besänftigen – vorher sei das ausschließlich Aufgabe der Mutter gewesen –, Brunos Symptomatik sei weniger auffällig gewesen.

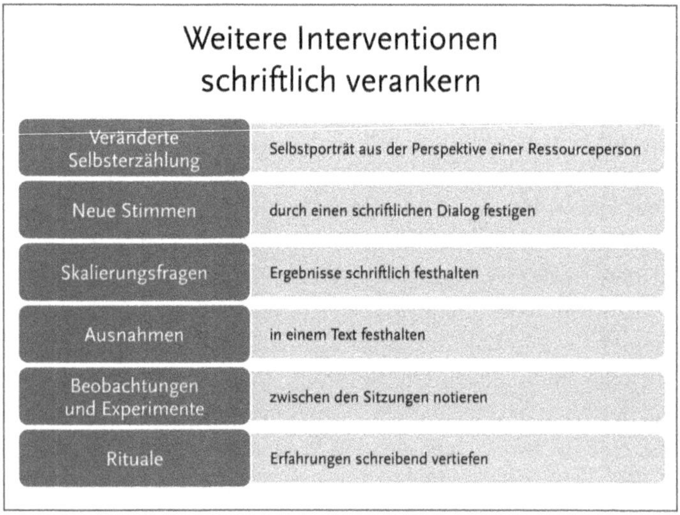

Abb. 7: Weitere Interventionen schriftlich verankern

Gestalte ich mit Klienten Rituale, schlage ich eine schriftliche Verankerung vor. Vergräbt eine Klientin ihre alten, sinnlos gewordenen

Glaubenssätze im Wiener Stadtpark – in dessen Nähe unser Institut liegt – oder verbrennt sie einen Entlassungsbrief an ein unliebsames Verhalten, verabschiede ich sie mit folgender Anregung: »Nehmen Sie sich heute noch etwas Zeit und sichern Sie das eben Erlebte in einem Text.«

Wie weitere systemische Techniken schreibend umgesetzt werden können, zeigt Abbildung 7.

4 Vom Einsatz verschiedener Textsorten

Wie wir in Kapitel 3 gesehen haben, bietet sich bei einigen systemischen Interventionen die Verschriftlichung als sinnvolle Vorgehensweise an. Wenden wir uns nun den nächsten Fragen zu: Gibt es bestimmte Textsorten, die gezielt in der therapeutischen Arbeit eingesetzt werden können? Sind bestimmte Textsorten in spezifischen therapeutischen Situationen besser, hilfreicher, nutzbringender als andere? Vertraut und bekannt sind den meisten Kollegen in ihrer Arbeit vor allem zwei Genres: der therapeutische Brief und das Therapietagebuch. Diese beiden Formen sind die gebräuchlichsten, sie haben sich im therapeutischen Kontext bewährt. Sie spielen beim Externalisieren und beim Internalisieren, wie wir in Kapitel 3 gesehen haben, eine zentrale Rolle. Allerdings ist die Bandbreite an Textsorten, die im therapeutischen Kontext genutzt werden können, weit größer. Wir können Klienten auch nahelegen, Drehbücher, Gebrauchsanweisungen oder Rezepte zu verfassen.

Dieses Kapitel differenziert zum einen die beiden beliebtesten Genres aus und zeigt zum anderen Alternativen dazu auf. Anstatt Klienten bei einer eingetretenen Veränderung um einen Brief an eine Freundin zu bitten, der sie den Wandel beschreiben, könnten wir ihnen vorschlagen, eine Erzählung über diese Wandlung zu verfassen. Anstelle eines Therapietagebuches könnten wir Klienten empfehlen, die für sie wichtigen Ergebnisse der therapeutischen Gespräche in einer Art Therapiebesprechung – analog einer Buchbesprechung – zu formulieren.

Verschaffen wir uns also einen Überblick über das Spektrum an Textsorten, mit dem wir arbeiten. Um vorweg ein mögliches Missverständnis auszuräumen: Alle Texte, die im therapeutischen Setting entstehen, fallen unter die Kategorie Gebrauchstexte. Es geht hier um Texte, deren Zweck es ist, als therapeutisches Hilfsmittel eine für Klienten positive Veränderung auszulösen oder zu unterstützen. Nochmals zur Erinnerung: Nicht das Produkt ist relevant, sondern der Prozess. Die Texte werden nicht für ein Publikum produziert, sondern dienen dem Reflexionsprozess. Mag sein, dass die eine oder andere Klientin ihre Texte später überarbeitet und damit vielleicht zu Literatur macht, im Rahmen der Therapie sind sie Gebrauchstexte und erheben keinen ästhetischen Anspruch, sie folgen anderen Intentionen und

Wirkmechanismen (Kapitel 1.6). Im Gegensatz zu Literatur sind Gebrauchstexte zweckgebunden, sie sind in unserem Kontext Hilfsmittel zur Erreichung therapeutischer Ziele.

4.1 Der Brief – Lieblingsgattung der Therapeuten

Die Behauptung, der Brief sei die beliebteste therapeutische Textgattung, ist leicht zu belegen. Die Beispielliste ist lang, die Bandbreite des Einsatzes groß. Schon lange gelten Ciceros, Senecas oder Luthers Trostbriefe als Therapeutikum. Geschrieben, um sich einerseits selbst Trost zu spenden, um schreibend Seelenqualen zu lindern, andererseits mit Blick auf mögliche Adressaten, um ihnen Beistand in schwierigen Zeiten zu leisten (Kapitel 1.2). Dass Briefe bereits in der Pionierzeit der systemischen Therapie eine große Rolle spielen – vor allem bei Murray Bowen und Mara Selvini Palazzoli –, habe ich schon erwähnt. Welchen wichtigen Part diese Textsorte bei Heinrich Dreesen spielt und wie Alfred Lange im Rahmen von Interapy Briefe einsetzt, auch das ist bereits aus Kapitel 2.3 bekannt.

Peggy Penn und Marilyn Frankfurt schreiben Briefen das Potenzial zu, das Leben von Klienten zu verändern, sie spielen im »Writing Project« eine entscheidende Rolle (Penn u. Frankfurt 1996, S. 184): »Die Briefe sind Darstellungen ihrer inneren Dialoge«, und wenn diese inneren Zwiegespräche von den Bezugspersonen, auf die es ankommt, nicht nur gehört, sondern wirklich wahrgenommen werden, »verändert sich das Leben aller Beteiligten«.

Wozu Therapeuten Briefe schreiben können, darauf gibt Günter Bamberger Antwort. Fünf Kategorien arbeitet er heraus, in denen Briefe ein adäquates Mittel sind. Er schreibt Briefe mit dem Ziel (Bamberger 2010, S. 211),

- etwas zu vertiefen, wie die Beziehung zwischen Klient und Therapeut,
- etwas festzuhalten, z. B. eine neue Perspektive oder verfügbare Ressourcen des Klienten,
- etwas nachzutragen, um weitere Überlegungen mitzuteilen oder bisher noch nicht Ausgesprochenes aufzugreifen,
- etwas fortzusetzen, wie einen begonnenen, aber noch nicht zu Ende geführten therapeutischen Dialog,
- sich zu entschuldigen, etwa wenn er etwas übersehen hat.

Bamberger bezieht sich bei der letzten Kategorie von Briefen – bei den Entschuldigungsbriefen – auf Haim Omer. Brechen Klienten abrupt die Therapie ab, rät der israelische Familientherapeut zum posttherapeutischen Brief (Omer 2000, S. 160), nicht ohne die »Zutaten« zu erwähnen: Joinen, Eingeständnis eines therapeutischen Fehlers, der zum Abbruch führte, positives Konnotieren und Aufzeigen neuer Möglichkeiten. Er führt Gründe für die schriftliche Form an:

- Durch die wohldurchdachte Formulierung des Briefes unterscheidet sich der Ton des Therapeuten vom bisherigen, dies erschwert eine zu erwartende abwertende Reaktion.
- Die schriftliche Ansprache ist eine neue Interaktion und neue Vorgehensweisen fördern die therapeutische Wirksamkeit.
- Die Schriftlichkeit lässt es zu, dass der Therapeut trotz »Schuldeingeständnis« sein Gesicht wahren kann.
- Zu guter Letzt ist ein Brief weniger aufdringlich als ein Telefonat.

Ein Brief an einen Klienten, welcher die Therapie abgebrochen hat, soll aber nur dann verfasst werden, wenn es dem Klienten dient, nicht zu dem Zweck, dem Unbehagen des Therapeuten Abhilfe zu schaffen (ebd., S. 171).

Informieren, fokussieren, intensivieren

So wie Günter Bamberger und Haim Omer betätigen sich auch David Epston und Michael White häufig als Verfasser von Briefen – ein Großteil der in »Die Zähmung der Monster« (White u. Epston 1998) abgedruckten Dokumente stammt aus ihrer Feder. Ebenso Jill Freedman und Gene Combs – sie bitten zwar Klienten, die Interesse am Schreiben haben, um Briefe, schreiben aber häufig selbst, und zwar aus drei Beweggründen:

- Sie rekapitulieren und fassen eine Therapiesitzung zusammen: »[...] Briefe können gegenüber Tonaufzeichnungen einen Vorteil haben, wenn sie solche Aspekte des Gesprächs hervorheben, die bevorzugte Geschichten bilden und verstärken« (Freedman a. Combs 1996, S. 209; Übers. C. U.). Die Briefe sollen Klienten dabei unterstützen, in eine neue Geschichte, die erst in Ansätzen im Therapiegespräch vorgekommen ist, einzutauchen, sie zu festigen und weiterzuentwickeln.

- Sie bauen eine Idee, die im therapeutischen Gespräch geboren wurde, aus. Sie fokussieren sie und bitten Klienten, sich Gedanken über eine bestimmte Frage zu machen – wiederum mit der Idee, eine noch blasse alternative Geschichte zu verdichten und zu festigen.
- Sie schließen durch einen Brief Menschen, welche die Therapie verweigern, in diese ein, indem sie sie indirekt über aktuelle Entwicklungen informieren.

Freedman und Combs weisen die Vorteile dieser therapeutischen Textsorte aus (ebd., S. 208; Übers. C. U.): »Briefe verdichten die Geschichte nicht nur und helfen nicht nur den Menschen, mit denen wir arbeiten, dabei, in diese Geschichte vertieft zu bleiben; darüber hinaus involvieren sie uns stärker in einen Prozess der Koautorschaft und geben uns Gelegenheit, über die Sprache und die Fragen nachzudenken, die wir verwenden. Wir stellen fest, dass wir beim Briefeschreiben auf Ideen kommen, die wir sonst nicht gehabt hätten.« Dies führen sie auf die reflektierende Position zurück, die eingenommen wird, wenn man Briefe schreibt. »Wir entfernen uns vom eigentlichen Therapiegespräch, denken aber immer wieder daran und beziehen uns darauf« (ebd., S. 208; Übers. C. U.).

Ähnlich wie Mara Selvini Palazzoli und ihr Team, ähnlich wie Freedman und Combs schreibt auch Epston Einladungsbriefe, »wenn ich der Meinung bin, dass es wichtig ist, Menschen zu einer Therapie zu bewegen, die sich bisher dagegen sträubten« (White u. Epston 1998, S. 89). Epston hilft Klienten auch beim Verfassen von Entlassungsbriefen. Diese geben schriftlich die Erlaubnis, sich von einem bestimmten Verhalten, von einer Rolle zu verabschieden. In solchen Schriftstücken werden beispielsweise bisherige Verdienste eines Sohnes als elterlicher Eheberater oder als väterlicher Bruder, die Verdienste einer Tochter als mütterliche Schwester zunächst gewürdigt und der Sohn, die Tochter dann aus ihren unpassenden Rollen entlassen.

Dazu ein Beispiel aus meiner Praxis. Marie ist das mittlere Kind einer Malerin und eines Musikers. Seit drei Jahren leidet sie unter psychosomatischen Magenbeschwerden, in letzter Zeit haben die Schmerzen zugenommen. Dies ist auch der Grund, warum Marie und ihre Eltern zur Familientherapie zu uns ans Institut überwiesen wurden. Bereits beim ersten Gespräch zeigt sich, dass die Dreizehnjährige überfordert ist. Die Einserschülerin und leidenschaftliche Geigerin bereitet sich gerade auf einen internationalen Wettbewerb vor. Aber es ist nicht der Wettkampf, der ihr im Magen liegt, es ist ihre drei Jahre ältere Schwester Susanne mit Downsyndrom, die ihr Sorgen macht und die sie überfordert. Marie fühlt sich für sie verantwortlich. Seit geraumer Zeit nehmen die Konflikte zwischen Mutter und Vater zu – das erzählen die Eltern im anschließenden Paargespräch. Seine Musikerkarriere schleppt sich dahin, was – so seine Vermutung – auch damit zu tun habe, dass er sich sehr um seine Kinder, allen voran um Susanne kümmere. Die künstlerische Arbeit der Mutter stagniert ebenfalls seit Jahren, was sie sehr frustriert. Sie ist bei Auslandsaufenthalten ihres Mannes oft wochenlang allein für die Kinder zuständig. Es gibt keinen familiären Rückhalt durch Eltern oder Schwiegereltern. Lange Zeit ist die Beziehung der beiden sehr glücklich gewesen, jetzt sind die Reserven aufgebraucht, jetzt reiben sie sich auf. Danach befragt, ob es eine zeitliche Koinzidenz zwischen der Zunahme der Wortgefechte und Maries Beschwerden gäbe, meinen sie, das sei möglich. Wir beschließen – angeregt durch die Beispiele von David Epston (ebd.) –, Marie einen Entlassungsbrief als mütterliche Schwester zu schreiben.

> Liebe Marie,
>
> seit vielen Jahren kümmerst du dich rührend um Susanne. Niemand von uns bringt so viel Geduld und Verständnis für sie auf wie du. Dafür wollen wir dir aus ganzem Herzen danken. Immer wieder bist du eingesprungen, wenn jemand von uns gerade verhindert war, wenn Papa im Ausland war, wenn Mama endlich wieder einmal Zeit in ihrem Atelier verbringen wollte. Ohne dich hätten wir unsere künstlerische Arbeit an den Nagel hängen können. Auch dafür sind wir dir zu großem Dank verpflichtet. Nie hast du dich beklagt, nie hast du etwas für dich eingefordert. Um uns das Leben leichter zu machen, hast du viel Zeit geopfert, Zeit, die du für Freundinnen, für dich und deine Entspannung gebraucht hättest. Erst heute sehen wir, wie hoch der Preis ist, den du für deine schwesterliche Fürsorge und dafür, dass du uns unterstützt hast, gezahlt hast. Du musstest erst krank werden, damit wir das verstehen. Liebe Marie, das tut uns sehr leid und wir hoffen sehr, du kannst uns das verzeihen. Wir werden uns in Zukunft mehr um dich kümmern, wir werden dich entlasten und danken dir herzlich. Ohne deine tatkräftige Hilfe hätte sich Susanne wohl nie zu diesem fröhlichen Menschen, der sie heute ist, entwickelt.
>
> Deine Mama, dein Papa

Als die Eltern in der nächsten Stunde Marie den Brief vorlesen, ist sie sehr berührt und bemüht, den Eltern zu vermitteln, sie träfe keine

Schuld, sie selbst habe es so gewollt. Wirklich gebessert haben sich Maries Symptome erst, als Ersatz für die schwesterliche Fürsorge in Form einer Leihoma in Sicht ist.

Vorhersagen, Referenzschreiben und Protestbriefe

Michael White und David Epston nennen – neben Einladungen und Entlassungen – weitere Anlässe, bei denen sich Briefe bewährt haben. Am Ende einer Therapie verfasst Epston Vorhersagen in Briefform für die Zukunft von Klienten. Vor dem angebotenen Follow-up-Gespräch soll das Kuvert nicht geöffnet werden – so der Rat der beiden Therapeuten. Wissend, dass die meisten Menschen ihrem Rat nicht folgen, sondern den Umschlag schon vor dem Follow-up-Gespräch öffnen, gehen sie davon aus, »dass die Vorhersage wie eine Prophezeiung wirkt, die sich selbst erfüllt« (White u. Epston 1998, S. 99). Epston formuliert mit seinen Klienten auch Mitteilungen an Überweiser. So erhalten überweisende Ärzte eine Zusammenfassung der Therapieergebnisse, die Klienten selbst bekommen eine Würdigung ihrer Veränderung. Derartige Schreiben an Überweiser kennen wir auch vom Mailänder Team (Selvini Palazzoli et al. 1993, S. 78).

Wenn es darum geht, Außenstehende von den Fähigkeiten eines Klienten zu überzeugen, helfen Referenzschreiben. Zweifeln Eltern an ihren erzieherischen Qualitäten, fürchten sie, dass ihre Töchter und Söhne aufgrund ihres Versagens kein gelungenes Leben führen können, bezeugt Epston schriftlich seine Hochachtung vor dem, was den Eltern bisher in ihrer Erziehung gelungen ist. Ist er ratlos, braucht er Hilfe, schickt er an Klienten, Familienmitglieder oder Partner Briefe mit der Bitte um Erklärungen (White u. Epston 1998, S. 115): »Könnten Sie diese Veränderung in Ihrer Beziehung überprüfen und mir Einzelheiten mitteilen, die mir dabei helfen könnten, den Schatten, den der alte Konflikt über die Therapie geworfen hat, hinter mir zu lassen?«

Ich halte mich als Briefschreiberin eher zurück, rege stattdessen Klienten dazu an, selbst Dokumente zu verfassen. Ich motiviere zur Verschriftlichung und liefere Ideen, worauf Klienten dabei achten könnten. Ich glaube, dass zum einen die Wirkung dieser Schriftstücke stärker ist, wenn die Klienten sie selbst schreiben, und dass zum anderen die Gefahr dadurch geringer ist, dass ich Klienten etwas zuschreibe, was (noch) nicht der Fall ist.

David Epston bittet Klienten, welche die Schwierigkeiten, mit denen sie zu ihm in die Praxis gekommen sind, bewältigt haben, um Beraterbriefe. Darin beschreiben sie ihren Weg aus der schwierigen

Situation und stellen somit ihr Wissen Klienten mit einer ähnlichen Problematik zur Verfügung. Epston verfügt bereits über eine beträchtliche Sammlung (ebd., S. 161). Geht es darum, Alternativen zu Leidensgeschichten zu verdichten, helfen Briefe, neu gewonnene Perspektiven und das dadurch generierte neue Wissen zu verfestigen. Beginnen Klienten, bisher wirksame Mechanismen der Mächte, die sie und ihre Beziehungen beherrschen, zu erkennen oder gegen diese anzukämpfen, unterstützen Briefe diesen Protest (ebd., S. 121). Solche Protestschreiben können an die Klienten selbst oder an die Machtmechanismen gerichtet sein.

Eher selten geht es beim Briefeschreiben im Kontext von Psychotherapie um eine tatsächliche Korrespondenz. Die Briefe haben zwar meist einen realen Empfänger, werden aber selten abgeschickt. Oft reicht die Imagination, Mitteilungen bei anderen Personen deponiert zu haben, um eine heilsame Wirkung hervorzurufen. Werden Briefe aber wirklich an Adressaten geschickt, ist es wichtig – Penn und Frankfurt weisen darauf hin –, dass sie »zweistimmig« sind, damit der Empfänger wirklich hören und verstehen kann und nicht abwehren muss. Penn und Frankfurt feilen mit ihren Klienten so lange an den Briefen, bis sich das empathische Verständnis für die Empfänger einstellt (Penn u. Frankfurt 1996, S. 191).

Abbildung 8 zeigt, wann es im therapeutischen Prozess sinnvoll ist, Klienten zum Verfassen eines Briefes anzuregen.

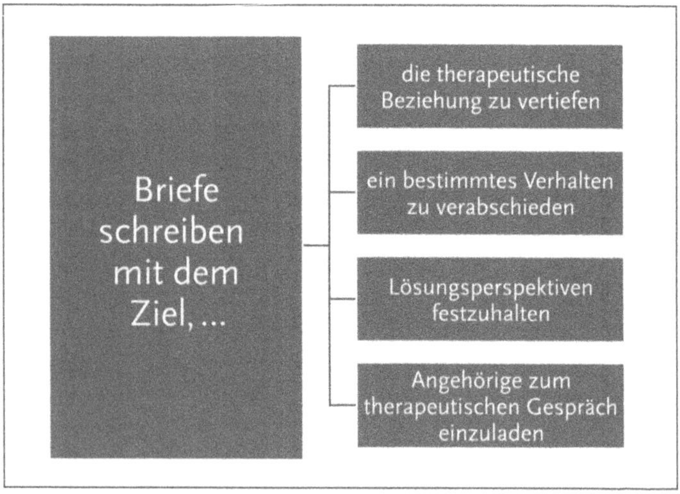

Abb. 8: Briefe schreiben mit dem Ziel, ...

4.2 Das Tagebuch – Zwiegespräche mit sich selbst führen

Neben Briefen sind autobiografische Aufzeichnungen in Tagebüchern eine weitere Textsorte, die in Therapien gerne gewählt wird. Beides – Therapie wie Tagebuch – dient der Selbstreflexion, beides hilft, sich selbst besser zu verstehen. Penn und Frankfurt weisen darauf hin, dass das Aufzeichnen seines Lebens den Ereignissen Bedeutung verleiht (Kapitel 2.3). Viele Klienten – besonders die motivierten – reflektieren schreibend in der Therapie Besprochenes. Im »Zwiegespräch mit sich selbst« (Kaschnitz 1982, S. 20) halten sie Erfahrungen, Ergebnisse und Erkenntnisse fest, retten sie vor dem Vergessen. In Krisen bringt ihnen das Lesen dessen, was sie bereits gewusst haben, Lösungswege wieder in Erinnerung; in Situationen, in denen Stärken abhandenkommen, macht es Ressourcen, Kräfte der Resilienz, zugänglich. Darin liegen die Vorteile von Therapietagebüchern.

Voraussetzung ist, dass nicht alles wahllos festgehalten wird. In den ersten Jahren meiner therapeutischen Tätigkeit schlug ich noch bedenkenlos jeder veränderungswilligen Klientin ein Therapietagebuch vor. Meine Erfahrungen und Forschungsergebnisse von Wissenschaftlern ließen mich vorsichtiger werden. Eine Studie der Glasgow Caledonian University beispielsweise zeigt, dass Tagebucheinträge auch schädlich sein können. Tagebuchschreiber leiden – dieser Untersuchung zufolge – häufiger an gesundheitlichen Problemen als die Kontrollgruppe. Die Studienautoren Elaine Duncan und David Sheffield vermuten: Es ist, als würden sie sich, ewig grübelnd, in einer sich ständig wiederholenden Kreiselbewegung befinden (Duncan a. Sheffield 2008, S. 620 f.). Die wissenschaftlichen Ergebnisse sind zwar nicht eindeutig, trotzdem überlege ich mir heute genauer, wann und wie ich zur Schriftlichkeit rate und vor allem wann und wie ich das therapeutische Tagebuch einsetze. Bei Klienten, die mit traumatischen Erfahrungen zu mir kommen, warte ich ab, bevor ich ihnen diese Textsorte vorschlage. Was nach Phasen der Stabilisierung Gold wert sein kann, kann in instabilen Phasen negative, also unerwünschte Symptomatiken verstärken. Konrad P. Grossmann thematisiert das »Schwergewicht des Schriftlichen«. In unserer kulturellen Tradition lasse sich das, was geschrieben ist, was schwarz auf weiß dasteht, schwerer aus der Welt schaffen. Erzähltes könne unmittelbar verändert werden, dem Geschriebenen hafte mehr »Endgültigkeit« an

(Grossmann 2000, S. 126). Lässt sich dieses Phänomen einerseits in positivem Sinne nutzen, muss man andererseits vorsichtig sein, weil es ebenso Negatives verstärken kann.

Strukturiert statt wahllos

Heute rege ich Klienten, die bereit sind, ein Therapietagebuch zu führen, zu strukturiertem Beobachten an und bitte sie, ihre Aufzeichnungen anhand konkreter Fragen zu filtern:

- Wesentlich war für mich heute ...
- Weiter beschäftigen wird mich ...
- Es stimmt mich zufrieden, dass ...

Diese Vorgaben sollen verhindern, dass Leidensgeschichten nach dem Erzählen in der Therapie zusätzlich festgeschrieben werden, dass die Aufzeichnungen zum »Dialog mit dem grausamen Partner« werden – so formuliert Elias Canetti sein ambivalentes Verhältnis zum Tagebuch (Canetti 2005, S. 54).

Beginnen sich hingegen im therapeutischen Gespräch erste Ansätze von alternativen Geschichten abzuzeichnen, geht die Hausübung in folgende Richtung: »Notieren Sie bitte in Ihrem Tagebuch – wenn Sie Zeit dafür opfern wollen –, wie Ihre Erzählung weitergehen würde, wenn Sie sie zu Ende führen.« Nehme ich in Therapiesitzungen wahr, dass sich eindimensionale Sichtweisen aufweichen, nehme ich zarte Spuren von Mehrperspektivität oder Vielstimmigkeit wahr, halte ich die Klienten an, diese Fährten schreibend zu verfolgen.

In eine ähnliche Richtung geht Konrad P. Grossmanns Vorschlag, ein Tagebuch des Gelingens oder ein Tagebuch der kleinen Lösungen zu verfassen (Grossmann 2000, S. 149). Lothar Eder rät zum Tagebuch der frohen Momente (Eder 2006, S. 13):

> »Im Schreiben selbst verändert sich der Fokus der Aufmerksamkeit [...] Angenehme Ereignisse, Begebenheiten und Stimmungen, die ansonsten wenig bewusste Beachtung gefunden hätten, rücken nun verstärkt in den Blickwinkel. In einer bestimmten Weise fällt nach einer Zeit des fortlaufenden Schreibens über Tage und Wochen hinweg mehr Licht auf diese Momente. So kommt es zu einer fortgesetzten rückbezüglichen Dynamik von Schreiben und Erleben: über das Schreiben entdeckt man retrospektiv mehr angenehme Aspekte eines Tages; andererseits richtet sich die [...] Aufmerksamkeit mehr und mehr auf diejenigen Momente,

die für das Aufschreiben geeignet sind. […] [Es] verändert sich das Erleben in positiver Weise.«

Die Ideen erinnern an Verena Kasts »Freudenbiografie«, an Kasts Aufforderung, sich an Situationen der Freude zu erinnern und sich mit ihnen zu identifizieren (Kast 1994, S. 132): »Die Freudenbiografie bringt den Menschen in Kontakt mit sich selbst, und zwar mit dem Menschen, der auch freudig ist, der auch zur Freude fähig ist. In der Erinnerung wird die Freude wiederbelebt, und damit werden Situationen erneut lebendig, in denen wir mit uns und mit der Welt einverstanden waren […].«

Worin besteht nun der Unterschied zwischen dem Tagebuchführen und dem Briefeschreiben? Die Prozesse, die dabei in Klienten ablaufen, sind einander entgegengesetzt (Penn u. Frankfurt 1996, S. 197): »Während das Tagebuchschreiben mit einem inneren Monolog beginnt, der dann die Art verändert, in der wir mit anderen sprechen, beginnt das Briefeschreiben mit einem Dialog mit einem anderen, der dann die Art verändert, in der wir mit uns selbst sprechen.«

Abbildung 9 listet auf, wann Klienten Tagebuch schreiben sollen.

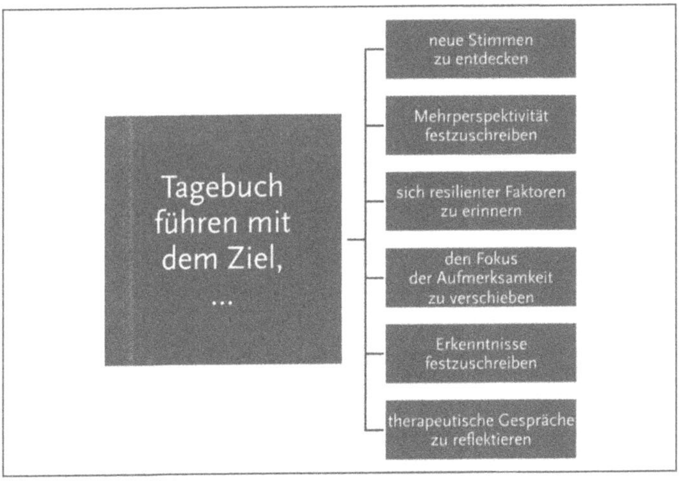

Abb. 9: Tagebuch führen mit dem Ziel, …

4.3 Mit Erzählungen zu neuen Perspektiven gelangen

Geht es um Erfolgsgeschichten von Klienten, bewähren sich Prosatexte. Kommen Klienten in die Therapiestunde und erzählen, dass das Problem, das sie zu mir führt, eine Auszeit genommen hat, oder bemerken sie, dass eine Veränderung eingetreten ist, bitte ich sie, diese zu verschriftlichen. Als Herr L. mit der Diagnose Erschöpfungssyndrom an unser Institut überwiesen wird und nach einigen Therapiegesprächen von einem Moment der Leichtigkeit in seinem Leben berichtet, verliert er nur einen kurzen Satz darüber. Als Frau K., bei mir wegen einer Angststörung in Behandlung, ihre dominante Mutter aus dem Auto wirft (Kapitel 5.3), erzählt sie es, als wäre es eine belanglose Nebensächlichkeit. Da in beiden Therapiegesprächen anderes unsere Aufmerksamkeit bündelt, ich die erwähnten Szenen aber wichtig finde, bitte ich Herrn L. und Frau K. um Verschriftlichung dieser Erfolgsgeschichten.

Die Aufforderung an die Klienten, diese Erfahrung in einem Text festzuhalten, genau zu beschreiben, was sie getan, gedacht, gefühlt, gerochen hatten, verschafft den Ereignissen die gebührende Aufmerksamkeit. Durch die epische Breite gewinnen sie die ihnen zustehende Bedeutung, die Texte werden für beide Klienten zu »Schlüsseltexten«. Aus dem »guten Körpergefühl« von Herrn L. wird eine mehrseitige Erzählung, aus Frau K.s beiläufiger Bemerkung wird eine elfseitige, durchaus abwechslungsreiche, witzige Geschichte (Kapitel 5.3).

»Sie stellen keine universellen Wahrheiten auf, sondern verbinden Ereignisse in der Dimension Zeit. Eine Erzählung führt nicht zu Sicherheiten, sondern zu immer neuen Perspektiven.« So definieren Michael White und David Epston die Vorzüge von Erzählungen (White u. Epston 1998, S. 84). Befassen sich Klienten schriftlich mit alternativen Geschichten, dann verweilen sie in diesen Szenen. Sie beschreiben die Auswirkungen auf sich, auf ihre Beziehungen, sie reichern sie mit Details, mit sinnlichen Elementen an. So wird aus der kargen Beschreibung, in der sich Ausnahmen häufig präsentieren, eine reichhaltige. Durch die Dichte der Beschreibung werden die alternativen Geschichten zu gelebtem Leben, werden sie wirklich. White und Epston wissen, dass sich durch das Verfassen von Erfolgsgeschichten, die »Einstellung des Betroffenen oder der Familie zum Problem [...] und die Beziehung des Betroffenen/der Familie zur Therapie [verändert]. Es hilft dem Betroffenen, sich von dem Problem zu distanzieren und versetzt ihn in die Lage, andere und auch sich selbst zu ›beraten‹ [...]« (ebd., S. 161). Erzählungen tragen dazu bei, dass Klienten sich als selbstwirksam erleben.

Abbildung 10 demonstriert die Vorzüge des Verfassens von Erzählungen.

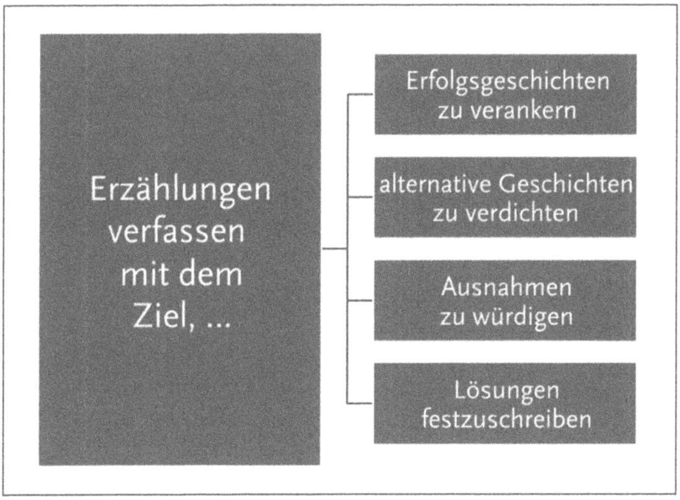

Abb. 10: Erzählungen verfassen mit dem Ziel, …

4.4 Mit Gedichten die Quintessenz festhalten

Ich spreche im therapeutischen Kontext selten von Lyrik, ich spreche von kurzen Texten oder einigen Zeilen. Zu hoch ist die Schwelle dieser literarischen Gattungsbezeichnung, zu negativ sind die schulischen Erfahrungen vieler Klienten mit dem Auswendiglernen oder Interpretieren von Goethes »Erlkönig«, von Schillers »Glocke«. Ich vermeide den Begriff Gedicht auch deshalb, weil Klienten sich allein durch den sprachlich gestalterischen Anspruch, den sie damit verbinden, häufig überfordert fühlen. Ihr Bemühen, gehobenen sprachlichen Vorstellungen zu entsprechen – so sie sich überhaupt zum Verfassen von Gedichten anregen lassen –, würde ihre Aufmerksamkeit zu sehr auf den formalen Aspekt konzentrieren und das therapeutische Potenzial, das in dieser Textgattung liegt, unterlaufen oder gar zunichtemachen.

Ohne großen Aufwand kann die Quintessenz einer Therapiestunde in eine Liedzeile gefasst werden, schnell und unspektakulär ist ein resümierender Vierzeiler produziert. Kurze Textsorten schlage ich oft am Ende einer Stunde vor: »Was nehmen Sie heute mit? Notieren Sie sich bitte die vier für Sie wichtigsten Wörter, die in unserem heutigen

Gespräch gefallen sind. Formulieren Sie mit jedem Wort einen Satz.« Oder: »Was wird Sie weiter beschäftigen, wenn Sie durch diese Türe gehen? Welche Gedanken, welche Ideen werden Sie begleiten? Fassen Sie sie bitte in fünf Zeilen zusammen«. Klienten nutzen dann die letzten fünf Minuten der Stunde dafür, diese Anregung umzusetzen. Häufig knüpfen wir zu Beginn der nächsten Stunde daran an – an den Fünfzeiler, das Haiku[11] oder das Elfchen[12].

In Kapitel 3 habe ich das Externalisieren vorgestellt als eine Methode, die sich bestens für eine schriftliche Umsetzung eignet. Als Textbeispiele habe ich einige Prosatexte zitiert. Es bietet sich aber auch die Gedichtform an. Eine Klientin, die mit ihrer Ungeduld hadert, wählt als Form der Verschriftlichung das Gedicht:

Meine Ungeduld stellt
mir das Bein.
Sie lässt mich stürzen hart.
Meine Ungeduld
köpfelt andauernd auf den Tisch:
»Wann bist du endlich so weit?«
Meine Ungeduld stellt
mir das Bein.

Meine Ungeduld
stellt sich in den Weg,
schaut fordernd mich an.
Meine Ungeduld hat die Nerven verloren,
macht das Leben mir schwer.
Meine Ungeduld
stellt sich in den Weg.

Meine Ungeduld
in Geduld verwandeln
in Ruhe und Zuversicht.
Meine Ungeduld
nicht mitreden lassen.

Das letzte Wort sag' ich!
Meine Ungeduld
in Geduld verwandeln.

---

11 Japanische Gedichtform, geformt aus drei Verszeilen mit fünf Silben in der ersten, sieben in der zweiten und wiederum fünf in der dritten Verszeile.

12 Fünfzeiliges Gedicht, bestehend aus einem Wort in der ersten, zwei Wörtern in der zweiten, drei in der dritten, vier in der vierten und wieder einem Wort in der fünften Verszeile, insgesamt also aus elf Wörtern.

Sinnvoll ist der Griff nach lyrischen Formen nach einer längeren Schreibeinheit. Das »In-die-Breite-Schreiben« erfordert anschließend eine Fokussierung aufs Wesentliche. Den Auftakt einer intensiven Schreibphase in der Therapie oder in Gruppen bildet häufig das automatische oder assoziative Schreiben (Kapitel 1.2). Die Herangehensweise ist einfach: Die Klienten lassen Gedanken, Bilder, Erinnerungen aufziehen, schreiben dann alles auf, was ihnen in den Sinn kommt. Sie setzen den »Film im Kopf« in Worte um. Dieser Schreibprozess soll schnell – so schnell wie möglich – vonstattengehen. Es soll nicht bewertet, nichts weggelassen werden, alles, was sie fühlen, denken, spüren, hören, riechen, hoffen, ängstigt, fließt auf das Blatt, als Stichwörter, Satzfetzen, Ellipsen. Sie sollen nach Möglichkeit keine ganzen Sätze formulieren, sondern unzusammenhängend, also assoziativ schreiben und keinen Einfall verwerfen. Grammatik und Rechtschreibung sind unwichtig, Beistriche und Punkte dürfen ignoriert werden, sie stören den Schreibfluss. Stocken die Gedanken, dann ist es ratsam, Worte oder den letzten Gedanken zu wiederholen – wenn nötig auch zwanzig Mal oder öfter –, so lange, bis sich der nächste Gedanke einstellt. Nach ungefähr zehn Minuten wird die Übung beendet. Der Text, der dabei entsteht, wird nicht vorgelesen, er bleibt das Geheimnis der Klienten, er ist Rohmaterial für einen weiteren Text. Das müssen die Klienten vorher wissen, es entlastet meist und lässt wirklich unzensiertes Schreiben zu.

Reduzieren auf das Wesentliche

Das automatische oder assoziative Schreiben hat sich als Aufwärmübung und als experimentelle Selbsterkundung bewährt. Es ist eine gute Methode, um mit sich in Kontakt zu kommen, um sich zu zentrieren. Für ein nachfolgendes Gespräch kann es als eine Art Stoffsammlung dienen. So nutze ich es in der Einzeltherapie dann, wenn Klienten in die Stunde kommen und auf meine Frage »Was soll heute Thema sein?« antworten: »Ich weiß es nicht.« Als ich mit einer sechzehnjährigen Klientin, der eine Borderline-Persönlichkeitsstörung diagnostiziert worden ist, arbeite, ist in der Anfangsphase ihr häufigster Satz ein monotones »Ich weiß nicht …«. Auf beinahe alle Fragen von mir reagiert sie damit. Ich schlage ihr automatisches Schreiben vor, auf das sie immer wieder – mit großer Begeisterung – zurückgreift, wenn sie orientierungslos in die Stunde kommt oder ratlos meinen Fragen gegenübersteht. Nach zehn Minuten bitte ich sie entweder um einen

Titel für den Text, um einen Satz aus dem Text oder um die Nennung eines Wortes, das nachklingt, um das Unterstreichen von vier Wörtern, die Emotionen bei ihr auslösen, sie zum Weiterdenken, Weiterschreiben und zum Gespräch anregen. So kristallisieren sich Themen und Antworten heraus. Entweder steigen wir dann ins Gespräch ein oder ich schlage der Klientin vor, sie solle mit dem unterstrichenen Wortmaterial oder mit dem Titel einen oder zwei Vierzeiler schreiben.

Sowohl das automatische Schreiben als auch das Verfassen von Vierzeilern bietet sich für Klienten an, die nicht schreibgeübt sind. Da der Text, der durch das automatische Schreiben entsteht, bei den Klienten bleibt, trauen sie sich eher ans Schreiben heran. Und vier Zeilen auf ein Blatt Papier zu setzen, vier Zeilen, die dann der Beginn eines therapeutischen Dialogs sind, das trauen sich die meisten Klienten, für die Schreiben infrage kommt, ohne Weiteres zu.

Auf die Kurzform setze ich auch dann, wenn Klienten ausschweifend erzählen. Ist es schwierig, den roten Faden zu halten, kommen sie immer wieder davon ab, unterstützt sie oft folgende Anregung: »Schreiben Sie bitte in drei Zeilen nieder, an welchem der vielen Themen, die Sie anschneiden, wir dran bleiben sollen.« Schreibend kommen ausufernde Erzähler leichter auf den Punkt.

Das komprimierende Moment dieser Textsorte erweist sich noch in einem anderen Kontext als nützlich. Frau G., seit zehn Jahren essgestört und unter ausgeprägten Zwangshandlungen leidend, kommt aufgrund meiner schreibtherapeutischen Qualifikation zu mir. Die leidenschaftliche Schreiberin füllt Seite um Seite ihres Therapietagebuches. Jeder Eintrag – ab und zu will Frau G. Notizen aus dem Buch vorlesen – endet mit Selbstanklage und -beschimpfung. Eines Tages kommt Frau G. in die Stunde und meint: »Das Schreiben ist die Wiederholung dessen, was ich eh schon weiß – es bringt nichts Neues.« Sie schreibe zwar, schlage den Weg in Richtung Veränderung aber nicht ein. Die zuvor erwähnten Vorteile des Tagebuchschreibens wie das Entdecken neuer Stimmen oder das Verankern unterschiedlicher Perspektiven treten zugunsten der lähmenden Klage in den Hintergrund. Schreiben scheint somit kontraproduktiv zu sein. Doch ich will die Ressourcen der Klientin nicht brachliegen lassen. Nach den Ergebnissen von Ted P. Asays und Michael J. Lamberts Wirkungsforschung beruhen vierzig Prozent der therapeutischen Wirkung auf Klientenfaktoren (Asay u. Lambert 2001, S. 50) – in Kapitel 10 gehe ich genauer darauf ein. Ich rate Frau G. also, sie solle literarische Kurzformen nutzen – statt seitenlanger Schmähschriften ein Vierzeiler über Gelungenes, ein Fünfzeiler über eine erlebte Veränderung, ein Haiku über einen neuen Gedanken. Die Knappheit der Form zwingt die Klientin zu fokussieren. Frau G. hat sich bis heute noch nicht von ihrer Ess- und Zwangsstörung verabschieden können, ihre Selbsterzählung hat sich aber gewandelt – erfahrungsgemäß ein wichtiger Schritt in Richtung Verhaltensänderung.

Abbildung 11 listet die Möglichkeiten des Verfassens von Gedichten auf.

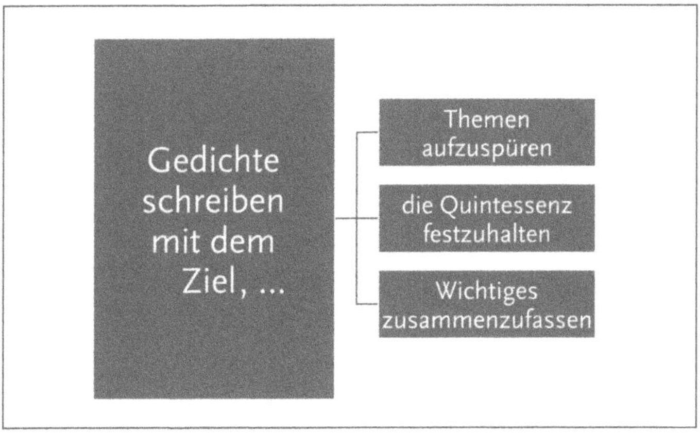

Abb. 11: Gedichte schreiben mit dem Ziel, …

4.5 Dialoge schreiben – Vielstimmigkeit nutzen

Mit Monologen – »einstimmig, absolut und in sich geschlossen« (Penn u. Frankfurt 1996, S. 192) – kommen Klienten in die Therapie. Meist sind sie starr, beengen, stehen da wie Monolithe, unumstößlich, unverrückbar. Peggy Penn und Marilyn Frankfurt weisen auf die Wichtigkeit hin, Monologe in Dialoge zu verwandeln (ebd., S. 193): »Wir haben beobachtet, dass viele andere Stimmen in den Klienten äußerst bereitwillig ins Gespräch eintreten, sobald der zentrale Monolog an Bedeutung verliert.« Dialoge beginnen oft in therapeutischen Gesprächen, schreibend können sie weiterentwickelt werden.

Thematisieren Klienten unterschiedliche Anteile, sprechen sie von ihren Ambivalenzen, lassen sie mehrere ihrer inneren Stimmen laut werden, bietet sich dialogisches Schreiben an. Frau N. – wir kennen sie bereits aus Kapitel 3.5 –, steigt gleich in ihrer ersten Stunde mit einem drastischen Bild ein: Der heftig tobende Widerstreit zwischen ihrer Existenzangst und ihrer Lebenslust raube ihr seit Jahren die Kraft. Einerseits wisse sie, wie wichtig Genuss, Entspannung, Ruhe für ihre Gesundheit sei, andererseits regten sich sofort Ängste, wenn sie sich den schönen Dingen des Lebens zuwende. Sie habe Angst davor, »dass die Lust Macht über mich erlangt und ich nicht mehr bereit bin, ständig über meine Grenzen zu gehen«. Die Angst werde sofort zur Existenzangst. Nach dem ersten Gespräch schlage ich ihr Folgendes vor: »Halten Sie bis zu unserem nächsten Gespräch diese beiden Teile in Ihnen, die Lebenslust und die Existenzangst, in einem Dialog schriftlich fest. Welche Argumente bringt die eine Stimme vor, welche die andere? Machen Sie sich ein paar Notizen dazu, am besten wirklich in Rede und Gegenrede und überlassen Sie der Lebenslust das letzte Wort.« Und tatsächlich – in die nächste Stunde kommt sie mit folgendem Zwiegespräch:

Die Existenzangst und die Lebenslust

Existenzangst: Du bist wie eine Sucht, wenn man sich dir mal hingibt, kommt man nicht mehr los von dir...

Lebenslust: So ein Blödsinn! Ich fordere nur ein bisschen Aufmerksamkeit ... Mit mir ist das Leben leichter, schöner, genussvoller!

Existenzangst: Gut, leichter ja, aber schöner? Ich bin der Garant für Erfolg, Aufmerksamkeit, Aufstieg! Ich befähige Menschen zu Leistung, ich treibe sie an, ich verhelfe ihnen zum Durchbruch.

Lebenslust: Durchbruch? Ist doch lächerlich! Du meinst wohl Zusammenbruch? Erinnere dich doch bitte an Frau N. Jahrzehntelang war sie dein Fan, hat geleistet, geracket ohne Rücksicht auf sich. Genuss war für sie ein Fremdwort, Leichtigkeit ein alles verderbender Luxus, Erholung klang für sie wie Blasphemie.

Existenzangst: Ja, und sie hat in diesen Jahren viel geschafft. Die engagierte Lehrerin wurde Direktorin einer großen Schule.

Lebenslust: Und jetzt? Jetzt sitzt sie in ihrem Direktionszimmer und hat Panikattacken, leidet unter Schlaflosigkeit, ist völlig ausgebrannt. Das hat sie dir zu verdanken.

Existenzangst: Na ja, der Erfolg fordert auch Opfer, das ist klar! Mit dir wäre sie nie so weit gekommen – ich bin der Garant für Aufstieg und Glück.

LEBENSLUST: Na ja, Glück? Ich weiß nicht, sehr glücklich scheint mir die Frau nicht zu sein – eher ein Häufchen Elend.

EXISTENZANGST: Na, na. Du übertreibst maßlos – ich würde ihren Zustand als eine kleine Krise beschreiben. Das wird schon wieder. Durch so etwas muss man durch und dann geht man gestärkt daraus hervor und kann weiter Leistung erbringen.

LEBENSLUST: Ich seh das anders. Diese Krise ist eine Wende. Die Frau hat verstanden, dass ich Raum in ihrem Leben brauche, dass ich eine Rolle in ihrem Leben spielen muss. Welche Rolle ich nun wirklich bekomme, darüber müssen wir noch verhandeln. Ich muss nicht die Hauptrolle übernehmen, ich bin mit einer Nebenrolle durchaus zufrieden – aber ich muss mit auf die Bühne ihres Lebens!

Das Schreiben des Dialogs habe ihre Wahrnehmung verschoben, meint Frau N., nachdem sie ihn vorgelesen hat. Jetzt wisse sie, dass sie eine andere Frage fokussieren müsse: »Wie kann ich Genuss in mein Leben sinnvoll integrieren?« Ihre Angst, die Lust könne ihre Leistungsbereitschaft lähmen, sei dadurch in den Hintergrund getreten.

Drehbücher

Unser Institut (IST, Wien) hat – inspiriert von der Arbeit des japanischen Kinderpsychiaters und Familientherapeuten Yasunaga Komori – in den vergangenen Jahren vier DVDs produziert. Ana Ex (2008) ist die externalisierte Magersucht, die sich mit einer Therapeutin über ihre siegreichen Strategien und über ihre Schwachstellen unterhält. Nach demselben Muster sind Morton Mies (2011), Vreni Shizzo (2013) und Ronni Rocket (2016) entwickelt worden. Die vier Handpuppen stehen für die externalisierten Störungen, für unsere verdichteten Erfahrungen mit Magersucht, Depression, Schizophrenie und mit dem ADHS-Syndrom. Wir – und in der Zwischenzeit zahlreiche Kollegen – arbeiten in Therapien mit diesen DVDs. Gemeinsam mit Klienten – oft auch mit ihren Angehörigen – analysieren wir Parallelen zwischen ihrer Magersucht, ihrer Depression, ihrer Schizophrenie, ihrem ADHS-Syndrom und Ana Ex, Morton Mies, Vreni Shizzo und Ronni Rocket. Oft gibt es ein erhellendes Wiedererkennen, oft aber auch heftige Abwehr und die entschiedene Äußerung: »Bei mir ist alles ganz anders!« Besonders gut lässt sich bei Unterschieden ansetzen. Welche anderen Erfahrungen haben Klienten mit ihrer Störung gesammelt?

- »Wie schleicht sich die Magersucht in Ihre Beziehungen?«
- »Welche machtvollen Taktiken wendet Ihre Magersucht an, um Sie auszutricksen?«
- »Wie schlagen Sie der Magersucht ein Schnippchen?«

Wenn sich Klienten auf diese Auseinandersetzung einlassen, lade ich sie ein, mit mir an einem alternativen Drehbuch zu schreiben und somit unsere »Bibliothek des Störungs- und Lösungswissens« zu erweitern. Ich übernehme die Rolle der Fragestellerin und bitte Klienten, in die Rolle von Ana Ex – oder besser: in die Rolle ihrer eigenen Magersucht – zu schlüpfen. Was wir im therapeutischen Gespräch gemeinsam begonnen haben, entwickeln Klienten zu Hause weiter. Sie übernehmen dann beide Rollen. Wichtig ist dabei: Sie schreiben nicht aus der Position der Betroffenen, sondern die Magersucht gibt Auskunft. Durch die Verschriftlichung dieses Dialogs sind diese wichtigen Informationen später noch zugänglich, so können wir im Laufe unserer Gespräche immer darauf zurückgreifen.

Zu Drehbüchern regt auch der Hypnotherapeut Bernhard Trenkle an. Er verabschiedet Klienten nach einem therapeutischen Gespräch mit der Idee, sie sollten ein Drehbuch über ihr Leben verfassen, mit einem Happy End (Trenkle 2011, S. 346). Konrad P. Grossmann schlägt Paaren vor, ein lösungsbezogenes Drehbuch zu verfassen (Grossmann 2002, S. 123): »Dass hier beide Partner als Autoren fungieren, verweist zugleich auf erforderliche Prozesse wechselseitiger Abstimmung und ein ›Einüben‹ dialogischer Lösungsversuche.«

Eine Studie von Philip Burke und Rebekah G. Bradley aus dem Jahr 2006 weist dem dialogischen Schreiben mehr Wirkkraft zu als dem monologischen Erzählen von Klienten, die in einer verengten Sichtweise befangen sind. Die beiden Wissenschaftler haben 196 Studierende gebeten, zu einem belastenden Erlebnis entweder einen Dialog oder eine Erzählung zu verfassen. Die Dialoge bewirken, dass ihre Autoren einen stärker ausgeprägten kognitiven Prozess durchlaufen als jene, die im Gegensatz dazu nur aus einer Perspektive geschrieben haben (Heimes 2012, S. 97).

Innere Monologe

Der Einsatz von Ana Ex in der Therapie brachte eine weitere relevante Erkenntnis: Viele Klientinnen springen auf Ana Ex' suggestive Einflüsterungen an, auf die Stimme der Magersucht, die Befehle gibt, lästert, schimpft – was letztlich der innere Monolog der magersüchtigen Klientin ist. Drei Beispiele aus der DVD:

> Ana Ex (von der Therapeutin abgewandt, flüsternd): Je dünner du bist, desto schöner, stärker, unabhängiger wirst du werden. Vergiss deine Eltern, vergiss deine Geschwister, die wollen uns trennen, zeig ihnen, wie autonom du bist, wie stark ...
>
> Ana Ex (von der Therapeutin abgewandt, trotzig): Zieh dich zurück, die verstehen dich ohnehin nicht ... die passen nicht mehr in deine Welt ... du hast mich ... du brauchst die nicht ...
>
> Ana Ex (von der Therapeutin abgewandt, flüsternd): Ich bin deine einzige treue Freundin. Du brauchst niemand anderem mehr zu gefallen, du musst niemandem mehr gerecht werden – nur mir. Nur meinen Regeln brauchst du zu folgen.

Klientinnen erklären, sie seien mit dieser inneren Stimme ebenfalls vertraut. »Ich kenne diese Stimme, die mir immer wieder den Auftrag erteilt, Sport zu treiben. Auch meine Stimme ist so zynisch und gemein wie die von Ana Ex«, meint eine Klientin. Eine andere: »Auch in mir gibt es so eine Stimme, die befiehlt, Essenspläne zu machen, die Essenszeiten einzuhalten, Kalorien zu zählen. Meine Stimme vermittelt mir das Gefühl, schlecht und schmutzig zu sein, wenn ich ihr nicht gehorche.« In der Folge nehmen die Klientinnen die Stimme ihrer Magersucht bewusster wahr, sie entwickeln mehr Aufmerksamkeit und gehen dann gezielt daran, Gegenstrategien zu dieser Stimme zu entwickeln oder anderen Stimmen »Stimmrecht« zu erteilen. Auch hier unterstützt Schriftlichkeit den Prozess. Ich motiviere Klientinnen dazu, eine Rede der Gegenstimme oder einen Dialog zwischen der inneren Stimme und der sich entwickelnden neuen Stimme zu verfassen.

Zu einem späteren Zeitpunkt der therapeutischen Behandlung bietet es sich an, die Quintessenz aus dem Dialog zu ziehen, eine gangbare Lösung abzuleiten. Dabei hat sich ein Gattungswechsel bewährt. Haikus, Aphorismen oder Epigramme bringen Dialoge auf den Punkt, heben Erkenntnisse gebührend hervor. Eine Klientin fasst, nachdem sie die Ana-Ex-DVD gesehen und ihr Drehbuch geschrieben hat, ihre Erkenntnis aus diesem Prozess in folgendem Aphorismus zusammen:

Nur wer sich seiner Macht bewusst ist, kann sie gezielt einsetzen.

Eine andere Klientin wählt ein Haiku:

sehen und spüren

vieles an mir ist gesund

verzicht besiegen

Eine dritte Klientin wählt das Epigramm[13]:

Sie hat die Macht zu hungern besiegt,
kleine Schritte führten sie ans Ziel.

Wann es Sinn macht, Klienten das Verfassen eines Dialogs nahezulegen, zeigt Abbildung 12.

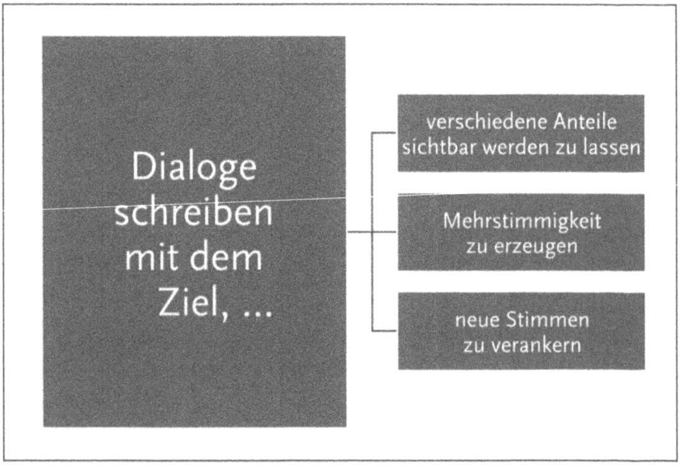
Dialoge schreiben mit dem Ziel, ...
verschiedene Anteile sichtbar werden zu lassen
Mehrstimmigkeit zu erzeugen
neue Stimmen zu verankern

Abb. 12: Dialoge schreiben mit dem Ziel, ...

4.6 Gebrauchstexte

Manifeste, Urkunden oder Protokolle kennen wir aus der kognitiven Verhaltenstherapie. Kollegen dieser Schule halten beispielsweise

13 Eine Art Inschrift, kurzes Sinngedicht.

Klienten dazu an, Zwangsgedanken oder dysfunktionale Muster zu beobachten und sie in Protokollen festzuhalten. Die poesietherapeutisch arbeitende integrative Psychotherapie rät zu Pamphleten oder tabellarischen Lebensläufen (Petzold u. Orth 1995, S. 82). Aus der systemischen Therapie sind vor allem Whites und Epstons Urkunden oder Zertifikate bekannt. Diese Art von Gegendokumenten inszeniert und verfestigt neue Geschichten von Klienten. So entstehen Urkunden zur Befreiung von Schuld, zur »Monsterzähmung und Angstbändigung«, zum »Sieg über den heimtückischen Näßling« oder zur »Beherrschung von Wutanfällen« (White u. Epston 1998, S. 196). Sie zeichnen eine Entwicklung aus, durch die Verleihung des Dokuments wird diese verstärkt und gewürdigt.

Als Familie K. zu mir in die Familientherapie kommt, ist sie dominiert von den heftigen Wutausbrüchen des neunjährigen Camillo. Der ältere Bruder Jakob (zwölf), redegewandt und schnell, ist sehr durchsetzungsfähig. Der Mutter, einer extrovertierten Frau, fällt das Zuhören schwer, ihr Lebensgefährte, der Stiefvater der beiden Kinder, Theo, scheint wie verstummt neben dem Trio. Camillo braucht seine Wut, um sich in dieser Familie Gehör zu verschaffen. In fünf Familiensitzungen erarbeiten wir neue Strategien für Camillo, Strategien, die es ihm gestatten, nicht wütend werden zu müssen. Trillerpfeifen, Camillo-Zeiten und wöchentliche Familienkonferenzen spielen dabei eine wichtige Rolle. Als die Wutanfälle des kleinen Bruders nach einem halben Jahr fast verschwunden sind – in dichten Zeiten gab es Ehrenrunden der Wut –, produzieren Camillo, der ältere Bruder Jakob, die Mutter, der Stiefvater und ich eine Urkunde für den zertifizierten Wutdompteur – in Anlehnung an White und Epston.

Urkunde für den zertifizierten Wutdompteur

Diese Urkunde wird

Camillo K.

überreicht.

Hiermit erkennen wir sein großes Verdienst an, innerhalb eines halben Jahres seine Wut gebändigt zu haben. Mit der Urkunde wird allen bekannt gemacht, dass Camillo die schwer kontrollierbare Wut gezähmt hat und damit der Familie zu einem besseren Leben verholfen hat. Ohne Camillos Zähmungskünste hätte die Familie das nicht geschafft. Camillo hat ein vollständiges Trainingsprogramm im Wutzähmen mit sehr gutem Erfolg abgeschlossen. Er ist jetzt ein hoch qualifizierter Wutdompteur und hiermit berechtigt, sein Wissen in der Wutdompteurskunst an andere weiterzugeben. Falls noch Fragen oder vorübergehende Dompteursschwächen auftauchen, hat Camillo jederzeit das Recht, in einem kurzen Auffrischungskurs seine Kenntnisse zu verbessern und erneut zu festigen.

Wir gratulieren Camillo zu seinem Erfolg!

Mutter: Ich bin stolz auf dich, dass du es geschafft hast, deine Wut zu zähmen.

Jakob: Deiner Dompteurskunst haben wir zu verdanken, dass wir nicht mehr so viel streiten und mehr Zeit zum Chillen haben.

Theo: Ich gratuliere dem Dompteur, er hat mich tief beeindruckt!

Überreicht am 17. Juni 2014

Unterzeichnet: xxx

Freedman und Combs weisen auf etwas sehr Wichtiges hin (Freedman a. Combs 1996, S. 222; Übers. C. U.): »Üblicherweise kreieren wir die Dokumente gemeinsam. Die Person, der das Dokument gehört, hat bei Formulierungen das letzte Wort.« Der gemeinsame Prozess erhöht nicht nur die »Treffsicherheit« eines Zertifikats, er trägt auch zur Intensivierung der therapeutischen Beziehung bei.

Welches Ziel das Schreiben von Urkunden oder Zertifikaten hat, fasst Abbildung 13 zusammen.

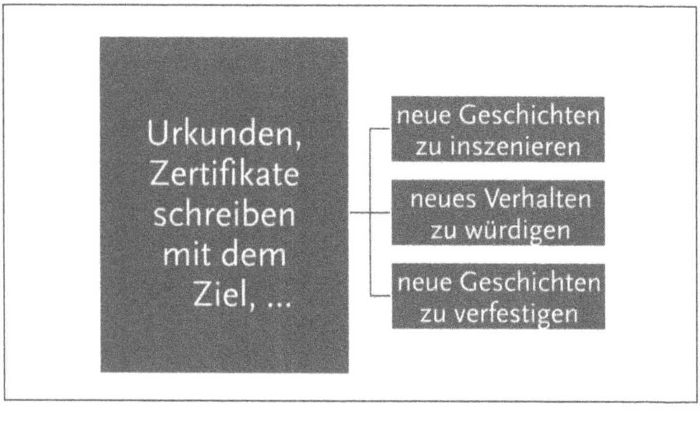

Abb. 13: Urkunden, Zertifikate schreiben mit dem Ziel, ...

Manifeste und Reden

Nähern sich Klienten einer Lösung, bieten sich Manifeste oder verschriftlichte Reden als Textsorten an. Manifeste sind Erklärungen von Zielen und Absichten einer künstlerischen oder politischen Gruppe – verfasst für eine breite Öffentlichkeit. Denkt man an das »Manifest der Kommunistischen Partei« von Karl Marx und Friedrich Engels (Marx u. Engels 1986), fallen die pointierten Formulierungen auf. Es beginnt mit »Ein Gespenst geht um in Europa ...« und endet mit »Proletarier aller Länder, vereinigt euch!« Neben der imaginierten oder suggerierten Öffentlichkeit ist es die proklamatorisch bildhafte Sprache, die das therapeutische Potenzial dieser Textsorte ausmacht. Das Manifest proklamiert ein Programm und nimmt künftiges Verhalten vorweg.

Auch Reden bekunden Absichten. Sie werden öffentlich gehalten und erhalten durch die Zeugenschaft besondere Wirkung. Frau S., eine 24-jährige Studentin, stolpert immer wieder über ihre rigide Selbstkritik. Ihre innere Kritikerin ist unerbittlich, sie blockiert sie bereits seit zwei Jahren beim Ablegen von mündlichen Prüfungen. Die Vergleiche mit anderen lassen sie klein und kleiner werden. Eines Tages – ihre Wut auf die kritische Stimme ist im Praxisraum spürbar – rate ich der politisch aktiven Frau zu einer schriftlichen Proklamation. Die Selbstkritik wird zur »Lieben Genossin«, die Rede hält sie in der nächsten Stunde, auf dem Tisch stehend. Laut verkündet sie:

> Liebe Genossin!
>
> Nicht länger lassen wir uns unterdrücken und klein machen. Mit der Gründung der Antikritikbewegung wird jedes »Aber« in etwas anderes verwandelt und umgedreht. Wir packen das Problem an der Wurzel und schaffen die Vergleiche mit anderen ab. [...] Wir verlieren nicht den Mut, formieren uns immer wieder neu und lassen uns nicht aufhalten. Wir stehen wieder auf, wenn wir in die Knie gezwungen werden. Die Antikritikbewegung lässt sich ihr Recht auf Existenz nicht nehmen!

In den nächsten Stunden arbeiten wir an der »Umwandlung« der Selbstkritik, des »Aber« und an der Abschaffung der Vergleiche.

Wann es ratsam ist, Klienten zu empfehlen, ein Manifest oder eine Rede zu schreiben, zeigt Abbildung 14.

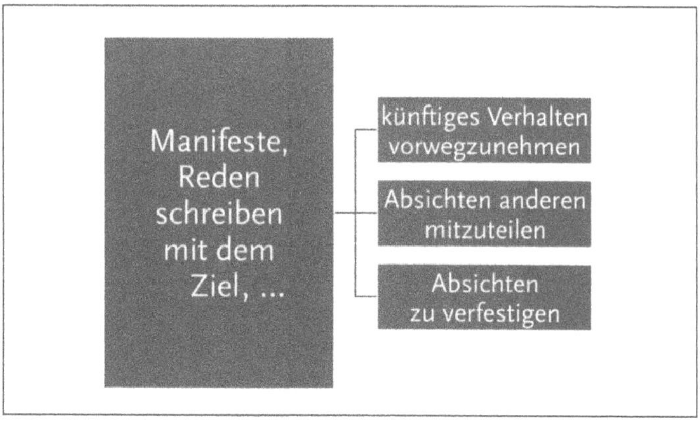

Abb. 14: Manifeste, Reden schreiben mit dem Ziel, ...

Gebrauchsanweisungen

Eine weitere Textsorte der Gattung Gebrauchstexte nutzt Margret Gröne, wenn sie mit Klienten arbeitet, die sich bulimisch verhalten. Sie berichtet in »Wie lasse ich meine Bulimie verhungern« (Gröne 2003) von einer Klientin, deren Selbstabwertungen bulimische Attacken auslösen. Die Klientin bekommt die Aufgabe, eine Anleitung zur Selbstabwertung zu verfassen. In sehr differenzierter Weise rekonstruiert sie Schritt für Schritt Gedanken, Einstellungen und Verhalten, die dazu führen, dass die Bulimie erneut auf den Plan treten oder sich weiter ausbreiten darf (ebd., S. 237 ff.). Paul Watzlawicks »Anleitung zum Unglücklichsein« (Watzlawick 2007a) diente Gröne als Anregung. Eine ähnlich paradoxe Herangehensweise finden wir bei Jay Haley. In »Wie man eine schreckliche Ehe führt« präsentiert er variantenreiche Erfolgsrezepte für unglückliche Beziehungen (Haley 2002, S. 42): »Wir werden im Folgenden verschiedene Möglichkeiten ehelichen Unglücks in unterschiedlichen Entwicklungsstadien vorstellen: Wie man eine Ehe schlecht beginnt, wie man eine Ehe in den ersten Jahren verschlechtert, worüber man streiten kann, wenn die Kinder nicht mehr im Haus sind, und wie man Ehesorgen im Alter vermehrt, auch wenn es an Kraft fehlt.« Lothar Eder greift ebenfalls zu dieser paradoxen Methode, wenn er beispielsweise depressive Klienten auffordert, ihren Weg in die Depression schriftlich nachzuvollziehen (Eder 2006, S. 11): »Eine detaillierte Wegbeschreibung ins Problem führt u. U. zu alternativen Bewertungen und Aufmerksamkeitsreaktionen hinsichtlich des eigenen Verhaltens.« Auch Hypnotherapeuten, wie z. B. Bernhard Trenkle, bedienen sich im Rahmen einer paradoxen Intervention dieser Textsorte. Ihr Prinzip ist jenes der Utilisation. Es besagt, »dass alles, was ein Klient an Einstellungen mitbringt, für therapeutische Ziele genutzt werden kann« (Trenkle 2011, S. 348). So rät Trenkle einem erfolgreichen Manager, dessen Karriere nach einer beruflichen Krise stagniert, zu einem Text mit dem Titel »Die Kunst, seine Karriere zu ruinieren«. Gesagt, getan – und in weiterer Folge treten positive Veränderungen ein, sowohl was seine Erwartungshaltung als auch was seine beruflichen Aktivitäten anbelangt, sodass er sich bald vom Therapeuten verabschieden kann (ebd., S. 352).

Gebrauchsanweisungen schlage ich Klienten auch dann vor, wenn sie ihren Eigenanteil an der Aufrechterhaltung des Problems nicht oder nur sehr eingeschränkt sehen. Die Verschriftlichung führt deutlich vor Augen, was sie dazu beitragen, dass das Thema weiter bestehen bleibt. Zum Verfassen einer Gebrauchsanweisung rate ich ebenfalls, wenn ich mit Klienten an einer Rückfallprophylaxe arbeite. So führen sie sich erste Schritte zum ungesunden Verhalten vor Augen und sie verdeutlichen die Spirale, in die sie hineingeraten.

Wann es ratsam ist, Klienten zu empfehlen, Gebrauchsanweisungen zu formulieren, zeigt Abbildung 15.

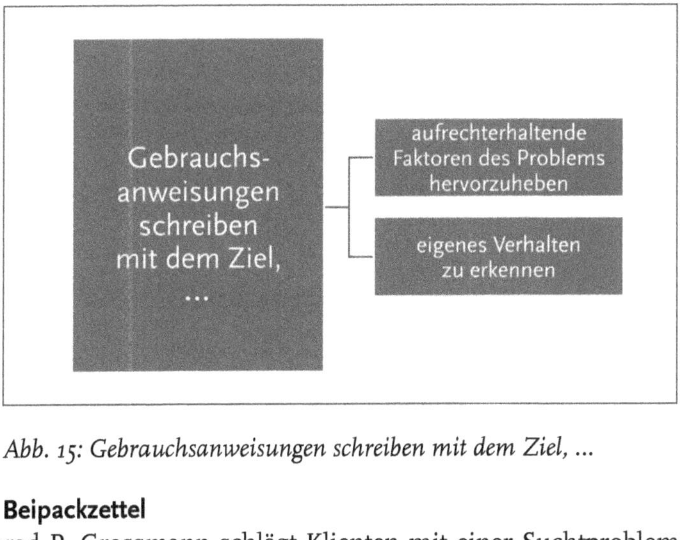

Abb. 15: Gebrauchsanweisungen schreiben mit dem Ziel, ...

Beipackzettel

Konrad P. Grossmann schlägt Klienten mit einer Suchtproblematik vor, einen Beipackzettel für ihre Droge zu verfassen (Grossmann 2000, S. 146). Sie sollen die Beschaffenheit der Substanz beschreiben, die Art der Einnahme, ihre Indikationen und Kontraindikationen, ihre Wirkungen und Nebenwirkungen, ihren Nutzen, ihren Schaden. Herr Z., den nicht nur seine Depression, sondern auch seine exzessive Nikotinsucht in die Therapie führt, geht auf meinen Vorschlag, einen Beipackzettel für seine Zigaretten zu verfassen, folgendermaßen ein:

Beipackzettel für Zigaretten

Was ist Nikotin und wofür wird es gebraucht?

Nikotin ist eine starke Droge und ein hoch wirksames Nervengift, das vorwiegend in der Tabakpflanze vorkommt. Es wirkt stimulierend und entspannend. Es wird angewendet bei Menschen, die schlecht loslassen können. Bei nervösen Menschen dient es der Beruhigung.

Was ist beim Rauchen von Zigaretten zu beachten?

Es sollte nicht praktiziert werden bei Beschwerden der Lunge, erhöhtem Herzschlag, empfindlichem Magen. Nikotin verengt die Blutgefäße und hemmt den Appetit.

Wie ist Nikotin anzuwenden?

Nikotin ist mehrmals am Tag zu inhalieren. Am wirksamsten ist die Einnahme morgens auf nüchternen Magen.

Welche Nebenwirkungen sind möglich?

Wie alle Drogen kann Nikotin Nebenwirkungen haben, die nicht bei jedem auftreten müssen: Atembeschwerden, Verdauungsstörungen, Herz-Kreislauf-Beschwerden, Arteriosklerose, Beeinträchtigung der Stimmorgane, Beschädigung des Kehlkopfes, schwere allergische Reaktionen, Übelkeit, Erbrechen, Kopfschmerzen, Thrombosen und Krebs.

Der Beipackzettel hat Herrn Z. (noch) nicht von seiner Nikotinsucht befreit, überrascht zeigt er sich jedoch davon, wie wenig Positives ihm zum Thema Nikotin eingefallen sei. Der Text habe ihm das deutlich vor Augen geführt.

Der amerikanische Kognitionsforscher James O. Prochaska zeigt in seiner Arbeit zur Theorie der Veränderung (Prochaska 2001), dass sich Veränderungen bei Menschen in mehrstufigen Prozessen vollziehen. Je nach erreichter Veränderungsstufe brauchen sie Unterschiedliches. In den ersten beiden Stadien – der Präkontemplation und der Kontemplation – greift Therapie oft noch nicht. Stattdessen ist Psychoedukation in diesen Stadien wirksamer. Ein selbstverfasster Beipackzettel kann eine Art »Autopsychoedukation« sein (Kapitel 8.1).

Welche Ziele das Verfassen eines Beipackzettels hat, bildet Abbildung 16 ab.

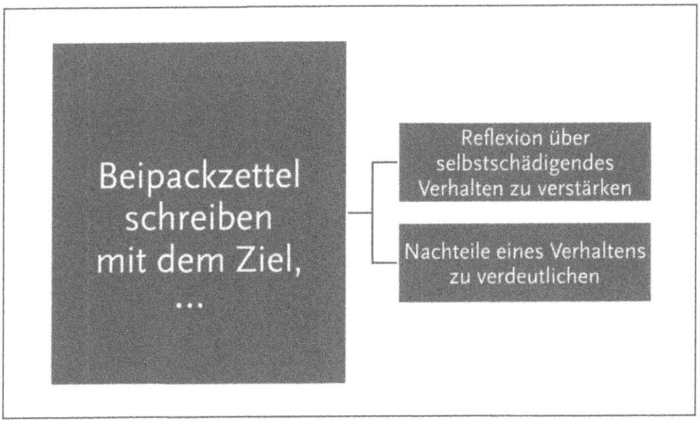

Abb. 16: Beipackzettel schreiben mit dem Ziel, ...

Kritiken

Die Kritik ist eine weitere Textsorte, die sich im therapeutischen Kontext anbietet. Wenn es angebracht erscheint, eine distanzierte Haltung zu seinen Erzählungen einzunehmen, wenn eine Außenperspektive sinnvoll ist, ist diese kommentierende Textsorte optimal. Der Klient tritt aus seiner Rolle des Autors heraus und wird zum Rezensenten, er schreibt nicht über sich, sondern über eine dritte Person – deshalb schreibt er in der dritten Person, in der Er-Form. Angaben zum Autor, zum Inhalt, Vergleiche mit anderen, früheren Erzählungen oder mit anderen Geschichten mit ähnlichem Thema, Hinweise auf die Sprache, den Stil und als Beleg dafür das eine oder andere Zitat aus dem Text, das Hervorheben besonders gelungener Formulierungen oder interessanter Erkenntnisse – die üblichen Bausteine dieser Gattung – bewähren sich auch im therapeutischen Zusammenhang. Allerdings – und dies ist ein Unterschied zur üblichen Verwendung in der Literaturkritik, wo die Rezension auch ein Verriss sein kann – geht es im therapeutischen Zusammenhang hauptsächlich um eine wohlwollende und wertschätzende Besprechung, die durchaus den einen oder anderen kritischen Hinweis beinhalten darf, um weitere Arbeitsaufträge zu formulieren, um das, was noch zu erledigen ist, zu benennen. Vernichtend soll Kritik jedoch nicht sein. Wie diese Textsorte konkret eingesetzt werden kann, zeige ich in Kapitel 6.

Die Ziele, die mit dem Schreiben von Kritiken verbunden sind, zeigt Abbildung 17.

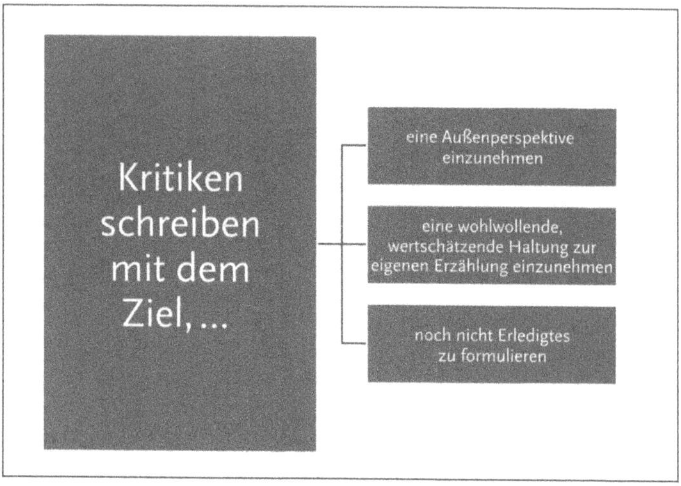

Abb. 17: Kritiken schreiben mit dem Ziel, …

5 »Eine selbstbestimmte Methode, die mir hilft« – Schreiben in der Einzeltherapie

Ich schreibe, als gälte es, jemandem das Leben zu retten.
Wahrscheinlich mir selbst.
Clarice Lispector

Es waren die Rückmeldungen von Klienten und Gruppenteilnehmern, die mich vor Jahren veranlassten, sowohl in der systemischen Einzeltherapie als auch in der Arbeit mit Gruppen schreibtherapeutisches Instrumentarium gezielt einzusetzen. Vieles werde durch Verschriftlichen klarer, es wirke entlastend, vertiefe Erkenntnisse – Aussagen wie diese ermutigten mich, mein Wissen und meine Erfahrungen zu systematisieren.

Wie können also systemische Methoden in Verbindung mit unterschiedlichen Textsorten im therapeutischen Feld eingesetzt werden? Dieses Kapitel behandelt das Schreiben in der Einzeltherapie, Kapitel 6 präsentiert zwei Gruppenkonzepte, bei denen therapeutisches Schreiben zentral ist. Fallgeschichten aus der Einzeltherapie und aus den Gruppen sollen Fragen nach der Art und Weise, wie ich Schreiben einführe, wie ich es nutze und bei welchen Klienten mit welchen Störungsbildern ich es einsetze, beantworten.

In der Einzeltherapie schreiben Klienten selten in der Stunde, meist verabschiede ich sie mit einer Anregung für die Zeit zwischen den Stunden. Während der Stunde hingegen empfehle ich ihnen, zum Stift zu greifen, wenn es sinnvoll ist, den Redefluss zu stoppen, ein Thema auf den Punkt zu bringen (Kapitel 4.4). In diesem Sinne schlage ich ihnen etwa vor: »Halten Sie bitte in vier Sätzen schriftlich fest, was heute Thema sein soll, worauf Sie sich heute konzentrieren möchten.« Das Verschriftlichen bringt zum einen eine Unterbrechung und reduziert zum anderen das Tempo. Es erfordert – im Gegensatz zum Sprechen – gründlicheres Überlegen. James W. Pennebaker weist darauf hin, dass Gedanken grundsätzlich anders strukturiert werden, je nachdem ob man sie mündlich formuliert oder in Ruhe schriftlich notiert. »Wenn Menschen über emotionale Themen schreiben oder sprechen, verändert dies ihre Art zu denken und Information zu organisieren« (Pennebaker 2009, S. 286; Übers. C. U.).

5.1 Schreiben gegen die Bulimie

Frau P., 28, leidet seit ihrem zwölften Lebensjahr an Ess- und Brechanfällen. Vor allem bei Anspannung, bei Überforderung reagiert sie bulimisch. Essstörungen sind in ihrer Herkunftsfamilie etwas typisch Weibliches. Das vaterlos aufgewachsene Mädchen, das mehr bei ihrer Großmutter und in der Familie ihrer Tante lebte als bei ihrer emotional instabilen Mutter, hat bereits bei ihrer Großmutter und bei ihrer Mutter erlebt, dass sie sich nach dem Essen den Finger in den Mund stecken. Die Tante, die mit ihrem Mann ein großes Lebensmittelgeschäft führt, leidet unter ihrem Übergewicht. Ihre Cousine ist magersüchtig. Die Klientin beschreibt ihr familiäres Umfeld ironisch als »Superfamilie«, es gäbe keine Probleme, oder besser: keine ausgetragenen Konflikte. Alle würden sich bemühen, heile Familie zu spielen. Die Klientin verlangt von sich, perfekte Tochter zu sein. Perfekt sei sie, wenn sie ihre Bedürfnisse denen anderer unterordnet, sich bedingungslos anpasst. Ihre Bemühungen tragen allerdings kaum Früchte. Für die Mutter ist die Tochter schuld an ihrem Unglück, in der Familie ihrer Tante fühlt sie sich wie das fünfte Rad am Wagen. Sie wolle raus aus der Spirale »Selbstabwertung, fressen, kotzen, Selbstabwertung, fressen, kotzen ...«. Es ist schwierig, sich von einem Verhalten zu verabschieden, wenn es keine Alternative gibt. Deshalb bitte ich Frau P. nach dem Erstgespräch, sich bis zum nächsten Mal ein paar Notizen dazu zu machen, was statt der Bulimie sein könnte. Zu diesem Zeitpunkt habe ich noch keine Ahnung davon, dass Schreiben in der Arbeit mit Frau P. einen derart großen Stellenwert einnehmen wird. Da ich in der ersten Stunde keinen Hinweis darauf erhalte, dass sie gerne schreibt, formuliere ich die Hausübung bewusst niederschwellig: Die gewählte Formulierung »Notizen machen« beinhaltet keinen Anspruch auf etwas Wohlformuliertes, sprachlich Gelungenes. Motivieren wir Klienten in der Therapie zum Schreiben, müssen wir ihre Erfahrungen mit dem Schreiben einbeziehen – oft sind diese geprägt durch negative Erlebnisse im Schulunterricht. »Schreiben Sie ein paar Stichwörter dazu auf.« Oder: »Notieren Sie bitte ein paar Gedanken dazu.« Das schließt an Alltagserfahrungen an: Täglich kritzeln viele von uns Einkaufs- oder To-do-Listen auf Zettel oder notieren sich Ideen für die nächste Besprechung.

Frau P. kommt mit mehreren dicht beschriebenen Seiten in die nächste Stunde und verkündet stolz: »An die Stelle der Bulimie sollte Selbstliebe treten.« Dann liest sie vor:

> Zunächst dachte ich mir, ich bräuchte Geborgenheit, einen liebevollen Partner, um *diese* Leere, welche die Bulimie jetzt ausfüllt, zu kompensieren. Aber dann wurde mir klar: Nur ich kann dieses Loch stopfen, ich, indem ich mich selbst mit all meinen positiven & negativen Gefühlen, mit all meinen Stärken & Schwächen, mit Haut & Haar akzeptiere und gern habe. Zu akzeptieren, dass es schon passt, so wie ich bin ...

Der Weg dorthin ist ein langer, aber die Richtung ist vorgegeben.

Mittel und Möglichkeiten internalisieren

Schreibanregungen als Empfehlungen für die Zeit zwischen den Therapiestunden zählen ab dieser ersten erfolgreichen Intervention zum Standardrepertoire unserer gemeinsamen Arbeit. Ich bitte Frau P., zum Stift zu greifen, bevor sie die Kühlschranktür öffnet, um festzuhalten, was in diesem Moment in ihr vorgeht. Ich schlage ihr einen Brief an die acht Jahre alte, kleine Sabine vor. Als die Ess- und Brechanfälle abnehmen, rate ich ihr – wissend wie schwer ihr es fallen würde –, eine Laudatio auf sich selbst zu verfassen (Kapitel 4.6).

> Ich bin stolz auf mich, dass etwas aus mir geworden ist – trotz widriger Umstände. Ich bin stolz auf mich, meine Ressourcen so klug genutzt zu haben, ich habe das Studium beendet, habe jetzt eine Führungsposition inne. Besonders stolz aber bin ich, dass ich dabei bin, meine Bulimie zu verabschieden, dass meine furchtbaren Selbstbeschimpfungen abnehmen und dass ich mir heute viel öfter als früher liebevoll und wertschätzend begegne.

Zu unseren Gesprächen kommt Frau P. immer öfter von sich aus mit Texten. Das Schreiben tue ihr gut, es helfe ihr, Spannungen abzubauen und ihre Gefühle deutlicher wahrzunehmen. In der Stunde vor unserem Abschlussgespräch mache ich ihr ein letztes Mal einen Vorschlag: »Haben Sie Lust, einen Text zu verfassen, der in etwa folgenden Titel trägt: Wie es mir gelungen ist, meine Bulimie zu besiegen und was diese Tatsache über mich aussagt«? Karl Tomm weist darauf hin, wie wichtig diese selbstreflexiven Fragen für die Selbstheilung sind. Sie verankern die Mittel und Möglichkeiten der Klienten als Teil ihrer Identität und führen zu persönlicher Stärkung (Tomm 2009, S. 219, vgl. Kapitel 3.2). Frau P.s Selbsterzählungen haben sich fundamental verändert. Sie schreibt darüber, dass sie – am Ende der Therapie angelangt – netter, verständnisvoller zu sich sei.

> Ich bin geduldiger mit mir, genieße Etappenziele, sammle Kraft und breche zur nächsten Etappe auf. Ich wertschätze mich mehr als vor einem Jahr, ich sehe, was ich alles geschafft habe, und ich bin stolz auf mich.

5.2 Schreibend dem Ausbrennen entkommen

Falls der Eindruck entsteht, meine Klientel bestehe hauptsächlich aus Menschen, die gerne schreiben und die wissen, dass sie dieses Mittel in der Therapie nutzen können – der Schein trügt! Das gibt es zwar durchaus, manchmal kommen Klienten mit diesem Anliegen. Viel öfter ist es allerdings so wie bei Frau P. Erst im Laufe unserer Gespräche entdeckt sie das Schreiben als nutzbringendes Mittel für sich. Mein Vorschlag, sie solle ihre Erkenntnisse und Beobachtungen verschriftlichen oder Ausnahmen vom Problem in einen Text fassen, erweisen sich als sinnvoll und hilfreich.

Herr L. – wir kennen ihn bereits aus Kapitel 3 – ist ein weiteres Beispiel für einen Klienten, der die Ressource Schreiben erst in der Therapie für sich entdeckt hat. Ein Psychiater überweist den fünfzigjährigen Mann mit der Diagnose Erschöpfungssyndrom an unser Institut. Als Mitarbeiter einer Telekommunikationsfirma hat er sich vom einfachen Schalterbeamten ins mittlere Management hochgearbeitet. Dreißig Jahre lang war er mit viel Engagement und Emotion Mitarbeiter des damals noch staatlichen Unternehmens. Die Privatisierung Mitte 2000 fordert ihre Opfer, Herr L. wird aufs Abstellgleis geschoben. Da verbeamtet und somit unkündbar, sitzt der ehrgeizige, leistungsorientierte Mann nun in einer Abteilung, in der ausrangierte Mitarbeiter des Unternehmens zu sinnlosen Tätigkeiten angehalten werden. Wer bereits von Computern geprüfte Abrechnungen oder seitenlange Zahlenkolonnen händisch erneut nachrechnen muss, obwohl Computer die Korrektheit der Summen bereits mehrmals bestätigt haben, der fragt sich natürlich nach der Sinnhaftigkeit dieser Beschäftigung. Nach einem halben Jahr in der neuen Abteilung stellen sich erste Burn-out-Symptome ein, ohne dass der Klient sie als solche erkennt und weiß, wohin das führen wird: Einschlafprobleme, Müdigkeit, Dünnhäutigkeit, zunehmende Gereiztheit und Antriebslosigkeit. Als dann einer seiner Kollegen Suizid begeht, bricht Herr L. zusammen.

Dies ist der Beginn eines langen Krankenstandes, der ihn schließlich – mit viel Widerwillen und mit dringlicher Empfehlung seines Psychiaters – in die Psychotherapie bringt. Mir gegenüber sitzt ein Mann, gebrochen, enttäuscht und wütend – auf das Leben, das ihm so übel mitspielt, auf das Unternehmen, das ihn aussortiert, auf seine Frau, die vehementer denn je über den Zustand der Ehe klagt. Wir arbeiten parallel an drei Strängen. Zunächst an seiner Stabilisierung. Wir erstellen eine Tagesstruktur mit Verpflichtungen, die Tätigkeiten im Haushalt, Bewegung und Pflege einiger weniger, sehr gezielt ausgewählter sozialer Kontakte vorsieht. Dann laden wir seine Frau zu Gesprächen in die Therapie ein. Einerseits will ich eine zusätzliche Perspektive auf die angespannte private Situation des Klienten gewinnen, andererseits dem Eindruck von Frau L., ihr Mann versinke in Selbstmitleid, störungsspezifisches Wissen über Burn-out gegenüberstellen. Und wir beginnen, langsam, langsam – für den Klienten und seine Leistungsnormen viel zu langsam – Zukunftspläne zu entwickeln: Zurück in die alte Abteilung oder sich im Unternehmen für eine andere Tätigkeit bewerben? Sich um Frühpensionierung bemühen oder raus aus dem Unternehmen und etwas ganz anderes versuchen? Dem Tatendrang kommen immer wieder Antriebslosigkeit, die Unmöglichkeit, Entscheidungen zu fällen, und Mutlosigkeit in die Quere. Die Momente der Hoffnungslosigkeit reihen sich aneinander und Herrn L.s Befürchtung, nie wieder »aus dem Loch rauszukommen«, eröffnet immer häufiger unsere Gespräche. In einem Moment großer Verzweiflung schlage ich vor, Herrn S., einen ehemaligen Klienten, der den Burn-out hinter sich gelassen hatte, einzuladen. (Näheres dazu siehe Geyerhofer u. Unterholzer 2003.) Diese Intervention ist der Beginn von Herrn L.s Schreibaktivitäten.

»Was nehmen Sie für sich von diesem Gespräch mit? Vielleicht machen Sie sich bis zur nächsten Stunde ein paar Notizen dazu.« Herr L. kommt vierzehn Tage später in die Stunde und meint: »Vieles von dem, was Herr S. erzählte, war ganz anders als bei mir. Aber ich hab' was Wichtiges verstanden.« Es sei nicht wichtig, was der erste, richtige Schritt sei – diese Frage ist für ihn in den Gesprächen zuvor sehr zentral gewesen. Er zieht einen dicht beschriebenen Zettel aus seiner Tasche und liest einen einzigen Satz vor: »Wichtig ist es, einen ersten Schritt zu wagen, der Rest wird sich ergeben.« Diese Erkenntnis entlastet und aktiviert Herrn L.

Gegen die Sinnlosigkeit anschreiben

Kurze Zeit darauf kehrt er ins Unternehmen zurück, allerdings an einen anderen Standort und mit dem Wissen, dass die Rückkehr nur von kurzer Dauer sein wird. Der Frust und die Sinnlosigkeit seiner Arbeit – diesmal zählt er Rechnungsbelege – intensivieren seine Schreibtätigkeit. Aus der distanzierenden Er-Form beschreibt er seinen beruflichen Alltag, das Verhalten seiner Kollegen, seiner Vorgesetzten und die ihn begleitenden Gedanken. Leitmotivisch zieht sich Musik durch seine Texte – Songs, die seine momentane Befindlichkeit oder berufliche Situation ironisch wiedergeben, wie der bekannte Hit »Only the Strong Survive« von Billy Paul. Durch das Schreiben gelingt Herrn L. zweierlei: Erstens hilft es ihm, seine berufliche Situation durch ironische Distanzierung zu ertragen. Zweitens erlangt er auf diesem Weg wieder Zugang zu einer wichtigen Ressource. Die Musik erhält wie in seiner Jugend einen zentralen Stellenwert im Leben von Herrn L., er hört abends passende Lieder zum Abschalten, zum Ablenken und um sich zu trösten. Das Durchhalten zahlt sich aus. Mit bewundernswerter Hartnäckigkeit und viel Geschick gelingt es ihm, sein Unternehmen zu überzeugen, ihn an die öffentliche Verwaltung zu verleasen – eine bis dahin nicht praktizierte Variante.

Unsere Arbeit ist damit aber noch nicht getan. Kaum hat Herr L. an seinem neuen Arbeitsplatz Fuß gefasst, reicht seine Frau die Scheidung ein. Sie zieht aus, die beiden erwachsenen Söhne bleiben im Haus. Herr L. stellt fest, dass er und seine Kinder sich völlig fremd sind. Aufgezogen von der Mutter, hatten sie wenig Kontakt zum beruflich engagierten Vater. Ein weiteres Mal hilft das Schreiben, den Schmerz zu ertragen, die Hoffnung auf ein realistisches Maß zurechtzustutzen, langsam, langsam wieder eine Beziehung zu den Söhnen aufzubauen und Perspektiven zu entwickeln. Noch immer schreibt Herr L. in der Er-Form, aber die ironische Distanz fehlt – zu nah, zu frisch noch die Verletzung, die Verzweiflung. Er bringt die Texte in die Therapiestunden mit, Teile daraus sind Gegenstand unserer Gespräche. Etwa nach einem halben Jahr legt Herr L. erstmals eine Aufzeichnung auf den Tisch, die vorsichtig optimistisch ist. Er beschreibt, wie sich das Ende seiner Ehe auf sein Selbstwertgefühl auswirkt. Diesmal nicht in der Er-Form, sondern aus einer »Man-Perspektive«, so als würde die unpersönliche Verallgemeinerung das Schreiben erleichtern.

> Befreit von allen teilweise schon Jahre andauernden Zwängen, bewegt man sich anfänglich noch verunsichert und zaghaft in neue Bereiche. Jeder Wandel, so schmerzhaft er auch ist, birgt die Chance, Bürden der Vergangenheit abzuwerfen.

Dem folgt kurz darauf ein Text, der zum Schlüsseltext seiner Veränderung wird. Unter dem Titel »Afrika, die ferne, neue Persönlichkeit« berichtet Herr L. vom Besuch eines Afrikafestes. Sich zu den Rhythmen der Musik bewegend – zunächst nur sanft wippend, dann ausgelassen tanzend – erkennt er:

> Die Neuorientierung, der Neustart ins Leben streift ihn plötzlich, einfach so. Zaghaft, ja fast schüchtern, steht er ihm gegenüber, seinem neuen Leben. Was? Wie? Warum? Diese Fragen stellen sich nicht mehr, die Antwort ist schon fast gefunden. Der Sinn des Lebens, die eigenen Bedürfnisse sind ihm bewusst.

Zwei Monate später bitte ich Herrn L. ein letztes Mal um eine schriftliche Hausaufgabe: »Wie ist es Ihnen gelungen, diese schwierige Phase Ihres Lebens zu meistern, welche Fähigkeiten haben Sie dabei unterstützt?« Er kommt mit dem allerersten Text, den er aus der Ich-Perspektive formuliert hat:

> Ich lernte mich selbst zu sehen, zu spüren, zu wissen, wo meine Grenzen liegen und wann es Zeit ist, Stopp zu sagen. […] Ich entdeckte eine neue Seite an mir, begann mich mit meiner Situation auseinanderzusetzen, ich fing an zu schreiben. […] Die Angst vor Veränderung wich der Erleichterung, der Befreiung. Ich sah auf einmal die Schönheit des Lebens wieder, erfüllte mir einen Lebenswunsch – ein Motorrad, genoss die Ausfahrten. […] Auch die Beziehung zu meinen Kindern hat sich geändert. Ich forderte nicht, sondern ließ es langsam wachsen. […] Heute habe ich meine innere Ruhe gefunden und gelernt zuzuhören.

Bei unserem Follow-up-Gespräch ein halbes Jahr später erzählt Herr L., dass er mit einer neuen Frau zusammenlebe, die Gelassenheit anhalte und dass er mit seiner Arbeit zufrieden sei. Nach wie vor schaue er dabei aber gut auf sich und ziehe rechtzeitig Grenzen. Geschrieben hat er seit dem letzten Text nichts mehr. Es sei nicht mehr notwendig, meint er, aber es sei gut zu wissen, dass es eine sinnvolle Methode zum

Bewältigen von schwierigen Situationen sei, und die würden wieder kommen, seien sie doch Teil des Lebens.

5.3 Mütterliche Dominanz schreibend untergraben

Frau K. ist eine jener Klienten, die mich aufgrund meiner schreibtherapeutischen Qualifikation aufsuchen. Das schwierige Verhältnis zu ihrer Mutter hat sie bereits in einen meiner Wochenend-Workshops zum Thema Mutter und Tochter gebracht. Was dort begonnen worden ist, will sie in einer Einzeltherapie weiterbearbeiten. Frau K. kommt mit einem ganz konkreten Anliegen: Die heute Vierzigjährige möchte einen Brief an ihre Eltern verfassen. »Sie sollen endlich kapieren, was sie mit ihrem grausamen und über Jahre dauernden Rosenkrieg bei mir angerichtet haben.« Mit Reden komme sie nicht durch, sie werde nicht gehört, nicht von der dominanten Mutter, nicht von ihrem Vater, der vor Jahrzehnten im Ausland eine neue Familie gegründet hat und kein reges Interesse an seiner Tochter aus erster Ehe hat. Als die Eltern sich scheiden ließen, war die Klientin sieben Jahre alt und der Vater, an dem sie sehr hing, verschwand plötzlich aus ihrem Leben. Er stellte ein gutes Gegengewicht zur despotischen Mutter dar.

> Ihr habt mich in diese Welt geschleudert und mir das Handwerkszeug für ein geglücktes Überleben in dieser Welt verweigert. Mehr noch: Ganz verdreht habt ihr mir auch noch Vorwürfe gemacht. Zum einen weil ich überhaupt da bin, zum anderen weil ich mich nicht zurechtfand ohne Anleitung und ohne Schutz.

In die nächste Stunde bringt sie einen 24-seitigen Text mit. Wie ein Damm, der bricht, reiht sie Vorwurf an Vorwurf: abwechselnd an den Vater und an die Mutter gerichtet. Detailliert beschreibt Frau K. die fatalen und grausamen Auswirkungen des elterlichen Zerwürfnisses auf die kleine Tochter, das Gefühl der Ablehnung, da das Mädchen die Eltern an die verhassten Anteile des Partners erinnert, das rücksichtslose Eingesetzt-Werden im Rechtsstreit. Beeindruckt von der Fülle und der Heftigkeit der Vorwürfe, bitte ich Frau K., sie möge sich für einen Vorwurf entscheiden und ihn in Form eines Trioletts[14] artikulieren. Ihr fertiges Triolett lautet:

14 Das Triolett ist eine französische Gedichtform aus der Zeit des Rokoko, die aus acht Verszeilen besteht, wobei die erste, vierte und siebente Verszeile sowie die zweite und achte Verszeile den Refrain (Kehrreime) bilden (Burdorf 1997, S. 115 ff.).

Daseinsangst
Deine Anwesenheit tut so weh
Ich kann die Angst nie wegzaubern
Wenn Zaubern geholfen hätte
Deine Abwesenheit tut so weh
hätte ich den Umbruch geschafft
Ich säße nicht in der Endlosschleife der unvollendeten Vorhaben fest
Deine Anwesenheit tut so weh
Ich kann die Angst nie wegzaubern.

Diese »Verdichtung« sei für sie förderlich gewesen, sie habe ihr einen besseren Überblick verschafft und ihr bewusst gemacht, dass es zur dominanten, überall präsenten Mutter kein väterliches Pendant als Ausgleich gab. Das Schreiben und das dadurch gelingende Verstehen sei eine Art zu zaubern, meint die Klientin: »Im Sinne von: verstehen, Kräfte mobilisieren und handeln.«

Eine andere Form von Komplexitätsreduktion, die sich bei Frau K. bewährte, ist die Frage nach dem wichtigsten Satz im Brief an die Eltern. »Ich bin nicht schuld an eurem Krieg.« Wissend, dass ihr die »Ent-Schuldung« nicht von ihren Eltern zuteilwerden wird, arbeiten wir in den darauffolgenden Stunden daran, wie sie sich selbst von dieser Belastung befreien kann. Ein weiteres Triolett entsteht.

Nur ich kann mich freischreiben, rausschreiben aus der Falle.
Ich sitze fest, ich will hinaus.
Es liegen Tonnen auf mir – ich bin ganz platt.
Nur ich kann mich freischreiben, rausschreiben aus der Falle.
Totale Anspannung im ganzen Körper und ein Ameisenkribbeln sind mir geblieben.
Wie kann ich beides loswerden?
Nur ich kann mich freischreiben, rausschreiben aus der Falle.
Ich sitze fest, ich will hinaus!

Bemerkenswert an der Arbeit mit Frau K. ist, dass sich zu den Themen, die im Gespräch oft eine große Schwere, eine dramatische Tragik haben, durch die schriftliche Bearbeitung ein heiterer Aspekt, eine komische Wendung hinzugesellt. So schreibt sie von der »misslungenen Solokarriere« ihrer eigenen Stimme im Wettkampf mit der »stimmgewaltigen Operndiva« namens Mutter oder von der tief sitzenden Verlassensangst, »ausdauernd, immerfort, ohne Urlaub«.

Perspektiven eröffnen

Nach einigen Stunden weicht der Wunsch, von den Eltern gehört zu werden, der Erkenntnis, Schreiben helfe, um Klarheit über diese schwierige Zeit zu erlangen und Frieden zu schließen. Frau K. formuliert:

> »Nachdem ich den Brief geschrieben habe und ihn hier vorgelesen habe, stecke ich nicht mehr mittendrin in dieser zähen Suppe, ich bewege mich schon Richtung Tellerrand und ab und zu schau ich schon über den Tellerrand.«

Wir wenden uns Aktuellem zu: ihrer Beziehungslosigkeit, ihrem tief sitzenden Misstrauen, ihrer beruflichen Zukunft. Die Mutter begleitet uns als Thema durch viele Stunden, häufig ist sie Anlass zur Klage, dient als Erklärung für das eigene Unvermögen, bis der Klientin in einer unseren letzten Stunden der finale Schlag gelingt. Völlig aufgebracht erzählt Frau K. von einem heftigen Konflikt mit ihrer Mutter. Beide besuchen denselben Russischkurs. Dort habe es die Mutter wieder einmal geschafft, alle Aufmerksamkeit von ihrer Tochter abzuziehen und auf sich zu lenken. Beinahe beiläufig erwähnt sie abschließend, dass sie die Mutter im Streit aus dem Auto geworfen habe. Das lässt mich aufhorchen. Früher endeten ähnliche Szenen zwischen Mutter und Tochter mit einem emotionalen Zusammenbruch der Tochter, dem folgte meist eine mehrwöchige depressive Verstimmung. Früher wäre die Mutter als Siegerin aus dem Auto ausgestiegen, diesmal endet die Szene mit ihrem Rauswurf. Gilt es nicht, diesen Moment ins Rampenlicht unserer Aufmerksamkeit zu stellen, ihm Bedeutung zu verleihen? »Darf ich Sie bitten, diesen Wortwechsel und vor allem das Ende des Konflikts mit ihrer Mutter bis zum nächsten Mal detailliert und möglichst konkret zu beschreiben.« Dieser Aufforderung folgt ein elfseitiger, äußerst witziger und sprachgewaltiger Bericht. Die Klientin kleidet den Streit in die Metapher eines Tennismatches. Aufschlägen folgen Returns, Schmetterbällen Topspins, bis die Klientin endgültig zum Gewinnschlag gegen ihre Mutter ausholt:

»›Ich mache jetzt auch, was ich will, und du steigst aus!‹ Sie sieht mich überrascht an, ist völlig verdutzt, als ich die Autotür öffne und sie auffordere auszusteigen.« Meiner Bitte, den Text zu verknappen, kommt die Klientin prompt nach:

> Ihrer Verachtung sicher
> Mich trotzdem in meine Richtung bewegend
> Ist Überwindung
> Aller falschen Sentimentalitäten
> In meine Gefühlsrichtung
> Meinem Willen folgend
> Ohne Rücksicht auf Konsequenzen und Strafen.

6 Alternative Autobiografie statt alter Leidensgeschichten – Schreiben in Gruppen

Wir schreiben, um das Leben zweimal zu kosten:
im Augenblick und in der Rückschau. [...]
Wir schreiben, um unsere Welt zu erweitern,
wenn wir uns stranguliert fühlen, eingeengt und einsam.
Anaïs Nin

Wie ich mit Gruppen schreibend arbeite, zeigen die beiden folgenden Modelle. Im Unterschied zur Einzeltherapie ist in den Gruppen Schreiben das vorrangige Medium. Ich spreche bei der Arbeit mit Gruppen gezielt Menschen an, die Schreiben bereits als Ressource für sich entdeckt haben. Aus den Seminarbeschreibungen geht klar hervor, dass es sich um therapeutisches, nicht um kreatives Schreiben handelt. Die Teilnehmer verfassen vor Ort ihre Texte, die dann mit den anderen in der Gruppe geteilt und besprochen werden. Ob die Gruppenmitglieder vorlesen, entscheiden sie, ob sie Feedback darauf wollen, ebenfalls. Die Rückmeldungen, so die Gruppenregel, orientieren sich an einem respektvollen und wertschätzenden Umgang. Es geht nie um Bewertung eines Textes, sondern um unterschiedliche Zugänge zu Themen, um verschiedene Perspektiven, welche die Geschichten eröffnen.

6.1 Gruppe »Geschichte(n) meines Lebens«[15]

Jeder Mensch erfindet sich früher oder später eine Geschichte,
die er für sein Leben hält
Max Frisch

Klienten rekurrieren bei der Suche nach Erklärungen für Probleme häufig auf ihre Lebensgeschichte. Sie dient als Erklärung für empfundene Defizite, persönliche Schwächen, bedrückende Konflikte. Wie wichtig es für die therapeutische Beziehung ist, sich auf diese Auseinandersetzung einzulassen, betont Andrea Brandl-Nebehay (2005, S. 117): »Viele KlientInnen verstehen und beschreiben ihre

15 Dieses Kapitel basiert teilweise auf Unterholzer (2005).

Probleme in ursächlicher Verbindung mit ihrer Lebensgeschichte [...] und sind darauf eingestellt, dass die Therapeutin sich ebenfalls für diese Hypothese interessiert.« Menschen wollen mit der Schwere ihrer Geschichten gesehen, gehört und verstanden werden, sie fühlen sich wahrgenommen und wertgeschätzt, wenn andere an ihrer Entwicklung interessiert sind. Um einerseits dem Bedürfnis der Klienten – sich mit ihren Lebensgeschichten auseinanderzusetzen – entgegenzukommen, um andererseits aber auch allzu eindimensionale Betrachtungsweisen in Form von Leidensgeschichten zu irritieren, habe ich vor Jahren das Gruppenkonzept »Geschichte(n) meines Lebens« entwickelt: Bis zu zehn Teilnehmer schreiben ein Jahr lang an insgesamt zehn Terminen – also einmal im Monat – über jeweils fünf Stunden in einer geschlossenen Gruppe an ihrer/ihren Lebensgeschichte(n). Strukturiert sind die einzelnen Treffen nach inhaltlichen Schwerpunkten, die sich an Heiko Ernsts Artikel »Dem Leben Gestalt geben« (Ernst 1994, S. 25 f.) orientieren[16]. Diese Gestaltungsvorschläge habe ich um systemische Zugänge und Methoden ergänzt. Mehrere Gruppen nahmen bisher am Projekt »Geschichte(n) meines Lebens« teil. Durch eine nachfolgende Reflexion mit den Teilnehmern habe ich nach Ablauf des Jahres das Konzept jeweils evaluiert, überarbeitet und weiterentwickelt.

Die Gruppenmitglieder kommen aus unterschiedlichen sozialen und beruflichen Kontexten: Die Postbeamtin schreibt neben dem EDV-Techniker, der Musikerin und der Kulturmanagerin, der Pensionär neben der Sozialarbeiterin, der Juristin und dem Bankangestellten. Ihr Alter liegt zwischen Mitte zwanzig und Ende sechzig, ihre Vorerfahrungen, das Schreiben und Lesen betreffend, sind sehr unterschiedlich. Einige griffen als Jugendliche oder junge Erwachsene häufig zu Stift, Papier und Buch, andere haben erst vor wenigen Jahren das Schreiben und die Literatur für sich entdeckt. Sie alle eint die Erfahrung, wie hilfreich es sein kann, Gedanken, Probleme zu verschriftlichen.

Inhaltsverzeichnis meines Lebens

Der erste Termin steht unter dem Motto »Ankommen«: in der Gruppe, beim Thema, bei der Methode. Ich vermittle den Teilnehmern ein konstruktivistisches Verständnis von Wirklichkeit und vom Entstehen

16 Dank an Luna Steiner für den Hinweis auf Ernst (1994).

von Wirklichkeit durch Geschichten. Max Frisch schreibt Anfang der 1960er-Jahre (Frisch 1960, S. 263):

> »Geschichten sind Entwürfe in die Vergangenheit zurück, Spiele der Einbildung, die wir als Wirklichkeit ausgeben. Jeder Mensch erfindet sich eine Geschichte, die er dann, oft unter gewaltigen Opfern, für sein Leben hält, oder eine Reihe von Geschichten, die sich mit Ortsnamen und Daten durchaus belegen lassen, sodass an ihrer Wirklichkeit nicht zu zweifeln ist.«

Der Text, aus dem diese Passage stammt, heißt bezeichnenderweise »Unsere Gier nach Geschichten«. Menschen verarbeiten ihre Erfahrungen, indem sie sie in Erzählungen fassen. Durch das Verknüpfen und Aneinanderreihen einzelner Erzählungen entsteht unsere Lebensgeschichte. Ob sie eine gute, stärkende ist oder eine schwächende Erzählung, hängt von der Auswahl ab, die wir aus einer Vielzahl von Erzählungen treffen. Und von der Erzählweise – wir können unser Leben als Tragödie, als Komödie oder als Satire darstellen.

Mit Frischs Essay, den ich der Gruppe vorlese, kläre ich das Anliegen: Sinn der Gruppe ist es, »Wirklichkeiten« zu reflektieren und, wenn die dominante Lebensgeschichte eine Leidensgeschichte ist, alternative Geschichten zu finden, d. h. Wirklichkeiten neu zu konstruieren und sie zu be-schreiben. Damit gebe ich bereits beim ersten Treffen eine Orientierung vor: weg von der defizitorientierten Rückschau hin zur ressourcenorientierten Re-Konstruktion.

Ich lade die Teilnehmer anschließend zu einem Flug über ihre Lebensgeschichte ein (James u. Woodsmall 2002, S. 35). Aus der Vogelperspektive sollen sie auf ihr Leben blicken und sich fragen, welche Episoden sie gerne mit einem Zoom und in Zeitlupe genauer betrachten würden. Diese verschiedenen Erinnerungen halten die Teilnehmer auf Flipchart-Papier fest, versehen sie mit einem Titel und einer stichwortartigen Übersicht. Das Inhaltsverzeichnis, das auf diese Weise entsteht, ist eine Art Grundgerüst für die folgende Arbeit, das die Teilnehmer bei jedem weiteren Termin wieder heranziehen und überprüfen, ob es sich durch die fortlaufende Beschäftigung mit ihren Geschichten verändert – ob Kapitel neu geschrieben, ausgetauscht oder ergänzt werden müssen. Intention des mehrmaligen Betrachtens des Inhaltsverzeichnisses ist gemäß Michael White (1992, S. 48), »die als selbstverständlich hingenommenen Wirklichkeiten und Gewohnheiten zu erschüttern«, einen »fremden Blick auf das Heimische« zu werfen und somit die Selbst-Geschichten – dort, wo es für die Teilnehmer notwendig erscheint – zu dekonstruieren. Zur Anregung, wie Inhaltsverzeichnisse aussehen können, biete ich den Teilnehmern literarische Vorlagen an:

- Christa Wolfs »Kindheitsmuster« (Wolf 1979),
- Inga Buhmanns Autobiografie »Ich hab mir eine Geschichte geschrieben« (Buhmann 1987) und
- Elfriede Czurdas Roman »Die Giftmörderinnen« (Czurda 1991).

Die drei sehr unterschiedlichen Arten, Lebensgeschichten zu gliedern, sollen den Teilnehmern zweierlei verdeutlichen: Man kann den Blick zurück bewusst gestalten und man legt mit der Entscheidung für eine bestimmte Art von Gestaltung bereits einen Wahrnehmungsfilter über seine Lebensgeschichte.

Abschließend bitte ich die Teilnehmer, die einzelnen Kapitel farblich zu kennzeichnen: Einen roten Punkt erhalten Lebensabschnitte, welche die »Autoren« mit Lust und Freude verschriftlichen werden, einen schwarzen jene, die voraussichtlich schwierig, schmerzhaft zu schreiben sein werden.

Frau E., fünfundvierzig, Mutter eines damals zehnjährigen Sohnes, geht chronologisch vor, die einzelnen Kapitel überschreibt sie mit Titeln, »die an Gruselfilme denken lassen«: »Wir sitzen zitternd im Kinderzimmer – Vater flippt aus« oder »Ich wohne nicht mehr zu Hause und mein Vater hätte meine Mutter wirklich fast umgebracht«. Ihr Auszug aus dem Elternhaus mit fünfundzwanzig erhält den ersten roten Punkt. Frau E. verdeutlicht in ihrem Inhaltsverzeichnis ihre »düstere« Kindheit und Jugend, die stark von der psychischen Erkrankung ihres Vaters geprägt waren. Als manisch-depressiv diagnostiziert, pendelte er zwischen Psychiatrie und Wohnung und brachte sich um, als Frau E. sechsundzwanzig Jahre alt war. Sie bezeichnet sich selbst als »belastet«, begleitet vom Gefühl, sie müsse um ihren Platz in der Welt kämpfen. Jetzt mit fünfundvierzig – »in meiner Lebensmitte« – sei sie des Kämpfens müde, sie habe Sehnsucht nach mehr Leichtigkeit, nach mehr Sinnlichkeit in ihrem Leben.

Erste Schritte in Richtung Freudenbiografie

Die Teilnehmer betonen, dass der Entwurf und das nochmalige Überarbeiten des Inhaltsverzeichnisses sehr nachhaltig wirkten und sie intensiv beschäftigten. Die Gefühlspalette ist breit, sie reicht von »traurig, dass mich die Beziehung zu meinem Vater noch immer sehr belastet« bis hin zu »ich spüre sehr viel angenehme Distanz zu meinen vergangenen Jahren«. Frau E. thematisiert noch einmal, wie schwer es ihr gefallen ist, ihre »Negativbilanz« zu verfassen, sie habe Angst, an Kapiteln mit schwarzen Punkten zu schreiben. Ich erzähle von Verena Kasts Idee, eine Freudenbiografie (Kast 1994, vgl. Kapitel 4.2) zu schreiben, also auch der Freude und dem Glück in der eigenen Geschichte Raum zu geben. Verena Kast schlägt vor, dass Menschen, die stets Leidensgeschichten erzählen, beginnen sollten, ihre Freudenbiografie zu erheben, da es in jedem Leben neben schwierigen Phasen auch solche der Freude, Stärke und Hoffnung gebe. Die Traumaforscherin Luise Reddemann spricht gleichfalls davon, dass man nach Momenten der Inspiration, der Freude, des Glücks und der Sinnhaftigkeit ebenso forschen solle wie nach denen des Unglücks, des Leidens und der Sinnlosigkeit (Reddemann 2003). Ich schlage Frau E. vor, sie solle nach Ausnahmen suchen, nach anderen Orten als dem Elternhaus, nach anderen Menschen als Familienmitgliedern. Sie solle an alternativen Geschichten schreiben, die anderen müssten nicht mehr geschrieben werden, die erzählten sich bereits von selbst.

Als Nächstes wenden sich die Teilnehmer Schlüsselerlebnissen zu. Sie halten Tiefpunkte, Wendepunkte und Höhepunkte ihres Lebens – fünf Ereignisse, die bis heute Wirkung auf sie haben – stichwortartig fest und gliedern sie in ihr Inhaltsverzeichnis ein. Eines dieser Erlebnisse verschriftlichen sie anschließend, wobei ich den Teilnehmern nahelege, sich nicht dem Tiefpunkt zu widmen. Damit will ich verhindern, dass die Teilnehmer gleich mit dem ersten längeren Text eine Leidensgeschichte eröffnen. Mir liegt daran, dass sie ihre bisherigen problemgesättigten biografischen Beschreibungen (White 1992, S. 53) ergänzen und »unique outcomes«[17] gebührenden Platz einräumen, also Ereignissen und Szenen, die der Problemgeschichte widersprechen. Als poetische Anregung lese ich einen Auszug aus Ulla Hahns »Das verborgene Wort« (Hahn 2003) vor, der Geschichte eines Mädchens aus bäuerlichem Umfeld, dem es durch seine Neugierde und Wissbegierde gelingt, dem kargen,

17 Für Michael White sind die Begriffe »unique outcome« und »Ausnahmen« austauschbar (White 2010, S. 215). Einziger Unterschied: »Die Vorstellung der Ausnahmen führt zu ›außergewöhnlichen Personen‹ und die der ›einmaligen Ereignisse‹ zu ›einmaligen Personen‹. Mit beidem ist die Arbeit eine Freude« (White 1989, S. 115).

lustfeindlichen Milieu zu entkommen – eine »success story« (White 1998, S. 160) also.

Nach diesem Schreibprozess stellt Frau E. ganz überrascht fest: »Es gibt auch gute Geschichten in meinem Leben, und zum ersten Mal wurde mir bewusst, dass mich mein Vater auch reichlich beschenkt hat.« Sie liest uns ihre Geschichte vor:

> Mein Vater hat noch immer sehr viel Macht in meinem Leben, doch es gibt auch einen leichten, alltäglichen Vater, [...] er hat mir viele lustige Kunststücke vorgemacht, hat Pippi Langstrumpf gekannt und ihren vollständigen Namen aufsagen können, ich kann ja nachschauen, wie der lautet, ihn auch auswendig lernen, mir Kraft daraus holen, an den Korkenknaller mit Finger und Mund, an das auf dem Kopf zerschlagene Ei kann ich mich auch erinnern. Das schafft Leichtigkeit und Reichtum in meinem Leben.

Hier scheint gelungen zu sein, was Jill Freedman und Gene Combs als »Raum öffnen für neue Geschichten« (Freedman a. Combs 1996, S. 42; Übers. C. U.) bezeichnen.

Frau E. hat zwischen dem ersten und dem zweiten Termin den dreizehn »Gruselfilmtiteln« andere Geschichten gegenübergestellt. Sie hat ihr Inhaltsverzeichnis um Titel wie »Rumba tanzen mit Papa« oder »Ich als Liebling meiner Volksschullehrerin« ergänzt. Das öffnende Erzählen, wie Konrad P. Grossmann diese Erzählweise nennt, ermöglicht die Aktualisierung alternativer Erzählungen (Grossmann 2000, S. 78): »Die bestehende Erzählung wird nicht aufgehoben, sondern vielmehr um Noch-nicht-Erzähltes ergänzt.« Durch den Blick auf Ausnahmen, auf andere Geschichten als die bisher erzählten ist es Frau E. geglückt, die bisherige Interpretation ihrer Lebensgeschichte (die »Gruselgeschichten«) zu öffnen und zu erweitern.

Die Teilnehmer betrachten in einem nächsten Schritt ihre Lebensgeschichte(n) aus der Perspektive von Menschen, die für sie wichtig sind. Der Begriff der relationalen Identität von Jill Freedman und Gene Combs ist hierbei erkenntnisleitend (Freedman a. Combs 1996, S. 268; Übers. C. U.): »Wir definieren das Selbst nicht als einen Kern oder eine essenzielle oder vorbestimmte Einheit, sondern als etwas, das wir durch Beziehungen mit anderen Menschen konstituieren.« Relationale Identität formiert sich durch das Eingebundensein in unterschiedliche Beziehungen, was sich verändernde Selbst-Erzählungen bewirkt. Die Teilnehmer entscheiden sich für einen Menschen, der in ihrem Leben eine bedeutsame Rolle spielt oder gespielt hat. In Zweiergesprächen erörtern sie zunächst Fragen wie »Wie beschreiben Sie sich in der Beziehung zu diesem Menschen?« oder »Was ermöglicht in dieser Beziehung, dass Sie sich anders erleben?« Anschließend widmen sie sich schreibend dieser Person und der durch sie erfahrenen Veränderung. Die Gruppenmitglieder schreiben Porträts ihrer Großmütter, Großväter, Kinder, ihrer Lehrer und Freunde. Sinn dieser Übung ist es, bedeutsame Beziehungen als Fundgrube für ein erweitertes Selbstbild zu nutzen.

Blick in die Zukunft und zurück

Luigi Boscolos und Paolo Bertrandos Idee der selbstreflexiven Schleife von Vergangenheit, Gegenwart und Zukunft (Boscolo u. Bertrando 1994, S. 140) dient mir als Anregung, den Blick nach vorne zu richten. Wie verändern Zukunftserwartungen den Blick auf die Vergangenheit, auf die Gegenwart und somit auf die Lebensgeschichte(n)? Wie wirkt sich eine veränderte Vergangenheitsbetrachtung auf Zukunftsperspektiven aus?

Die Teilnehmer widmen sich der Übung »Mein zukünftiger Lebensplan«[18]. »Welche Wünsche wollen Sie sich noch erfüllen, welche Pläne umsetzen, welche Ziele erreichen? Welche Entscheidungen stehen an? Was soll als Nächstes passieren?« In Zweiergruppen tauschen sich die Gruppenmitglieder aus und fokussieren das dringlichste Anliegen für die Zukunft.

Frau E. formuliert berufliche Ziele und distanziert sich dadurch von der weiblichen Generation vor ihr. Mutter, Tanten und Großmutter seien stets für andere da gewesen, auch sie kenne dieses Für-andere-Dasein. Ihre eigenen Pläne umzusetzen, falle ihr wesentlich schwerer, als andere beim Erfolgreichsein zu unterstützen. Die Teilnehmer halten ihre dringlichsten Wünsche für die Zukunft in einem Text fest – sie kleiden sie in ein »Märchen vom Glück« – angeregt durch Erich Kästners gleichnamigen Text (Kästner 1979), die Geschichte eines unzufriedenen Mannes, dem ein Engel drei Wünsche schenkt. Frau E.s Wünsche: eine gut gehende Gemeinschaftspraxis mit anderen Shiatsu-Therapeutinnen, einen fixen Kundenstock und kreatives Arbeiten mit ihrer Stimme.

18 Inspiriert durch den Beitrag »Von der Zukunft in die Vergangenheit« von L. Boscolo und P. Bertrando (1994, S. 230–273).

Die Erfüllung des von ihnen beschriebenen Wunsches nehmen die Teilnehmer nun in einer Tranceübung vorweg. Für die Übung »Mein persönlicher Zielrahmen«[19] stellen sie sich vor, es sei ein Jahr vergangen und ihr dringlichster Wunsch bereits erfüllt. Aus dieser Perspektive beantworten sie einem Gesprächspartner Fragen wie: »Welche Unterschiede nehmen Sie an sich persönlich wahr? Wie würde jemand, der Sie gut kennt, diese Veränderung beschreiben? Welche Hindernisse sind für Sie – rückblickend – auf diesem Weg zu überwinden gewesen? Was war die härteste Zeit für Sie? Wer waren Ihre inneren und äußeren Wegbegleiter?« Nach dem Austausch hält jeder für sich die Antworten schriftlich fest. Themen der Geschichten sind berufliche Neuorientierung, Verantwortung für sich übernehmen, dem Neuanfang eine Chance geben.

Ein weiteres Mal stehen hilfreiche Wegbegleiter im Mittelpunkt. Ich bitte die Teilnehmer, ihre Personenliste des dritten Treffens noch mal zu überprüfen und gegebenenfalls zu erweitern. Dabei orientiere ich mich an Michael Whites Metapher des »life as a membered club« (Michael White 1997). Jeder solle seinen Klub gründen, Zugang dazu hätten nur Menschen, die ihn im Laufe seines Lebens gestärkt haben, Menschen, die wichtig und förderlich für seine Entwicklung waren oder sind. Ziel dieses Unternehmens ist es, sich aufbauender Menschen zu erinnern und sich zu vergegenwärtigen, was diese Menschen an ihnen geschätzt haben, wie sie von ihnen wahrgenommen wurden bzw. werden. Welche Anteile sahen bzw. sehen diese Personen bei ihnen im Gegensatz zum »Rest« der Welt? Wir arbeiten erneut mit einem literarischen Text. Wieder bietet Ulla Hahns »Das verborgene Wort« eine passende Textstelle. Die Autorin beschreibt darin, wie sich die sechsjährige Protagonistin von ihrem Großvater verstanden fühlte (Hahn 2003, S. 151 f.). Ich schlage den Teilnehmern vor zu beschreiben, was ein bestimmtes, ausgewähltes Klubmitglied an ihnen geschätzt hat, wie sie Wertschätzung erfahren und erlebt haben.

Frau E. schreibt eine berührende Geschichte über ihre Volksschullehrerin. Durch sie erfuhr das Mädchen jene Akzeptanz und jenes Wohlwollen, die bzw. das ihr die Familie vorenthalten hat. Die Lehrerin erkannte Frau E.s Fantasiereichtum und ihre Kreativität, besonders schätzte sie die Aufsätze der Kleinen. »Das war damals meine erste

19 Basiert auf dem Beitrag von Eberling et al. »Tue, was du lehrst, wenn du lehrst, was du tust« (Eberling u. Hargens 1996, S. 153–177).

Begegnung mit Schreibtherapie«, meint Frau E. rückblickend. Das anschließende Gespräch in der Gruppe orientiert sich an Fragen wie: »Wann spüren Sie heute noch den Blick dieser Lehrerin auf sich?«, »Welche Fähigkeiten würde sie heute an Ihnen schätzen?« oder »Wer übernimmt heute ihre Funktion?«

Belastungen und der Weg heraus

Die Teilnehmer greifen erneut auf ihr Inhaltsverzeichnis zurück und wenden sich dem dort formulierten Tiefpunkt bzw. Wendepunkt zu. Dabei gilt eine Vorgabe: Die Belastung wird nur kurz umrissen, zentral im Text ist der Weg aus der Krise, also die Frage, was sie bei der Lösung, beim Umgang mit dem Problem unterstützt hat. Um die Gruppenmitglieder auf das Thema und die Richtung einzustimmen, beginne ich mit einer imaginativen Reise. Luise Reddemanns Übung »Gepäck ablegen« bewährt sich als optimaler Einstieg. Sie führt auf ein Hochplateau, das als Rastplatz bei einer Wanderung dient. Die Wanderer legen ihren schweren Rucksack ab, ruhen sich eine Zeit lang aus, stärken sich. Bevor sie ihren Ranzen wieder schultern, überlegen sie, ob sie wirklich das ganze Gepäck, das sie auf das Plateau geschleppt haben, noch brauchen (Reddemann 2003, S. 51).

Ich bitte die Teilnehmer, ihre Wanderung zu beschreiben, zu schildern, welche Gepäckstücke sie wieder eingepackt, welche sie zurückgelassen haben. Die Wirkung dieser Imagination und die Texte, die daraus entstehen, sind erstaunlich. Eine Frau ist vor allem mit dem Auspacken beschäftigt: eine große Bohrmaschine, weiteres Handwerkszeug, ein Nudelholz. »Man weiß ja nie, was man alles brauchen kann«, meint sie als Erklärung dafür, dass sie die ganzen Sachen mitgeschleppt habe. In den Rucksack kommt nun »nur mehr die Hoffnung, dass es gut wird, auch wenn es noch nicht gut ist.«

Frau R., Tochter einer blinden Mutter, beschreibt ihre Wanderung mit schwerem Rucksack. In ihrer Geschichte gilt ein Verbot: Sie darf den Rucksack nicht öffnen. Frau R. durchbricht es, packt aus und ist erstaunt über den Inhalt. Bücher, viele Bücher stecken im Rucksack. Sie schlägt sie auf und in jedem von ihnen steht nur ein Satz: »Du bist auf der Welt, um deine Mutter glücklich zu machen.« Von einer Fee erhält sie einen neuen, genau gleich aussehenden Rucksack. Auch in ihm sind Bücher, auch in ihnen steht nur ein Satz: »Du bist für dich verantwortlich.«

Eine Frage dominiert das vorletzte Treffen: Welche Themen ziehen sich leitmotivisch durch meine Geschichten? Die Teilnehmer arbeiten Themen, die in ihren bisherigen Texten immer wiederkehren, oder Muster, die sich in ihren Texten zeigen, heraus. Ergebnisse der Textanalysen sind Motive wie Zeitdruck, Sich-nicht-genügend-Raum-Nehmen, Orientierungslosigkeit oder Einzelkämpferdasein. Im Sinne einer Externalisierung von Problemen (White u. Epston 1998, S. 19) erörtern wir im anschließenden Gespräch Verbündete und Feinde dieser Leitmotive[20]. Dies soll die Gruppenmitglieder dabei unterstützen, sich von problembefrachteten Lebensbeschreibungen zu lösen. Den stärksten Gegner eines solchen Leitmotivs gestalten sie anschließend in einem Text. Es entstehen Geschichten über bewusstes Atmen als Feind des Zeitdrucks, über Innehalten als Mittel gegen die Orientierungslosigkeit und über das Sich-Öffnen als Strategie gegen das Einzelkämpferdasein.

Neue Geschichten – neue Handlungsoptionen

Anliegen des Projekts »Geschichte(n) meines Lebens« ist es, um es mit Michael Whites und David Epstons Worten zu formulieren, »neue Geschichten zu finden [...], die dem Patienten neue Bedeutungen mit neuen Handlungsoptionen liefern; neue Bedeutungen, die der Betroffene als hilfreicher, befriedigender und ausbaufähiger als die bisherigen empfindet.« (ebd., S. 29) Ob das Vorhaben geglückt ist, überprüfen die Teilnehmer an ihrem Inhaltsverzeichnis: Wie hat es sich im Laufe des Jahres verändert? Welche Ergänzungen, welche Änderungen wären noch sinnvoll? Welche Geschichte, welches Kapitel ihrer Lebensgeschichte(n) möchten sie überarbeiten oder noch schreiben?

Frau R. schildert einen bedeutenden Wandel, den sie im Laufe dieses Jahres vollzogen habe: Sie erstarre nicht mehr wie das Kaninchen vor der »Vergangenheitsschlange«, nun könne sie zurückschauen und gleichzeitig habe sich die Lust auf neue, andere Geschichten breitgemacht. Aus dem starren Blick zurück entwickelte Frau R. im Laufe des gemeinsamen Jahres einen spielerischen Umgang mit Wirklichkeit

20 Der Begriff »Leitmotiv« stammt ursprünglich aus der Musikwissenschaft und bezeichnet eine »wiederkehrende, eingängige Tonfolge die zur Charakteristik von Figuren, Situationen oder Stimmungen dient«. In der Literatur wird darunter eine »einprägsame, wörtl. oder ähnl. wiederkehrende Aussage, die einer Figur, Situation, Stimmung, Idee, einem Gegenstand oder Sachverhalt zugeordnet ist und Vorausdeutungen oder Rückverweise herstellt, die den Text gliedern«. Online verfügbar unter: www.literaturwissenschaft-online.uni-kiel.de/glossary/leitmotiv/ [10.1.2017]

und Sprache. Beim Überarbeiten des Inhaltsverzeichnisses streicht sie einige alte Geschichten und fügt neue hinzu. Ihre »Schattentexte« ergänzt die Tochter einer blinden Mutter mit »Lichttexten«. Ganz besonders wichtig ist für sie ein Text geworden: ein Reisebericht über Irland, in dem Farben eine ganz zentrale Rolle spielen.

Das erneute Arbeiten am Verzeichnis bietet die Möglichkeit, Veränderungen und Lösungen zu verankern. Um eine nachhaltige Wirkung dieser Verankerung geht es mir bei der nächsten Anregung: Die Gruppenteilnehmer sollen eine wohlwollende Kritik über ihre eigenen Texte schreiben. Frau M. hält in ihrer Rezension fest, dass sich die ersten Texte der Sammlung durch »Schwere und Tragik« auszeichnen, die letzten hingegen leicht, zuversichtlich, beinahe fröhlich klingen. »Das Schwere gehört zur Vergangenheit, das Leichte scheint die Autorin wiedererlangt zu haben«, schreibt sie abschließend. Die Erweiterung verengten Wahrnehmens und Handelns (Grossmann 2002, S. 137) scheint gelungen.

6.2 Gruppe »Arbeit – Das ganze Leben?«

In Worten stecken die Schlüssel zu vergessenen Erinnerungen, Gefühlen, Gedanken und neuem Verstehen.
Barry Lane

»Geschichte(n) meines Lebens« orientiert sich an narrativen Ideen. Das zweite Gruppenkonzept »Arbeit – Das ganze Leben?« fokussiert stärker den problemorientierten Ansatz der Gruppe rund um das Mental Research Institute (MRI) in Palo Alto, das Don D. Jackson, Virginia Satir und Jules Riskin 1958 gründeten. Jay Haley, John Weakland und William Frey wurden bald Mitglieder, Gregory Bateson und Milton Erickson waren maßgeblich an der inhaltlichen Ausrichtung der MRI-Gruppe beteiligt. In den 1960ern wurde das Institut zum Magneten für interessierte Familientherapeuten, Paul Watzlawick – später langjähriger Institutsleiter – stieß dazu, ebenso Irvin Yalom und Jacob Robert Kantor (Brandl, Geyerhofer u. Wolf 1998, S. 38).

Vertreter dieser systemischen Therapierichtung gehen davon aus, dass die versuchten Lösungen ein wesentlicher Teil des Problems sind. Sie legen den Fokus auf Interaktionsmuster, die Probleme oder Symptome aufrechterhalten (Watzlawick 2007b, S. 128). Zunächst interessiert problemorientierte Therapeuten eine möglichst detaillierte

Problembeschreibung:

- »Wer tut was, wann und wie?«
- »Wie tritt das Problem auf und für wen ist es ein Problem?«
- »Für wen ist es kein Problem?«

Dem folgt die Beschreibung versuchter Lösungen:

- »Was haben Sie schon probiert?«
- »Was hat funktioniert?«
- »Was hat teilweise geholfen, was überhaupt nicht?«

Diese Informationen sind wichtig, um jene Interaktionen zu identifizieren, die das Problem weiterleben lassen, und um Interventionen darauf abstimmen zu können. Interventionen wie 180-Grad-Interventionen, direkte Verhaltensverschreibungen oder Reframing peilen krankmachende, problemerhaltende Handlungen an und versuchen sie zu durchbrechen. Manchmal reicht es, Klienten nahezulegen, das, was sie bisher zur Lösung des Problems versucht haben, einfach zu lassen.

Nach diesem kurzen Abstecher in die Geschichte des problemorientierten Ansatzes zurück zum Gruppenmodell. Sinn und Zweck der Gruppe ist die Vorbeugung von Burn-out, inhaltlicher Schwerpunkt die Beziehung der Gruppenmitglieder zu ihrer Arbeit. Wie beim ersten Konzept handelt es sich bei »Arbeit – das ganze Leben?« um eine geschlossene, ambulante Gruppe mit bis zu acht Teilnehmern, die sich zeitlich begrenzt auf ein Jahr zehn Mal trifft: ein Mal im Monat für je fünf Stunden und mit einem längeren zeitlichen Abstand zwischen dem neunten und dem letzten Treffen, das als Follow-up angelegt ist. Meist liegt der Sommer zwischen den beiden letzten Treffen. Dieser große Zeitraum soll den Teilnehmern Gelegenheit geben zu überprüfen, wie nachhaltig die Veränderungen wirken.

Im Fokus des ersten Treffens steht das Sich-Kennenlernen und das Zusammenfinden der Gruppe. Ich kläre Organisatorisches und Methodisches, stelle das Programm vor – eine Leitlinie, kein verpflichtender Plan. Beim ersten Termin bin ich als Gruppenleiterin sehr aktiv. Wenn die Herangehensweise bei »Arbeit – das ganze Leben?« auch eine andere als bei »Geschichte(n) meines Lebens« ist, gleich bleiben die Gruppenregeln: Achtsamkeit sich selbst und anderen gegenüber, Wertschätzung, Ressourcenorientierung und Verschwiegenheit. Ausgehend von einer konstruktivistischen Wirklichkeitsauffassung deklariere ich Unterschiede zwischen den Teilnehmern als Chance zur Weiterentwicklung, verschiedene Perspektiven als Bereicherung und belehrende Ratschläge als sicheren Gruppenkiller. Erste kleinere Schreibübungen mit kurzen Feedbackrunden, ein erster gemeinsamer Text schafft den Boden für ein gutes Gruppenklima.

Dann gehen wir in medias res. Ich bitte die Teilnehmer, ihr Problem und die versuchten Lösungen möglichst konkret und detailliert zu beschreiben. Fragen wie »Was führt Sie hierher?«, »Was haben Sie bereits versucht, um Ihr Problem in den Griff zu kriegen?«, »Was war erfolgreich, was hat ein bisschen geholfen, was war ergebnislos?« dienen der Orientierung. Die Gruppenmitglieder ziehen sich zurück, machen sich Notizen, die sie anschließend der Gruppe vorstellen. Aufgabe der anderen Teilnehmer ist es, aufmerksam zuzuhören, Verständnisfragen zu stellen, rückzumelden, was das Gehörte in ihnen ausgelöst hat. Nie geht es um Ratschläge, die ein »erfahrenes« Gruppenmitglied dem Vorlesenden erteilt, auch nicht um Tipps. Aufmerksames und sensibles Nachfragen aus der Position der Gleichberechtigung löst meist mehr aus als Hinweise aus dem Mund einer »Überlegenen« – dies gilt auch für die Gruppenleitung.

Ausgehend von den schriftlichen Notizen formulieren die Gruppenmitglieder ein Ziel, das sie im Laufe dieses Jahres erreichen wollen. Es werden Anliegen artikuliert wie, »eine bessere Trennung von Arbeit und Freizeit« zu schaffen, »mehr Gelassenheit in der Arbeit zu erreichen«, »Leistungsdenken zu reduzieren« oder »mich vom Perfektionismus zu verabschieden«. Abwechselnd arbeiten die Teilnehmer – wie bei jedem weiteren Treffen – im Plenum, in Kleingruppen, zu zweit oder einzeln.

Dominante Verhaltensweisen

Beim zweiten Treffen stelle ich den Teilnehmern eine systemische Betrachtungsweise von Burn-out vor (Geyerhofer u. Unterholzer 2008, 2009b). Es sind nicht nur das Individuum und seine Verhaltensweisen, die es ausbrennen lassen. Auch andere Faktoren spielen eine wesentliche Rolle. Wir sprechen von vier Ursachenfeldern für Burn-out: Individuum, privates Umfeld, Arbeitsplatz und Gesellschaft. Für jedes Ursachenfeld ist mindestens ein Gruppentermin reserviert.

Die Teilnehmer beginnen bei sich. »Welche meiner Verhaltensweisen könnten dazu führen, dass ich ausbrenne?« Jeder legt eine Liste an und entscheidet sich für eine dominante Verhaltensweise, die er externalisiert (Kapitel 3.1).

Hier ein Textbeispiel einer Teilnehmerin.

Mr. Perfect

»Nein, so kannst du die Liste aber nicht abgeben, die ist ja noch gar nicht vollständig. Wenn du sie so deiner Chefin gibst, merkt die sofort, dass du nichts drauf hast.« Ach, wie ich diesen Typen hasse, der mir bei jeder Arbeit ins Ohr flüstert. Mr. Perfect sitzt auf meiner Schulter, klein, gelenkig, irgendwie schmierig. Mein Leben mit ihm ist unerträglich, er hält nur Kritik für mich bereit. Egal welche Arbeit ich verrichte, egal wie ich sie verrichte, er hat immer etwas auszusetzen: Zu wenig genau, zu oberflächlich sei die Arbeit, zu wenig abgemüht habe ich mich. Ich müsse mehr Zeit in die Arbeit investieren, dürfte nach acht Stunden Büroarbeit den Stift noch nicht fallen lassen. Wenn ich schon nicht besser sei, müsste ich zumindest noch eine Stunde nach Büroschluss dranhängen. Meist gehorche ich Mr. Perfect in der Hoffnung, dass er eines Tages verstummt. Doch davon kann nicht die Rede sein.

Selbst beim Einschlafen verschont er mich nicht mit seinen guten Tipps: »Wenn du so liegst, klemmst du dir das Blut in der Kniekehle ab. Das fördert Krampfadern. Liegst du auf dem Rücken, ist das ungesund für deinen ohnehin schon lädierten Nacken.« Er trennt mich von meinen Freunden, hält mich davon ab zu tun, was mir guttut. Selbst abends, wenn ich auf der Couch liege, werde ich ihn nicht los. »Hast du heute wirklich alles erledigt, was zu tun ist? Solltest du dich nicht für die Besprechung morgen vorbereiten, statt auf der faulen Haut zu liegen?« Er schafft es, mich nervös zu machen, meine Entspannung ist dahin. Manchmal kriecht er nächtens in mein Ohr, treibt sein Unwesen in meinen Träumen und lässt mich schweißgebadet aus dem Schlaf hochfahren. Es gibt nur eine Möglichkeit, ihn abzuschütteln: Clubbings mag er nicht, und ich, ich liebe sie. Die dröhnenden Boxen jagen ihn zum Teufel, das flackernde Licht, die vielen Leute machen ihm Angst. Und ich? Ich fühle mich frei, einfach frei.

Ich verabschiede die Gruppenmitglieder mit einer Hausübung[21]: Sie sollen ihre Liste mit Verhaltensweisen, die Burn-out fördern, einer Per-

21 Dank an Stefan Geyerhofer für diese Übung.

son geben, der sie vertrauen. Der Freund, die Partnerin oder Schwester werden gebeten, die Liste um weitere Verhaltensweisen, die bei dem Teilnehmer zu Burn-out führen könnten, zu ergänzen.

Mit der ergänzten Liste arbeiten wir beim nächsten, dem dritten Treffen weiter. Da fast alle Teilnehmer der Gruppe Mr. Perfect kennen, üben wir Perfektionismusverfehlungen. Jeder sucht einen Bereich seines Lebens aus, in dem die Sucht nach Vollkommenheit zuschlägt. Für die eine Teilnehmerin ist es die geplante Fortbildung, die sie leiten wird, für den anderen das Kollegenmeeting in der folgenden Woche und für den Dritten die anstehende Urlaubsplanung. »Würden Sie Ihre Vorhaben nicht perfekt umsetzen, was würden Sie vernachlässigen?« Angeregt durch diese Frage, verfassen die Gruppenmitglieder Texte zur Perfektionismusverfehlung. Der Text könnte für die nächsten Vorhaben Vorbildcharakter haben – so die Idee, die dahinter steckt. Eine weitere Geschichte entsteht an diesem Tag, angeregt von einer tranceartig eingeführten Als-ob-Intervention. Die Geschichtenschreiber tun so, als hätten sie sich von ihrer burn-out-gefährdenden Eigenschaft oder Verhaltensweise bereits verabschiedet: »Wie ist es dann?« – also eine Abwandlung der Wunderfrage. Die Entwürfe in die Zukunft vermitteln nicht nur ein Gefühl von Leichtigkeit und Lebensqualität, sondern beinhalten bereits Lösungsideen. Paul Watzlawick wies in den 1980er-Jahren auf die Kraft dieser Als-ob-Imaginationen hin (Watzlawick 1997, S. 80): »Der Betreffende wird sozusagen aufgefordert, in seiner Vorstellung eine andere Wirklichkeit zu schaffen, und diese Vorstellung führt zu einem konkreten Ergebnis.«

Wo liegen Veränderungspotenziale?

Nach den individuellen Faktoren ist beim vierten Termin das private, familiäre Umfeld der Teilnehmer an der Reihe. Was könnte dort dazu beitragen, dass sie ausbrennen? Schulden? Die Pflege von Angehörigen? Die mangelnde Trennung zwischen Arbeit und Freizeit? Wir konzentrieren uns auf bereits versuchte Lösungen. Welche haben gut funktioniert und wie könnte man sie ausbauen? Welche haben überhaupt nicht gewirkt und sollten besser aufgegeben werden?

Die Teilnehmer setzen schreibend erste Schritte in Richtung Veränderung. Sie werden aufgefordert, eine Situation zu beschreiben, in der die ersten Schritte bereits umgesetzt wurden – möglichst konkret, möglichst detailreich. Die Gruppenmitglieder lesen ihre Texte einem Partner vor, der mit einem Vierzeiler auf das Gehörte reagiert.

> Ich bin beeindruckt, wie du es schaffst,
> deine Kinder und deinen Mann davon zu überzeugen,
> dass Sport für deinen Ausgleich so wichtig ist
> und dass sie deshalb zurückstecken müssen.

oder

> Ich höre noch das helle Lachen in deiner Kehle,
> als du die Stelle gelesen hast, wie du deine Arbeitskollegin –
> wieder einmal schlecht gelaunt und die schlechte Laune an dir auslassend – einfach stehen hast lassen.

Ich verabschiede die Teilnehmer mit folgender Beobachtungsaufgabe: »Achten Sie darauf, wo Sie im Laufe des nächsten Monats bis zu unserem nächsten Treffen die eine oder andere Veränderung ausprobieren können, und machen Sie sich ein paar Notizen dazu.«

Beim fünften Treffen steht der Arbeitsplatz als dritter den Burnout fördernder Faktor im Zentrum. Wie ist er beschaffen und wie trägt er zum Ausbrennen bei? Bei der Erforschung der Ursachen und aufrechterhaltenden Bedingungen fanden Christina Maslach, Wilmar Schaufeli und Michael Leiter sechs Faktoren, die maßgeblich darüber entscheiden, ob Menschen an ihrem Arbeitsplatz ausbrennen oder nicht (Maslach, Schaufeli u. Leiter 2001):

- Arbeitsbelastung,
- Einfluss/Kontrolle,
- Belohnung und Anerkennung,
- Gemeinschaft,
- Fairness, Respekt und Gerechtigkeit,
- Werte.

Relevant für die Arbeitszufriedenheit ist die Passung zwischen Person und Job, der Grad an Kongruenz, das Ausmaß, in dem sich die Erwartungen des Individuums mit der Realität des Arbeitsplatzes decken oder ihr widersprechen.

Ich bitte die Teilnehmer, sich in zwei Kleingruppen darüber zu unterhalten, wie es in ihren Arbeitsbereichen mit diesen sechs Faktoren aussieht. Die Ergebnisse des Austauschs fassen sie in sechs Akrostichen[22] zusammen.

---

22 Akrostichon: Gedicht, bei dem die Anfangsbuchstaben der aufeinanderfolgenden Verse bzw. Strophen ein Wort, einen Namen oder einen Satz ergeben.

Gemeinschaft fühlt sich gut an
Und
Teamfähig sind wir auch
oder
Zögerlich nur krieg' ich Anerkennung
Und
Wissend um wenig Veränderung
Enttäuscht immer wieder
Neidisch auf die, die mehr Anerkennung bekommen
Ironisch irgendwie – ich kann's auch nicht besser
Gern hätt' ich mehr und vor allem: differenzierter

Das sechste Treffen nutzen wir für eine Zwischenbilanz. Was ist bisher gelungen? Wo gibt es noch Veränderungspotenzial? Was könnten die nächsten Schritte sein? Ergebnisse dieses Nachdenkprozesses in der Gruppe fassen die Teilnehmer in einem Maßnahmenkatalog, bestehend aus maximal zehn Zeilen, zusammen. Erreichtes soll damit besser verankert und Ungelöstes noch mal thematisiert werden. Wir widmen uns aber nicht nur dem Inhalt der Texte, sondern auch der Kommunikation in der Gruppe. Wie geht es den Teilnehmern miteinander und mit der Gruppenleitung? Wie könnten wir die Ressourcen der Gruppe noch besser nutzen? Der Blick auf das Geschehen zwischen uns soll die Gruppenkohäsion verstärken.

Da vor allem Menschen mit hohem Leistungsanspruch Gefahr laufen, einem Burn-out zu erliegen, ist es naheliegend, das Verhältnis der Teilnehmer zur Leistung zu hinterfragen. »Was ist für mich Leistung?«, »Woran messe ich sie?« »Wie sieht das Verhältnis Leistung – Anerkennung (durch andere, durch mich selbst) aus?« Fragen wie diese begleiten das Gespräch in Zweiergruppen. Die Antworten darauf halten die Teilnehmer dann in einem Text fest – als literarische Anregung dient die Ballade »Das Lied von der Unzulänglichkeit menschlichen Strebens« aus Brechts »Dreigroschenoper« (Brecht 1980, S. 194 f.). Darin macht sich ein lyrisches Ich lustig über den vergeblichen Versuch des Menschen, sein Leben zu planen.

Wem ein Erschöpfungssyndrom droht, der hat der Arbeit zu viel Zeit gewidmet und der Entspannung, der Ablenkung zu wenig. Wer ausreichend genießt, wer gut darauf schaut, dass das Verhältnis zwischen Arbeit und Erholung ausgeglichen ist, wird nicht ausbrennen. Deshalb geht es beim nächsten Treffen, bei unserem siebten, darum nachzufragen, wofür sich die Teilnehmer Zeit nehmen. Wir arbeiten mit Listen, Wochenplänen und den unterschiedlichsten Visualisierungstechniken wie Tortendiagrammen oder Lebenssternen (Bamberger 2010).

Gesellschaftliche Diskurse relativieren

Gesellschaftliche Faktoren sind – neben individuellen, privaten/familiären Faktoren und Faktoren, die vom Arbeitsplatz abhängen – das vierte Feld für die Entstehung von Burn-out. Ihnen widmen wir uns bei unserem achten Termin. In unserer therapeutischen Arbeit können wir mit Klienten gesellschaftlich bedingte Ursachen für die Erkrankung an Burn-out eruieren, eindimensionale Karrierebilder, ungesunde Leistungsbegriffe und die Selbstverständlichkeit von ständiger Flexibilität und Mobilität dekonstruieren.

Wirtschaftliche, politische und soziale Verhältnisse stehen auch im Mittelpunkt unseres vorletzten, unseren neunten Treffens. Unsere Möglichkeiten, im gesellschaftlichen Umfeld Einfluss zu nehmen, sind klarerweise geringer als im individuellen Bereich. Es geht hauptsächlich darum, wie wir unsere Haltung zur gesellschaftlichen Wirklichkeit ändern können, wie wir unseren Umgang mit ihr verändern können. Die Teilnehmer suchen Antworten auf Fragen wie: Welche gesellschaftlichen Diskurse spielen für mein Arbeitsverhalten eine Rolle? Wie kann ich gelassener damit umgehen?

Frau K., Abteilungsleiterin in einer Pharmafirma und Mutter einer sechsjährigen Tochter, erzählt von ihrem Traum, mit ihrem Mann am Stadtrand von Wien ein Haus zu bauen. Obwohl sie bereits seit mehreren Monaten starke körperliche Symptome wie Verspannungen und Kopfschmerzen quälen und der Betriebsarzt den Verdacht auf Erschöpfung geäußert hat, nimmt sie das Angebot ihres Vorgesetzten, die Arbeitszeit zu reduzieren, nicht an. Der geringere Lohn würde den Hausbau gefährden. Ihr Mann hat bereits signalisiert, dass ihm ihre Gesundheit weitaus wichtiger sei als das Domizil im Grünen. Ein reflektierendes Team – vier Teilnehmer aus der Gruppe – formuliert Hypothesen zum Zusammenhang von der Idee vom eigenen Haus und der Bedeutung von Privateigentum und Statussymbolen in unserer Gesellschaft, Hypothesen, die es Frau K. vielleicht erleichtern, sich von ihrem gesundheitsschädigenden Traum zu verabschieden. Wünsche, die dem eigenen Wohlbefinden abträglich sind, kennen alle Teilnehmer. Die Idealfigur, der Marathonlauf oder der nächste Karriereschritt lassen kein Nein und kaum Freizeit zu. Die Teilnehmer schreiben Abschiedsbriefe an ihre »ungesunden« Träume – zumindest in der Vorstellung und im Text ist ein Loslassen möglich geworden.

Vor dem letzten Treffen liegt der Sommer. Diese Pause dient der Gruppe dazu, die Veränderungen, die sich im Laufe des Jahres eingestellt haben, auf ihre Nachhaltigkeit zu überprüfen. Im Oktober findet das zehnte und letzte Treffen statt. Die Teilnehmer überprüfen bei diesem »Follow-up« den Maßnahmenkatalog, den sie beim sechsten Treffen erstellt haben. Was ist gelungen? Was hat sich verändert? Was wurde erreicht? Was ist nicht gelungen? Wie müsste sie/er es anders angehen, damit es gelingt? Fragen wie diese stellen sich die Teilnehmer im Partnerinterview. Dann geht es darum, die Fähigkeiten und Fertigkeiten, welche sie aktiviert oder entwickelt haben, um ihre Themen zu bearbeiten, zu internalisieren. (Tomm 2009, vgl. Kapitel 3.2) Die Lösungskompetenz der Teilnehmer wird als ihre Ressource festgeschrieben. Ich bitte die Gruppenmitglieder, einen Text zu verfassen, in dem sie ganz konkret beschreiben, wie es ihnen gelungen ist, einen der vier genannten Burn-out fördernden Faktoren – Person, privates Umfeld, Arbeit, Gesellschaft – in den Griff zu bekommen. Herr O., in leitender Position als Computertechniker in einem internationalen Unternehmen tätig, schreibt:

> Das Bravsein ist vorbei. Ich frage nicht mehr »Was muss ich tun?«, sondern »Was brauche ich?«! Keine große Veränderung, aber der Fokus hat sich völlig verschoben.

Frau W., Personalmanagerin, formuliert ihr erreichtes Ziel so:

> Ich lerne loszulassen, übe mich im Delegieren und immer öfter gelingt es mir, Ade zum Leistungsgedanken zu sagen.

Frau A., Eventmanagerin, ist es gelungen, ihren Perfektionismus zu verabschieden. Stolz liest sie vor:

> Im Ringelspiel des Lebens bin ich wieder Herrin des Karussells.

Zum Abschluss zelebrieren wir ein Ritual. Im Therapieraum gestalten wir eine Agora[23], in der Mitte steht eine Art Podest. Jeder Teilnehmer stellt sich darauf, trägt seinen Lieblingstext vor und wir geben möglichst detailliertes Feedback auf die von uns wahrgenommene Entwicklung im Laufe des gemeinsamen Jahres. Die Gruppe wird zur Zeugin eingetretener Veränderungen.

23 Die Agora ist der Marktplatz der altgriechischen Stadt. Dort vertrieb man seine Waren, feierte Feste und hielt Versammlungen ab.

7 Die Kraft des Gestaltens

Ich hatte gedacht, ich müsse den Fall meines Vaters, der unter diesem Text liegt, aber auch meinen Schmerz beschützen – und dann erlebte ich: Der Text beschützt mich! Er hatte eine Form angenommen. Er war ein Kunstwerk geworden, das lebt und agiert, etwas vollkommen Selbstständiges.
Angela Krauß

In den vorangegangenen Kapiteln habe ich die Entwicklung therapeutischen Schreibens nachgezeichnet, wie sie sich in unterschiedlichen therapeutischen Schulen darstellt. Ich habe gezeigt, wie wir systemische Techniken schreibend umsetzen können und welche Textsorten sich dafür eignen. Darauf folgten Kapitel 5 und Kapitel 6 über das Schreiben in der Einzel- und in der Gruppentherapie. Textbeispiele meiner Klienten haben das Gesagte illustriert und konkretisiert.

Nun ist es an der Zeit, dass wir uns den in der Therapie entstehenden Produkten, also den Texten, zuwenden. Wir begleiten Klienten dabei, wenn sie neue Geschichten entwickeln, Geschichten, die neue Bedeutungen und neue Handlungsoptionen eröffnen, Geschichten, die für sie förderlicher sind als jene, mit denen sie zu uns in die Therapie gekommen sind. Folgende Fragen stehen im Mittelpunkt: Gibt es eine Art zu schreiben, die Klienten mehr hilft als andere? Wenn ja, worauf gilt es zu achten? Macht es Sinn, Texte im therapeutischen Kontext zu überarbeiten oder mit ihnen weiterzuarbeiten? Wenn ja, wie gelingt eine Umgestaltung? Durch eine Transformation, die auf zwei Ebenen stattfindet: Auf der einen Ebene wird der Text nach inhaltlichen Kriterien umgestaltet, auf der anderen nach formalen, welche die inhaltliche Transformation unterstützen.

Um uns der Frage nach therapeutisch »guten« Geschichten anzunähern, bedarf es erst noch eines Exkurses in die Erzählforschung.

7.1 Varianten des Erzählens

Spätestens seit der narrative Ansatz den Paradigmenwechsel von Systemen zu Geschichten proklamierte (Kapitel 1.3), wurde die Art des Erzählens zentral für die therapeutische Arbeit. Welche Geschichten begegnen uns in unserem beruflichen Alltag? Würden wir den amerikanischen Sozialpsychologen und Sozialkonstruktionisten Kenneth

Gergen befragen, würde er antworten: eine schier undefinierbare Anzahl von unterschiedlichen Varianten. Jede Zeit hat ihre Favoriten (Gergen 1998, S. 5; Übers. C. U.): »Statt eine bestimmte Anzahl zu suchen, geht der hier bevorzugte kulturell basierte Blick von unendlich vielen möglichen Geschichtsformen aus, mit in den verschiedenen geschichtlichen Perioden favorisierten unterschiedlichen Formen.« Kleidermoden ähnlich würden in verschiedenen Epochen verschiedene Arten von Erzählungen bevorzugt.

Bevor wir aber den Wald vor lauter Bäumen nicht mehr sehen, greifen wir zu einer »epochenübergreifenden« – zugegebenermaßen etwas groben – Einteilung. Sind es Helden- oder Opfergeschichten, Leidens- oder Bewältigungsgeschichten, sind es Entwicklungsgeschichten oder Erzählungen vom Stagnieren, die Klienten beherrschen? Jede dieser Arten von Geschichten hat ihre Eigentümlichkeiten. Helden-, Entwicklungs- und Bewältigungsgeschichten haben ein Happy End. Der Held meistert eine schwierige Situation und fokussiert die positive Wendung. Diese Geschichten erzählen Klienten am Ende einer erfolgreichen Therapie. Zu Beginn einer Therapie hören wir Therapeuten aber meist Opfer- und Leidensgeschichten. Die Protagonisten dieser Art von Erzählungen erleben sich als dem Schicksal ausgeliefert, sie sehen für sich einen äußerst begrenzten Handlungsspielraum. Sinn des therapeutischen Prozesses ist es dann, Klienten dabei zu unterstützen, Akteure ihres Lebens zu werden und Handlungsoptionen zu entwickeln – also Opfergeschichten umzuwandeln in Entwicklungs- oder Bewältigungsgeschichten.

Die von Gergen genannte unendliche Varianz reduziert sich, betrachtet man Geschichten von ihren Endpunkten her. Aus dieser Perspektive kann man drei Varianten unterscheiden – Erzählungen der Regression, der Stabilität und der Progression:

- Wer seine Geschichte progressiv gestaltet, erzählt von Bewältigung, Erfolg und verleiht ihr ein gutes Ende. Erzählungen der Progression konzentrieren sich auf Ressourcen, Ziele, Lösungen. Treten Hindernisse oder Einschränkungen auf, dann unter dem Aspekt des Bewältigbaren.
- Im Mittelpunkt von Geschichten der Regression stehen Verluste, schwierige Umstände, Belastungen. »Regressive Erzählungen zeigen einen kontinuierlichen Abwärtstrend«, so fasst Gergen (ebd., S. 5; Übers. C. U.) den Tenor dieser Geschichten

zusammen. Wer regressiv erzählt, schildert einen negativen Ausgang – einen Niedergang, ein Ende in Enge, Düsternis und Ausweglosigkeit. Trotz der Schwere darf der soziale Wert regressiver Erzählungen nicht außer Acht gelassen werden (ebd., S. 9; Übers. C. U.): »Man bedenke beispielsweise die Wirkung von Leidensgeschichten, Aufmerksamkeit, Mitgefühl und Intimität hervorzurufen.« Regressive Erzählungen haben in der westlichen Kultur Kompensationsfunktion: Sie entschuldigen eigenes Versagen und erzeugen Mitgefühl, so Gergen.

- Gergen führt noch eine dritte Kategorie an: die Erzählungen der Stabilität. Diese Überlebenserzählungen thematisieren Schwierigkeiten, Widrigkeiten, vergessen aber nicht die Fähigkeit des Erzählers, sich damit zu arrangieren, standzuhalten und durchzuhalten. Gergen charakterisiert diese Art zu erzählen folgendermaßen (ebd., S. 5; Übers. C. U.): »Eine Stabilitätsgeschichte ist eine Erzählung, die Ereignisse so verbindet, dass der Verlauf im Wesentlichen unverändert bleibt in Bezug auf ein Ziel oder ein Ergebnis.« Das Leben gehe weiter, weder besser noch schlechter, aber mit Respekt gegenüber diesem Entschluss.

Selbstverständlich präsentieren Klienten nicht reine Geschichten der Regression oder Progression oder Stabilität, sondern meist eine Mischung aus allen drei Arten – und dennoch: Ein Moment dominiert jeweils.

Grossmann unterscheidet schließendes und öffnendes Erzählen:

- Das schließende Erzählen »aktualisiert sich in einer Erzählweise des Indikativs, des ›Es ist, wie es ist‹« (Grossmann 2000, S. 70). Es enthält kaum Raum für Unterschiede, für alternative Sichtweisen, für Ausnahmen. Als Metapher für diese Art des Erzählens wählt Grossmann in Anlehnung an White einen festgemauerten Torbogen (ebd., S. 32): »Ein Stein – eine Erzählung – fügt sich nahtlos an den anderen.«
- Öffnendes Erzählen zeichnet sich durch Vielfalt und durch Thematisierung komplexer Erfahrungen aus.

Die vorsichtige Dekonstruktion geschlossener Erzählungen durch sprachliche Mikromethoden (Sluzki 1992) wie die Einführung des Konjunktivs, die Nutzung verschiedener Frageformen oder durch einen Perspektivenwechsel kann öffnendes Erzählen anregen. Auch wenn sich die genannten Klassifizierungen von Geschichten auf mündliches Erzählen beziehen – brauchbar sind diese Kategorien auch für die schriftliche Form.

Therapeutisch »gute« Geschichten

Wer im therapeutischen Sinne gute Geschichten entwickelt, erzählt progressiv und öffnend. Auch Erzählungen der Stabilität fallen unter die Kategorie »therapeutisch gute Geschichten«. Folgen wir David Epston und Michael White, führt eine gute Geschichte nicht zu Sicherheiten, sondern immer zu neuen Perspektiven (White u. Epston 1998, S. 84): »Diese Welt der Erzählungen ist eher durch den Konjunktiv als durch den Indikativ geprägt.« Auf literarische Texte verweisend, zeigen White und Epston, welche Möglichkeiten das bringt: stets mehrere mögliche Interpretationsvarianten des faktisch vorliegenden Textes.

Freedman und Combs orientieren sich ebenfalls an der Belletristik, wenn sie der Frage nachgehen, was Geschichten lebendig und überzeugend macht. Wie schaffen es Autoren, dass man sofort in die von ihnen gestaltete Welt einsteigt? »Ein Weg, mit dem Romanautoren, Drehbuchschreiber oder andere versierte Geschichtenerzähler ihre Geschichten lebendig gestalten, besteht darin, Details einzubeziehen.« (Freedman a. Combs 1996, S. 93; Übers. C. U.) Freedman und Combs arbeiten in ihrem Buch mit J. D. Salingers Erzählband »Franny und Zooey« (Salinger 1961) als Anschauungsmaterial für die Anreicherung von Geschichten mit multimodaler Wahrnehmung und Erfahrung. Erinnern wir Klienten an ihre verschiedenen Wahrnehmungskanäle, so fragen wir nach, was sie bei Geschichten, die sie erzählen, gehört, gesehen, gefühlt, gedacht und was sie getan haben. Daraufhin schildern sie die Welt, die sie entwerfen, bunter, ausführlicher, intensiver.

Nicht nur narrative Therapeuten denken über die Frage, was »gute« Geschichten sind, nach. Wir bekommen auch Hinweise von lösungsfokussierten Therapeuten, wenngleich sie nicht von Geschichten, sondern von Gesprächen reden. Insoo Kim Bergs und Steve de Shazers Idee vom Problemgespräch korrespondiert mit schließendem oder regressivem Erzählen (Berg u. de Shazer 1993, S. 150 f.):

> »Je mehr Klient und Therapeut über ›Fakten‹ reden, desto größer wird das Problem, das sie gemeinsam konstruieren. Das ist die natürliche Funktionsweise der Sprache. […] Unsere Klienten haben uns gelehrt, dass es eines ganz anderen Denkens und Sprechens bedarf, das außerhalb der ›Fakten‹, außerhalb des Problems steht. Wenn Klient und Therapeut immer mehr über die Lösung reden, die sie gemeinsam

> konstruieren wollen, beginnen sie zu glauben, das, worüber sie sprechen, sei ›wahr‹ und ›real‹«.

Betonen Klienten also in ihren Texten eher die Lösungen und weniger die Fakten, vermitteln sie weniger sicheres Wissen, sondern eher verschiedene Möglichkeiten – sowohl in der Betrachtung der Welt als auch in der Interpretation der Fakten –, wissen wir, es geht in eine gute Richtung.

Wie die Nadel auf einer Schallplatte

Die abstrakte Idee, auf verschiedene Arten zu erzählen, möchte ich mit einem Beispiel aus dem Gruppenmodell »Geschichte(n) meines Lebens« konkretisieren: »Das Haus der Kindheit« von Marie Luise Kaschnitz – 1957 entstanden – ist ein autobiografisch gefärbter Text über ein museumsähnliches Gebäude. Mit dem Betreten des Hauses kehrt die Protagonistin zurück in ihre Kindheit. Die Eingangspassage der tagebuchartigen Aufzeichnungen nutze ich in der Arbeit mit Klienten gerne als Einstieg in einen eigenen Text.

Frau R., der Tochter einer blinden Mutter – wir kennen sie aus Kapitel 6 –, dient diese Passage als Anregung, um in ihr Haus der Kindheit einzutreten:

> Ich trat ein. Dunkelheit empfing mich. Orientierungslos wagte ich ein paar Schritte – vorsichtig und langsam. Die Arme weit ausgestreckt, in der Hoffnung, auf eine Tür zu stoßen. Kälte, Stille. »Ist da jemand?«, fragte ich vorsichtig. Zu vorsichtig vielleicht. Und nochmals, etwas mutiger: »Ist denn keiner da?« Keine Antwort. Langsam wurde mir angst und bang. Es schien ein größerer Raum zu sein. Meine Stimme hallte ein bisschen. Ich ging weiter. Endlich! Ich ertastete eine Tür, suchte die Klinke, drückte die Klinke. Ich trat ein. Ein weiteres dunkles Zimmer empfing mich. Meine Augen gewöhnten sich an die Dunkelheit und ich entdeckte ein kleines Fensterchen; so klein, kaum wert, Fenster genannt zu werden. Meine Beine führten mich auf schnellstem Wege dorthin, wo ich auf Licht hoffte. Und wirklich! Ich sah hinaus. Ein wunderbarer Garten im Sonnenlicht, alt und verwildert, viel Platz für Kinder, große und kleine, Mädchen und Buben. Sie schienen glücklich, fröhlich, unbeschwert. Sie lachten, sie schrien, sie tuschelten, sie schaukelten, sie hielten sich an den Händen, sie redeten. Aber nicht nur Kinder bevölkerten den Garten, auch Erwachsene schienen sich hier sehr wohlzufühlen. Ich blieb drinnen. Dunkelheit. Kälte. Einsamkeit. Kein Entkommen. Kein Weg nach draußen.

Kenneth Gergen würde Frau R.s Geschichte als eine Erzählung der Regression bezeichnen, in der Verluste, Einschränkungen thematisiert werden, in der auf Lebensschwierigkeiten fokussiert wird, auf widrige Umstände und Defizite. Für Grossmann wäre Frau R.s Erzählen ein schließendes. Diese Art von Texten zeichnet ein Bild des Unterliegens, des Scheiterns, es erscheint »zuweilen als blasses und diffuses Bild im Sinne pessimistischer Prophezeiungen, zuweilen als scharf konturierter Bannspruch, der über der Zukunft liegt« (Grossmann 2000, S. 62). Mit Frau R.s Worten: »Kein Entkommen. Kein Weg nach draußen.« Erzählungen dieser Art bilden – so Grossmann – eine schwere Lebenshypothek, sie würden einen Erzählfluss formen, dessen »Einmündung in ein dunkles Meer unverrückbar festzustehen scheint« (ebd.). Ähnliches formuliert Frau R., als sie bei unserem dritten Termin meint, nach dem Schreiben gehe es ihr nicht gut: »Beim Schreiben dieser Geschichte legt sich in mir ein Schalter um, der mich alles andere ausblenden und mich nur mehr Dunkelheit und Kälte spüren lässt. Jahrelange Auseinandersetzungen mit Vergangenem hinterlassen tiefe Spuren. Das Schreiben ist wie die Nadel auf einer Schallplatte, die immer und immer wieder in die vorgeprägte, spiralförmig verlaufende Rille springt. Ich setze die Brille des ›So-war-es-eben‹ auf und vergesse die anderen Geschichten meines Lebens.« Dies ist ein Hinweis dafür, dass bei Leidensgeschichten das Verschriftlichen kontraproduktiv sein kann. Es sei denn, wir können Klienten behutsam beim Transformationsprozess von alten zu neuen Geschichten begleiten.

Abbildung 18 präsentiert Varianten des Erzählens.

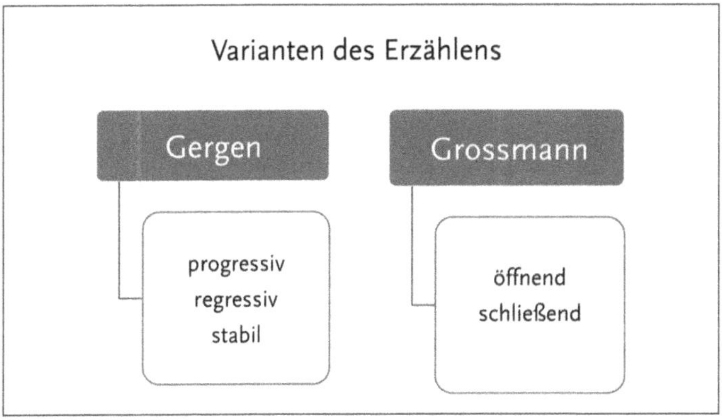

Abb. 18: Varianten des Erzählens

7.2 Texte transformieren

Wie gerade dargestellt, tragen Klienten meist monologische, in sich geschlossene Geschichten mit sich herum. Innere Dialoge, die neue Geschichten entstehen lassen, beginnen oft erst in der Therapie (Penn u. Frankfurt 1996, S. 192). Das heißt nun nicht, dass wir einfach neue Geschichten gemeinsam mit unseren Klienten erfinden können. Wir betreiben keine Geschichtsklitterung. Die bestehende Erzählung darf nicht einfach aufgehoben werden, sondern wird durch noch nicht Erzähltes ergänzt. Der amerikanische Psychiater und Familientherapeut Carlos E. Sluzki meint (Sluzki 1992, S. 21): »Inhaltlich muss sich die neue Geschichte aus der alten entwickeln; damit sie sich im therapeutischen Gespräch konsolidieren kann, muss sie Elemente der alten, ›vertrauten‹ Geschichte enthalten.« Eigentlich gehe es um eine Neuzusammensetzung der alten Bestandteile, ergänzt durch neue Elemente, neue Charaktere, neue Handlungsstränge, eine andere Logik, andere Werte und Normen, erläutert Sluzki. Er spricht von einem »kreativen Gleichgewicht zwischen Alt und Neu« (ebd.). Was Sluzki, Epston und White aus ihrer narrativen Position heraus formulieren, bestätigt der Göttinger Neurobiologe Gerald Hüther. Er ist überzeugt, Lernen funktioniere dann, wenn man Neues mit etwas bereits Bekanntem verknüpfen kann (Hüther 2004, S. 76 f.): »Wirklich interessant wird es nur dann, wenn das alte bereits vorhandene Muster und das neue, eben entstandene Aktivierungsmuster zumindest teilweise übereinstimmen und überlagerbar sind.«

Nachdem wir nun eine Idee davon haben, wie die Geschichten, mit denen Klienten zu uns in die Stunde kommen, konstruiert sind und worauf zu achten sinnvoll wäre, nachdem wir wissen, dass ein Transformationsprozess vorsichtig vonstattengehen muss, um bei Klienten anschlussfähig zu sein, richten wir unseren Blick auf das Wie, auf Möglichkeiten der Transformation.

Vorausgeschickt sei noch, dass immer der Klient entscheidet, was mit seinen Geschichten geschieht, ob er sie vorlesen, über sie reden oder weiter bearbeiten mag. Manche Klienten schreiben nur für sich und die Schriftstücke verschwinden in Stapeln von Geschriebenem, fristen künftig unbemerkt in vollgeschriebenen Heften und Notizbüchern ihr Dasein. Viele aber bringen ihre Texte mit und lesen sie vor. In einem klassischen poesie- und bibliotherapeutischen Rahmen reagieren die Therapeuten auf vorgelesene Texte mit Feedback und Sharing. Sie melden zurück – in der Gruppentherapie auch die anderen Teilnehmer –, was sie gehört, gesehen, was sie wahrgenommen haben. Dann – im Sharing – teilen sie die Resonanz, welche die Texte bei ihnen erzeugen, mit, sie erzählen, was sie in ihnen auslösen.

Neben Feedback und Sharing nutze ich noch zwei andere Möglichkeiten, mit Texten weiterzuarbeiten:

- Zum einen nehme ich den Text als Ausgangspunkt für das folgende Gespräch: »Was haben Sie durch das Schreiben über sich, über das Thema und Ihren Umgang damit erfahren?« In Gruppen rege ich durch konkretes Nachfragen bei den Teilnehmern das Gespräch an: »Wo finden Sie im Text – im Vergleich zu Ihrer Geschichte – andere, für Sie vielleicht neue Sichtweisen?« »Welche Textstelle macht Sie neugierig?« »Wo würden Sie gerne nachfragen?«
- Zum anderen motiviere ich Klienten, sich erneut ihres Textes anzunehmen.

Gleich vorweg: Nicht bei allen Texten schlage ich ein Über- oder Weiterarbeiten vor. Einige Texte erhalten einen ganz besonderen Stellenwert im Leben von Klienten. Erinnern wir uns an Herrn L.s Text »Afrika« (Kapitel 5.2) oder an Frau E.s Geschichte »Tanz mit dem Vater« (Kapitel 6.1). Solche Schlüsseltexte sind Ausdruck eines veränderten Erlebens, eines anderen Begreifens, einer neuen Erfahrung. Diese wichtigen Schriftstücke zu gestalten macht Sinn. Ihnen sprachlich, stilistisch, aber auch inhaltlich noch mal Aufmerksamkeit zu schenken, zollt ihnen den gebührenden Respekt, stellt sie in ihrer Bedeutung heraus, verankert neue Erkenntnisse. Oft rege ich bei Texten, in denen sich Lösungen und neue Perspektiven erst sanft abzeichnen, eine Überarbeitung an. Aber auch andere, für Klienten weniger wichtige Geschichten zu überarbeiten ist therapeutisch sinnvoll. Sind diese monovalent, monoperspektivisch, karg und blass, dann schlage ich vor: »Ist noch eine andere Deutung der Wirklichkeit, eine andere Sichtweise denkbar? Wollen Sie versuchen, in schriftlicher Form darüber nachzudenken?« Gibt es Widersprüchliches in diesen Texten oder leise Stimmen, die zaghaft anderes sagen? Dann lege ich Folgendes nahe: »Den Widerspruch in Ihrem Text finde ich interessant. Könnten Sie sich ein paar Notizen dazu machen?« Oder: »Schenken Sie dieser neuen Stimme in einem weiteren Text Aufmerksamkeit.« Unterstützen können wir diesen Prozess, indem wir eine Fokusverschiebung anregen, Wunder- und Skalierungsfragen stellen, Ausnahmen, »unique outcomes«, ins Zentrum der Aufmerksamkeit rücken. Doch dazu später mehr.

Die Überarbeitung von Texten ist uns bereits in verschiedenen schreibtherapeutischen Modellen begegnet. In Interapy spielt sie eine ganz entscheidende Rolle (Voos 2013, S. 6, vgl. Kapitel 2.2):

- In der Phase der Selbstkonfrontation, in der die Betroffenen über ihre schmerzhaftesten Erinnerungen, Gedanken und Gefühle berichten, schreiben sie im Präsens und in der ersten Person.
- In der Phase der kognitiven Umstrukturierung schreiben sie noch einmal über dieselben Erlebnisse, diesmal jedoch in Form eines unterstützenden Briefes an einen fiktiven Freund oder eine fiktive Freundin, der dasselbe widerfahren ist wie ihnen. Sie sollen sich in ihren Briefen auf Vorschläge konzentrieren, wie die fiktive Freundin ihr Leben wieder genießen, die Probleme hinter sich lassen könne.
- In der nächsten Phase, im Social Sharing, in der die Betroffenen ein weiteres Mal einen Brief verfassen, sollen sie sich von ihren traumatischen Erfahrungen verabschieden. Nun spielen Stil, Rechtschreibung und Grammatik eine große Rolle. Dadurch wird die Wichtigkeit dieses Briefes unterstrichen.

Auch beim Projekt von Peder Terpager Rasmussen und Karl Tomm, dem »Guided Letter Writing« (Kapitel 2.3), spielt das Weiterarbeiten mit Texten eine wesentliche Rolle. Beide leiten beispielsweise Klienten an, Briefe, die sie an ihre Eltern geschrieben haben, aus der Perspektive der Mutter oder des Vaters zu beantworten. Paare schreiben Briefe aus der Perspektive ihrer Partner (Terpager Rasmussen u. Tomm 1992, S. 10).

Penn und Frankfurt heben ebenfalls hervor, wie wichtig es ist, gerade Briefe, die für einen Empfänger bestimmt sind, so lange zu überarbeiten, bis sie von anderen »gehört« werden können. Dies ist dann der Fall, wenn sie nicht mehr monologisch, sondern mehrstimmig sind (Penn u. Frankfurt 1996, S. 191).

Motivierte Klienten, die therapeutisches Schreiben als hilfreiches Mittel für sich entdeckt haben, scheuen keine Mühe, an ihren Entwürfen zu feilen, so als käme ihnen der Wunsch nach sprachlicher und inhaltlicher Präzisierung entgegen. Als Helmut H. Koch und Nicola Keßler in den 1990er-Jahren ihre groß angelegte Studie über Schreiben in Krisen (Kapitel 9.1, Koch u. Keßler 1998) vorlegen, fällt ihnen der »hohe Grad an Ästhetisierung« auf. Die beiden Studienautoren deuten das Bemühen um sprachliche Gestaltung als Versuch, sich zu distanzieren. Erkennbar an den Texten sei der Wille und die Fähigkeit zur Gestaltung, selten würden unbearbeitete Texte »aus dem Bauch heraus« der Öffentlichkeit preisgegeben.

Gestaltung bringt Abstand

Die Gestaltung von Texten bringt also Distanz. Sich auf den Linguisten Roman Jakobson beziehend, erklärt der Literaturwissenschaftler Franz K. Stanzel (1985, S. 17): »Jede Anstrengung, die Mittelbarkeit des Erzählens zu gestalten, erhöht die Literarizität«. Es sei daher kein Zufall, dass sich gerade der Trivialroman mit minimal gestalteter Mittelbarkeit begnügt, während Autoren epochemachender Werke »ihre Innovationskraft zu einem Gutteil der Gestaltung zugewendet« haben. Gestaltendes Bemühen wirke auch gegen »Ermüdungserscheinungen«, denen sich der Trivialroman kaum entziehen kann (ebd.). So wie sich durch die Gestaltung bzw. Neugestaltung der literarischen Formensprache wirksam gegen die Ermüdung konventioneller Formen vorgehen lässt, können auch Emotionen und Kognitionen durch die Neugestaltung von Erinnerung und Erkenntnis wirksam verändert werden. Das Gewinnen von Abstand ist eine Voraussetzung für das Verändern von Emotionen und Kognitionen und gleichzeitig ein Effekt davon. Das Überarbeiten von Texten verhindert in diesem Sinne, dass Geschichten wie Nadeln auf Schallplatten stets derselben Spur folgen.

7.3 Inhaltliche Veränderungen – transformative Mikromethoden

Wohl wissend, dass Form und Inhalt dialektisch miteinander verflochten sind, trenne ich die Transformation von Texten in formale und inhaltliche Aspekte, da das Ordnung in die Vielzahl von Veränderungsvarianten bringt.

Carlos E. Sluzki unterscheidet verschiedene Formen, wie Geschichten transformiert werden. Die transformativen Mikromethoden sind unlösbar miteinander verbunden, und eine Veränderung in einer Dimension wirkt sich auch auf alle anderen aus« (Sluzki 1992, S. 25). Sluzki bezieht sich auf das therapeutische Gespräch, wenn er von Transformationen spricht (ebd., S. 20): »[...] der Therapeut [hört sich] aktiv die Geschichte an, die der Patient oder die Familie erzählt, und versucht, durch (zirkuläre oder lineare) Fragen, Kommentare (die einen neuen Rahmen schaffen oder etwas hervorheben sollen) oder andere interaktive Verhaltensweisen die Erzählung des Patienten zu transformieren.« Sluzkis Ideen liefern aber auch gute Anregungen für das therapeutische Schreiben.

- *Zeitliche Transformation:* Beschreiben Klienten ein Symptom statisch oder zeitlich diskontinuierlich? Berichten sie von einem Zustand oder von einer Handlung? Erzählt jemand mit oder ohne zeitlichen Bezugsrahmen? Je nach Textvorlage, kann gezielt nachgefragt werden bzw. kann der Vorschlag für die Überarbeitung eines Textes lauten: Wann erleben Sie sich in gedrückter Stimmung, morgens oder abends? Beschreiben Sie bitte, was Sie tun, wenn Sie sagen, Sie seien bedrückt? Fassen Sie bitte in einem Text zusammen, wann und unter welchen Bedingungen sich die Depression ausbreiten konnte? Überarbeitungen von Texten, so angeregt, machen einerseits Muster deutlich und eröffnen andererseits den Blick für Ausnahmen. Die Ergebnisse können der Beginn einer alternativen Geschichte sein.
- *Räumliche Transformation:* Sind Geschichten, die Klienten erzählen, räumlich verortet? Welche Bedeutung ordnen die Klienten dem Kontext zu? In welchem Kontext tritt ein Gefühl, ein bestimmtes Verhalten stärker, wann tritt es schwächer auf? Wenn der Klient einem Umfeld hohe Bedeutung zuschreibt, können wir danach fragen, was er braucht, um die Schwerkraft der Verhältnisse etwas zu mindern. Durch Fragen oder Kommentare können wir Erzählungen transformieren: »Obwohl Sie nicht mehr zu Hause wohnen, hält Ihr Essverhalten an. Wie erklären Sie sich, dass Sie sich trotz Ihres Auszugs aus dem Elternhaus stets an der Grenze zum Untergewicht bewegen?«

- *Kausale Transformation:* Wir können unsere Aufmerksamkeit vom vermuteten Kausalnexus auf die Auswirkungen lenken. Mit anderen Worten: Wir können die Ursache-Wirkungs-Zusammenhänge, die Klienten präsentieren, vorsichtig anzweifeln und uns mehr auf die Folgen des Problems konzentrieren. »Wie wirkt sich Ihre Magersucht auf Ihre sozialen Beziehungen aus?«
- *Transformation der Interaktion:* Wechsel von der intrapersonellen zur interpersonellen Perspektive. Soll heißen, wir gehen von der Beschreibung der Attribute einer Person zur Beschreibung von Interaktionen zwischen Personen über. Spricht die Mutter von der Widerborstigkeit ihrer Tochter, kann der Therapeut sie fragen: »Welche der Handlungen Ihrer Tochter bezeichnen Sie als widerborstig?« Beschreiben Klienten das Verhalten anderer als negative Absicht, können wir Erzählungen transformieren, wenn wir nach der Wirkung dieses Verhaltens fragen: »Abgesehen von Ihrer Idee, Ihr Mann ärgere sie absichtlich, welche Auswirkungen hat dieser Ärger auf Ihre Beziehung?«
- *Transformation auf der Ebene von Werten:* Die Veränderung in der Zuordnung von Werten zu Vorkommnissen oder zu Protagonisten der Erzählung kann zur Verschiebung der moralischen Bewertung führen und neue Bedeutungsfelder eröffnen. Sluzki führt folgendes Beispiel an (Sluzki 1992, S. 30): »Wenn eine Patientin in sich selbst herabsetzender Weise ihr aufbrausendes Verhalten ihren Kindern gegenüber als Grund für die Beratung angibt, kann der Therapeut dazu sagen: ›Es erfordert sehr viel Verantwortungsgefühl und Mut, sich wegen eines Verhaltens, das in einem so schlechten Licht erscheint, zu einer Beratung zu entschließen!‹« Ein weiterer Kommentar verdeutlicht die Transformation der Wertezuordnung in Geschichten. Sluzki setzt das ungehaltene Tun der Mutter in einen anderen Rahmen: »Ihr ganzes Leben lang haben Sie kein Vorbild für Geduld und Zärtlichkeit gehabt; Sie sind also nicht gefühllos, sondern unwissend!« Dieses Reframing entlastet, »unwissend« zu sein ist die leichtere Last als das Attribut »gefühllos«, das mit dem Charakter einer Person verbunden ist. Unwissenheit lässt sich auch leichter durch Lernen verändern (ebd.).

- *Transformation von Interpretationen zu Beschreibungen:* Darunter versteht Sluzki den Wechsel von Annahmen über Bedeutungen von Ereignissen zu konkreten Darstellungen dieser Ereignisse. Sinnvoll ist diese Transformation vor allem dann, wenn sich Klienten sehr auf Vermutungen und Annahmen stützen. »Können Sie den Vorfall so beschreiben, als müssten Sie einen Bericht schreiben?« Oder: »Welche Erzählung entsteht, wenn Sie sich nur auf Fakten berufen und Interpretationen aussparen?«
- *Transformation von Inkompetenz zu Kompetenz:* Wir wechseln von einer Beschreibung, in der sich Klienten als unfähig definieren, zu einer Zuschreibung von Kompetenz. Eine negative Selbstattribuierung kann etwa als Hinweis auf differenzierte Reflexionskapazität gedeutet werden. Frau R., der Tochter einer blinden Mutter – wir erinnern uns an die Frau mit dem schweren Rucksack (Kapitel 6.1) – schlug ich folgende Schreibaufgabe vor: »Sie haben ihr Verhalten, Verantwortung für andere zu übernehmen, nun ausführlich in selbstbeschuldigender Art und Weise beschrieben. Aber nehmen wir einmal an, Ihre Bereitschaft, Verantwortung für andere zu übernehmen, hätte nicht nur negative Auswirkungen auf Sie, sondern auch positive, was würde Ihnen dazu einfallen? Fügen Sie Ihrem Text bis zur nächsten Stunde ein paar Gedanken hinzu.« Mit dieser Aufforderung, mit der ich die Klientin verabschiede, beabsichtige ich zweierlei: Einerseits will ich sie entlasten und andererseits den Blick auf das Sinnhafte dieses Verhaltens lenken – ich will der von ihr beschriebenen Inkompetenz die Idee von Kompetenz beifügen. Meine Intention entspricht dem Bedürfnis der Klientin: Sie kannt ihrem Willen zur Verantwortung tatsächlich etwas Gutes abgewinnen und ihn als Kompetenz erkennen. Diese Stärke ermöglicht ihr, künftig mehr auf sich zu achten, ihren Bedürfnissen vermehrt Aufmerksamkeit zu schenken, Grenzen zu erkennen und zu wahren.

Abbildung 19 listet Sluzkis differenzierte transformative Mikromethoden auf.

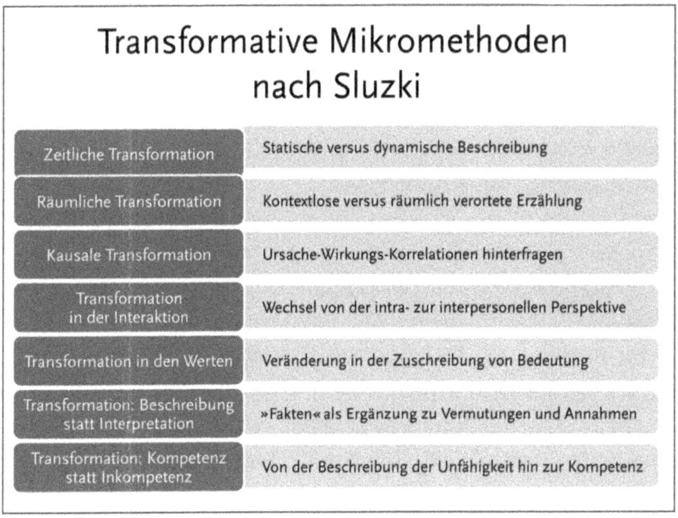
Transformative Mikromethoden nach Sluzki
Zeitliche Transformation
Statische versus dynamische Beschreibung
Räumliche Transformation
Kontextlose versus räumlich verortete Erzählung
Kausale Transformation
Ursache-Wirkungs-Korrelationen hinterfragen
Transformation in der Interaktion
Wechsel von der intra- zur interpersonellen Perspektive
Transformation in den Werten
Veränderung in der Zuschreibung von Bedeutung
Transformation: Beschreibung statt Interpretation
»Fakten« als Ergänzung zu Vermutungen und Annahmen
Transformation: Kompetenz statt Inkompetenz
Von der Beschreibung der Unfähigkeit hin zur Kompetenz

Abb. 19: Transformative Mikrointerventionen nach Sluzki

Diese sieben Transformationskategorien habe ich im Hinterkopf, wenn ich Klienten zuhöre und ihnen Ideen zur Überarbeitung ihrer Texte unterbreite. »Wie würde sich Ihre Geschichte verändern, wenn Sie den Umständen weniger Bedeutung und sich selbst mehr Möglichkeiten zuschreiben, Ihr Leben zu gestalten?« Oder: »Gesetzt den Fall, die Reaktion Ihres Sohnes hängt auch mit Ihrem Verhalten zusammen, welche Aspekte Ihrer Erzählung bekämen dadurch eine andere Bedeutung?« Derartige Interventionen auf unterschiedlichen Erzählebenen dekonstruieren dominante Geschichten, geben Anstöße zu neuen, erweitern sie. Doch damit sind die Möglichkeiten inhaltlicher Veränderungen noch nicht erschöpft.

Fokusverschiebung

Wir verschieben den Fokus unserer Aufmerksamkeit auf ein Detail, das Indizien für eine mögliche alternative Geschichte liefern könnte. Damit verrücken wir – vorsichtig angeleitet – den Blick von der Leidensgeschichte auf eine andere und vielleicht passendere Erzählung. Das kann ein Familienmitglied sein, dessen Erzählungen über den Klienten denen des Rests der Familie widersprechen. »Schlüpfen Sie bitte für den nächsten Text in die Rolle ihres kleinen Bruders. Was hat er an der großen Schwester, welche die Mutter ersetzen musste, so sehr geschätzt?« Es kann eine Ausnahme sein, die der Klient en passant im Text anreißt. »Wären Sie bereit, Ihren Text nochmals zur Hand zu nehmen und einen bestimmten Aspekt detailliert zu schildern? Wie ist es Ihnen gelungen, sich der Gewalt Ihres Mannes zu widersetzen? Was war anders als andere Male, als Sie sich gegenüber seiner Gewalt machtlos fühlten?«

Die Verschriftlichung dieser alternativen Geschichten bringt nicht nur ein Mehr an Details, sondern auch eine bessere Verankerung dieser sich entwickelnden Geschichte.

Was eine Überarbeitung mit Fokusverschiebung bringen kann, zeigt das Beispiel von Frau S. Die fünfzigjährige Bibliothekarin, seit sieben Jahren geschieden, war Teilnehmerin einer Gruppe mit dem Thema »Geschichte(n) meines Lebens« (Kapitel 6.1). Als ich die Teilnehmer beim ersten Termin bitte, ein Inhaltsverzeichnis ihres Lebens zu entwerfen, sieht ihres so aus:

Inhaltsverzeichnis 1

1. Es war eine gute Zeit: Geburt, Kindheitsjahre, Schule, Jugend
2. Der Mann fürs Leben: Heirat, Kinder, Haus
3. Die Wunde meines Lebens: Scheidung, Bewältigung der Scheidung
4. Nachwirkungen der Scheidung
5. Zeit ohne Partner an meiner Seite

Das Verzeichnis ist geprägt von der für Frau S. sehr schmerzhaften Scheidung. Sie wirkt wie eine Zäsur, die tiefe, scheinbar unheilbare Wunden hinterlassen hat. Gleichzeitig passt das Inhaltsverzeichnis nicht zu der Person, wie die Gruppe und ich sie wahrnehmen – dieses Feedback geben wir ihr. Wir erleben Frau S. als selbstbewusst, lust- und temperamentvoll und nicht als gebrochen, verbittert und nur auf Mann und Kinder konzentriert. »Wenn Sie sich mal kurz erlauben, nicht an die Scheidung zu denken, wenn Sie diese Erfahrung mal ausblenden, was würde dann in den Vordergrund treten? Was wären dann die Dreh- und Angelpunkte Ihres Lebens? Wie würde Ihr Inhaltsverzeichnis dann aussehen?« Diese Frage gebe ich Frau S. mit nach Hause und tatsächlich bringt sie zum zweiten Termin eine neue Version ihres Inhaltsverzeichnisses mit.

Inhaltsverzeichnis 2

1. Es war eine gute Zeit: Geburt, Kindheitsjahre, Schule, Jugend
2. Ein anderer Lebensabschnitt: Heirat, Kinder, Haus
3. Die Zeit der Begegnung mit mir – Ich entdecke meine Kreativität
4. Streiten mit meinen Kindern
5. Versuche der Selbstliebe

Frau S. meint, das zweite Inhaltsverzeichnis passe wirklich besser zu ihr. Es entspreche viel mehr dem, was sie seit Jahren lebe.

Schreiben Klienten sehr ausschweifend, kann das Überarbeiten des Textes bedeuten, diesen zu fokussieren und zu reduzieren. Konrad P. Grossmanns Idee der Kleinräumigkeit als wesentliches Kriterium guter Therapie aufgreifend (Grossmann 2000, S. 32), schlage ich meinen Klienten vor, einen bestimmten Aspekt des Textes auszuwählen und ihm noch mal schriftlich Aufmerksamkeit zu schenken. Diese Fokusverschiebung kann mit einem Gattungswechsel einhergehen: Statt Prosa bieten sich literarische Kurzformen wie Haikus, Triolett oder Elfchen an.

Oft entpuppt sich Unzusammenhängendes, Widersprüchliches als Ausnahme in problemgesättigten Geschichten. Um Ausnahmen zu bemerken und ihnen Bedeutung zu verleihen, können wir den Fokus auf sie richten, genauer nachfragen und eine Schreibidee aus ihnen entwickeln. Nicht um die Brüche zu kitten, sondern um sie als Ansätze alternativer Erzählungen zu nutzen. »Als Sie Ihre Geschichte vorgelesen haben, fiel mir eine Stelle auf. Sie schreiben von Ihrer Tante, die zurückhaltend war, als Ihr Vater sich wieder mal über Sie beschwerte. In der letzten Stunde äußerten Sie, es habe niemanden in Ihrem Umfeld gegeben, der die negative Beurteilung Ihrer Person durch Ihren Vater nicht teilte. Schreiben Sie bitte bis zu unserem nächsten Gespräch einen Text aus der Perspektive Ihrer Tante. Was würde sie mir erzählen, wenn ich sie fragte, wie sie Sie erlebte?«

Neue Stimmen

Aus Monologen auszubrechen und neue Stimmen zu erzeugen ist für Peggy Penn ein wesentliches Ziel therapeutischer Gespräche; Schreiben forciere die Entdeckung neuer Stimmen (Penn 2009, S. 18 f.;

Übers. C. U., vgl. Kapitel 2.3): »›Schreibende Stimmen‹ erweisen sich typischerweise als ›neue Stimmen‹, was bedeutet, dass der Klient oft spürt, dass die Stimme, die er oder sie beim Schreiben auswählt, vorher noch nie eingesetzt worden ist.«

Ihre depressive Verstimmung lässt nicht zu, dass Frau R. sich mehrstimmig wahrnimmt. Ihre Texte – sie ist eine begnadete und leidenschaftliche Schreiberin – betonieren ihre Leidensgeschichte(n) ein. Selten ein Text, der etwas Leichtigkeit zulässt, selten ein Satz, der einen Funken Hoffnung aufblitzen lässt. Es ist weit nach unserer fünfzigsten Therapiestunde, als sie in einem Text schreibt: »Nur eines weiß ich – manchmal zumindest: Ich bin eine gute Musikerin.« Ich bitte Frau R., dieser vorsichtigen, zarten Stimme mehr Kraft und Volumen zu schenken, sie in einem Folgetext ausführlich zu Wort kommen zu lassen, und zwar ausschließlich sie. »Vanis Joplin« – so nennt sie diese kompetente Seite – spricht über ihren Werdegang, über ihre Standfestigkeit, sie kennt für sie wichtige Sätze, sie vermag sogar zu beschreiben, wie sie sich körperlich fühlt. Durch die Entdeckung von »Vanis Joplin« kann Frau R. die Depression zwar nicht verabschieden, aber zumindest können wir uns – vor allem in sehr schwierigen, hoffnungslosen Phasen – an »Vanis Joplin« erinnern und sie um Rat bitten. Ab und zu vermag Frau R. dieser Stimme zu vertrauen, ab und zu. Der Text hilft dieser Stimme, gehört zu werden.

Wir kennen bereits Frau K. und ihren Text über den Rausschmiss der Mutter aus ihrem Auto (Kapitel 5.3). Erstmals vernimmt die Klientin in sich eine selbstbewusste Stimme, die sie dazu befähigt, sich gegen die dominante Mutter durchzusetzen. Das Schreiben verleiht dieser Stimme, die im therapeutischen Gespräch noch blass und leise war, Kraft und Geltung.

Andere Perspektiven

Neue Stimmen bringen andere Perspektiven. Sie können auch entstehen, wenn wir Klienten bitten, Antwortbriefe zu verfassen. Peggy Penn beschreibt, wie sie Klienten beim Verfassen eines Briefes an eine verstorbene Person anleitet. Sie stellt dabei dem Briefschreiber so lange Fragen zum verlorenen Geschwister, Elternteil oder zur verstorbenen Freundin, bis dessen bzw. deren Präsenz im Raum spürbar wird. Die Klienten beantworten den Brief aus der Perspektive des Geschwisters oder des Vaters. »Eine unserer Erkenntnisse aus diesem Prozess ist, dass die Wirkungen dieser Erfahrung Fragmente einer Identität zum

Vorschein bringen, die der Klient bisher vermisst hat.« (Penn 2009, S. 19; Übers. C. U.)

Auch Peder Terpager Rasmussen und Karl Tomm haben mit den von ihnen angeregten Perspektivenwechseln gute Erfahrungen gemacht. Die Klienten schreiben ihren Müttern einen Brief, ein paar Tage später antworten sie aus der Perspektive der Mutter auf den Brief. »Aus der Perspektive einer anderen Person zu schreiben führt dazu, dass Klienten sich den Erfahrungen anderer zuwenden und beginnen, mit diesen Erfahrungen in Berührung zu kommen.« (Terpager Rasmussen a. Tomm 1992, S. 7; Übers. C. U.)

Dazu ein Beispiel aus meiner Praxis. Frau B. war Teilnehmerin eines zweitägigen Mutter-Tochter-Workshops. Nachdem der erste Tag unter anderem dem Thema »aktuelle Spannungsfelder« gewidmet war, steht der zweite Tag unter dem Motto »Das verändern, was veränderbar ist«. Frau B verfasst eine Klageschrift über die Egozentrik ihrer alten Mutter, stets stünden deren Leiden und Beschwernisse im Mittelpunkt gemeinsamer Gespräche. Tags drauf schreibt die Teilnehmerin aus der Perspektive ihrer Mutter einen Brief an ihre Tochter. Jahre später erinnert sie sich noch sehr genau an diese Anregung: »Dieser Perspektivenwechsel war frappant. Ich spürte bereits beim Verfassen des Briefes, wie meine Wut, mein Ärger sich in Milde und Verständnis verwandelte. Das tat mir so gut, da ich schon seit Jahren mit diesem Groll auf meine Mutter durchs Leben gegangen war.« Beim Vorlesen des Briefes in der Gruppe vollzieht sich ein weiterer wichtiger Schritt für Frau B.: »Es tat gut, von den Zuhörerinnen bestätigt zu bekommen, wie klar ich die Not meiner Mutter sehen und formulieren konnte.« Eine Studie von R. S. Campbell und James W. Pennebaker bestätigt die Sinnhaftigkeit von Perspektivenwechseln. Sie haben 183 Texte von Studienteilnehmern analysiert und festgestellt, dass jene, die ihre Perspektive mehrfach änderten, am meisten vom Schreiben profitierten (Campbell u. Pennebaker 2003).

Von regressiven zu progressiven Texten

Verfassen Klienten Geschichten der Regression, motiviere ich sie, das Textende umzuformulieren. Diese Anregung muss sehr behutsam sein, um Klienten nicht zu suggerieren, sie könnten ihre Lebensgeschichten einfach umschreiben. Hier – und dies gilt für das Transformieren von Geschichten generell – darf das neu gestaltete Textende nicht zu ungewöhnlich sein, es soll im Bereich des Möglichen bleiben.

Frau A. leidet an einer speziellen Variante von »Schreibphobie«. Die gebürtige Thailänderin, die seit zehn Jahren in Wien lebt und nahezu perfekt Deutsch spricht und schreibt, steht am Beginn ihrer Ausbildung zur Altenpflegerin. Sie befindet sich gerade in einem mehrwöchigen Praktikum. Das Dokumentieren ihrer Pflegetätigkeiten ist ein Teil ihrer Aufgaben, an dem sie zu scheitern droht. Ohne die Gegenwart anderer kann sie problemlos protokollieren. Sobald aber andere – Vorgesetzte oder Kollegen – zugegen sind, setzt sie mit zittriger Hand an und bringt kein Wort aufs Papier. Ich bitte Frau A., bis zur nächsten Stunde ganz genau, bis ins kleinste Detail zu dokumentieren, wie ihre Angst entsteht. »Welche Gedanken verfolgen Sie, welche körperlichen Symptome nehmen Sie wahr, was fühlen Sie dabei?« Frau A. bringt zum nächsten Termin eine fünfseitige Gebrauchsanleitung ihrer Angst mit. Anschließend bitte ich sie um eine exakte Beschreibung der konkreten Situation. »Wer tut was?« »Wie tut wer was?« »Wer sagt was?« Ohne viel Mühe – so ihre Aussage – schafft sie es, eine detaillierte Darstellung des Ablaufs zu verfassen: »Dann kam der Moment, als die Praxisanleiterin mich aufforderte, die Abläufe zu dokumentieren. Ich gab vor, noch einige Fragen zu haben, und schlug vor, die Dokumentation danach zu machen. Sie war damit einverstanden. Uff, noch mal davongekommen.« Ich frage Frau A., ob sie sich vorstellen könne, das Ende des Textes umzuformulieren. Sie kann. In der nächsten Stunde erscheint sie mit folgender neuen Variante: »Ich schreibe seit über fünfunddreißig Jahren, ich bin fähig, schriftliche Notizen abzufassen, ich bin fähig, ganz genau zu beschreiben, was in mir vorgeht, wenn die Angst Raum greift, ich schaffe es ohne Probleme, meinen Praktikumsablauf zu verschriftlichen, ich kann schreiben. Ich habe in der Schule immer gerne geschrieben, ich habe jahrelang Tagebuch geschrieben. Ich kann schreiben.« Bei dieser Intervention – wie bei allen anderen Als-ob-Interventionen – vertraue ich auf die performative Kraft des Schreibens. »Schriftliche Äußerungen bewirken […], dass Dinge geschehen« (Penn u. Frankfurt 1996, S. 201). Performative Akte vollziehen eine Handlung, die sie benennen – in unserem Falle: die sie beschreiben –, sie schaffen Tatsachen (vgl. Posselt 2003).

Diese Intervention erweist sich bei Frau A. als wirksam, nicht sofort, aber nach einiger Zeit. Ritualartig lese ich der Klientin am Ende jeder Stunde den veränderten Schluss, der die Überwindung ihrer Angst beschreibt und der die Geschichte zu einer Geschichte der Progression macht, vor. Nach einigen Gesprächen fällt es ihr zunehmend leichter, ihre Angst in den Griff zu bekommen und die Falldokumentationen zu erledigen. Es gelingt ihr, ihre Schreibblockade zu überwinden. Als sie sich in der zehnten Stunde über ihre Handschrift beklagt – sie sei so krakelig –, wissen wir, dass wir unsere Gespräche beenden können.

Wie Texte auf der inhaltlichen Ebene überarbeitet werden können, zeigt Abbildung 20.

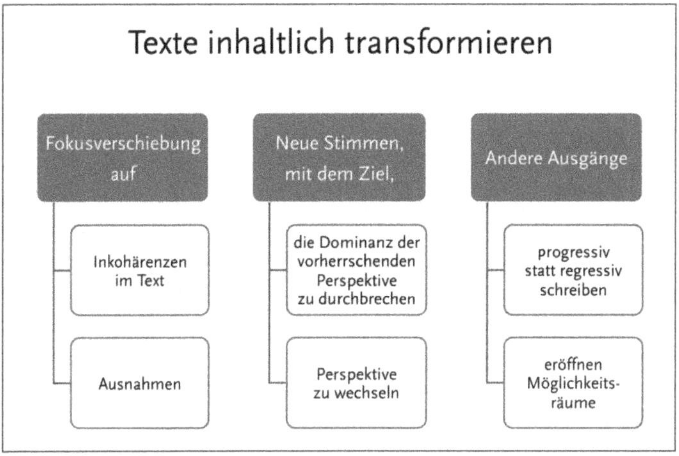

Abb. 20: Texte inhaltlich transformieren

7.4 Formale Veränderungen

Erzählen heißt: sich in der Zeit bewegen.
Ursula Krechel

Neben inhaltlichen gibt es auch formale Entscheidungen zu treffen: Organisieren wir einen Text chronologisch oder assoziativ? Regen wir Klienten an, chronologisch zu erzählen, oder legen wir ihnen einen assoziativen, unter Umständen unzusammenhängenden Stil nahe? Bei der Frage nach dem Schreibstil stoßen wir auf folgendes Dilemma: Systemische Theoriekonzepte haben die Linearität zugunsten der Zirkularität aufgegeben, Erzählen unterliegt aber einer linearen Zeitkonzeption. Bereits Mitte der 1970er-Jahre wies das Mailänder Team, konkret Mara Selvini Palazzoli, Luigi Boscolo, Gianfranco Cecchin und Giuliana Prata, in *Paradoxon und Gegenparadoxon* auf die Diskrepanz zwischen Sprache und Realität hin, zumindest, wie sie sich in systemischer Sicht darstellt (Selvini Palazzoli et al. 1993, S. 57): »Wir sitzen fest zwischen dem lebendigen System, das dynamisch und zirkulär ist, und dem symbolischen System (der Sprache), das beschreibend, statisch und linear ist.« Dies führe, so Selvini Palazzoli, zum Postulat eines eindimensionalen, unidirektionalen Ursache-Wirkungs-Prinzips, obwohl Wirklichkeit zirkulär funktioniere. In eine ähnliche Kerbe schlägt Gianfranco Cecchin: Sprachliche Kommunikation befördere ein Denken in den Kategorien von Ursache und Wirkung. Das sei in bestimmten Situationen durchaus nützlich. Als Kliniker[24] sollen wir, so Cecchin weiter, kausalen Erklärungen gegenüber allerdings skeptisch sein, sollen wir nicht vorbehaltlos an sie glauben, denn sie verhindern, dass wir neugierig bleiben. Sie »haben, wie Bateson [...] gezeigt hat, den Effekt, Dialoge und Unterhaltungen zu beenden. [...] Wenn wir annehmen, wir hätten eine Erklärung, geben wir häufig die Suche nach anderen Beschreibungen auf. So geben wir eine Haltung der Neugier auf, weil wir glauben, wir hätten eine Beschreibung ›entdeckt‹, die ›passt‹« (Cecchin 1988, S. 191 f.). Die Annahme einer plausiblen Erklärung, einer passenden Erklärung werde der Komplexität menschlicher Interaktionen nicht gerecht. Polyphon orientiert sollen Therapeuten sein, denn dadurch seien wir imstande, in der Vielfalt und Vielstimmigkeit von Begründungen und Beschreibungen zirkuläre Muster zu erkennen statt einfacher linearer Ursache-Wirkungs-Zusammenhänge.

Wie Studien zeigen, ist es in manchen Fällen hingegen durchaus sinnvoll, konsequent linear vorzugehen. Linearität hilft, schwierige Themen kognitiv zu verarbeiten. Probanden, die vom Schreiben profitieren, schaffen es »im Laufe der Sitzungen aus anfänglich chaotischen Eindrücken eine kohärente Geschichte« zu formen (Horn u. Mehl 2004, S. 278). Ähnliche Befunde haben Untersuchungen von Smyth, True und Souto (vgl. Heimes 2012, S. 103) ergeben. Deshalb empfehle ich lineares Erzählen speziell Menschen mit traumatischen Erfahrungen.

Avantgardistische Schriftsteller haben immer wieder versucht, die Grenzen der Sprache aufzubrechen, allen voran James Joyce mit »Ulysses«. Helm Stierlin verwendet Joyce' Meisterwerk als Beleg für

24 »Kliniker« im Sinne Ludewigs (1987, S. 180): »Der Begriff ›klinisch‹ (bzw. ›Kliniker‹) wird hier als Generalbezeichnung für alle Tätigkeiten verwendet, die von Angehörigen psychosozialer Berufe, ob in Kliniken oder anderen Einrichtungen wie Beratungsstellen und Praxen, in diagnostischer und/oder therapeutischer Absicht geleistet werden.«

die Komplexität von Wirklichkeit und Leben (Stierlin 1994, S. 97): Die Erlebnisse der Protagonisten »kommen in inneren Monologen und Gesprächen zum Ausdruck, in einem Bewusstseinsstrom, dessen Richtung sich immer wieder ändert, der plötzlich abbricht, sich gleichsam in Wirbeln auflöst, um sich an unerwarteter Stelle fortzusetzen. Dabei vermittelt sich dem Leser, wie reich, vielschichtig und verknäuelt das gelebte Leben ist, aber auch, wie sehr sich dieses Leben in den von uns üblicherweise unter dem Zwang der Alltagssprache und Konventionen verfassten Geschichten glättet und einengt – einem Zwang, dem sich eben ein James Joyce mehr als andere Sterbliche zu entziehen vermochte.« Im Gegensatz zur Komplexität des von Joyce geschilderten Lebens – so Stierlin – stellen sich Problemgeschichten von Klienten einseitig und verkürzt dar. Sie »stellen gleichsam mit der Brechstange Kontinuität her, sie konstruieren einfachste lineale[25] Kausalität« (ebd.).

Halten wir also fest: Wie es scheint, kann lineares Schreiben, die Chronologie beachtendes Erzählen – für Klienten sinnvoll und hilfreich sein, wenn es um das Ordnen chaotischer Eindrücke, das Erfassen von Sinn geht. Haben Klienten die Fähigkeit verloren, eine Geschichte zusammenhängend zu erzählen, zerfallen Ereignisse und Erlebnisse in lauter Bruchstücke. Ein linearer Erzählstil kann helfen zu verhindern, dass das Chaos unkontrolliert über die Klienten hereinbricht. Sie erhalten dadurch ein Mittel, mit dem sie die einzelnen Elemente in eine sinnvolle Reihenfolge, in eine für sie stimmige Ordnung bringen können. Durch die »Überführung ungeordneter Erinnerungen in strukturierte Gedächtnisinhalte« (Heimes 2012, S. 126), durch die Förderung des Kohärenzerlebens kann, so die Wirkungsforscherin und Expertin für therapeutisches Schreiben Silke Heimes, eine posttraumatische Belastungsstörung abgewendet werden. Kohärentes, lineares Schreiben wirkt sich überdies körperlich und psychisch positiv aus, wie einschlägige Studien belegen. Körperliche Beschwerden nahmen bei chronologisch fortlaufend und zusammenhängend schreibenden Studienteilnehmern ab, während sie bei jenen, die fragmentiert schrieben, zunahmen (ebd., S. 103). Wie Kitty Klein und Adriel Boals nachgewiesen haben, verbesserten sich Gedächtnis und Studienleistungen bei Studierenden, die über Intrusionen und

25 »Lineal« wird hier im Sinne von »linear« gebraucht, beide Begriffe werden im systemischen Kontext synonym verwendet.

Ruminationen geklagt hatten, nachdem sie über belastende Gedanken und Gefühle schrieben. Jene Teilnehmer, die gut strukturierte Texte verfassten, profitierten am meisten vom Schreiben. Dies spricht für ein lineares Erzählen (ebd., S. 88). Darüber hinaus macht lineares Schreiben Sinn, wenn es um das Verfestigen neuer Ideen geht.

Im Gegensatz dazu empfehle ich Klienten, deren Aufmerksamkeit noch auf der Leidensgeschichte liegt, die noch Zeit und Raum für Problembeschreibungen brauchen – so ich überhaupt zu einem schriftlichen Text rate –, eine assoziative, eine experimentelle Schreibweise. Damit diese Texte nicht zu Geschichten werden, »die wie die Nadel auf der Schallplatte« sich in immer derselben Rille bewegen.

Wechsel der Erzählform: Vom »ich« zum »er/sie«

Wie kann ich über etwas aus einer anderen Perspektive als bisher erzählen? Wie sehr aus der Nähe oder wie distanziert will ich etwas schildern? Mit welcher Haltung – neutral oder wertend – will ich eine Episode aus meiner Geschichte schildern? Wollen wir in Texten eine Änderung der Perspektive erreichen, können wir die Erzählform wechseln: von der Ich-Form zur Sie- oder Er-Form oder umgekehrt. In der einen Variante berichte ich die Geschehnisse aus meiner Warte, in der anderen erzählt eine – scheinbar – dritte oder außenstehende Person. Diese Differenzierung lässt sich therapeutisch gut nutzen. Der Wechsel vom »ich« zum »er/sie« ist immer dann ratsam, wenn hohe emotionale Beteiligung oder schwierige Verstrickungen das Erzählen erschwert. Der distanzierte Blick von außen, zu dem die Er-/Sie-Form einlädt, erleichtert es hingegen. Peder Terpager Rasmussen und Karl Tomm empfehlen den Klienten ihres Projekts »Guided Letter Writing«, wenn ihnen Aufgabenstellungen zu nahe gehen, vom »ich« zum »er/sie« zu wechseln (Terpagen Rasmussen u. Tomm 1992, S. 7). Auch der Schreibforscher James W. Pennebaker rät zu einem Wechsel der Person (Pennebaker 2010, S. 131): »Häufig können wir gerade jenen Gefühlen und Erfahrungen, die noch völlig ungeklärt und besonders schmerzlich sind, mit einem distanzierten Blickwinkel am besten beikommen.« Erst dann, wenn die emotional dichte Episode bereits öfter erzählt wurde, ist der Wechsel in die Ich-Form angebracht. Eine Studie von James W. Pennebaker, Yi-Tai Seih und Cindy K. Chung weist darauf hin, dass der Perspektivenwechsel beim Schreiben sinnvoll ist (Seih, Chung u. Pennebaker 2011, S. 936). Heimes zitiert ebenfalls

Studien, welche die Wirksamkeit von Perspektivenwechseln belegen (Heimes 2012, S. 96 f.).

Sind Themen sehr schambesetzt, schreiben Klienten eher, wenn sie – zumindest für die Zeit des Verschriftlichens – aus sich heraustreten können und so quasi in der dritten Person über eine Außenstehende berichten. Als ich Frau P. (Kapitel 5.3) aufzuschreiben bitte, wann die Essanfälle Macht über sie bekommen, wie viel sie dabei zu sich nehme und wie oft sie sich dabei erbreche, kommt sie, die leidenschaftlich schreibt, mit vier Sätzen – ohne Details, schnell dahingekritzelt. Sie meint, es sei für sie undenkbar, sich mit diesen Details zu befassen. Es sei ihr unangenehm, sie schäme sich. Da sie aber in der Stunde zuvor geklagt hat, Essen und Erbrechen hätten sich völlig verselbstständigt, will ich von der Idee nicht ablassen, das Schreiben könne ihr wieder ein wenig Kontrolle verschaffen – was sich später bewahrheitet. Die Perspektive der dritten Person ermöglicht ihr das Führen eines »Ess- und Brechtagebuchs«:

> Heute aß sie untertags nichts, abends wollte sie eigentlich noch ins Fitnessstudio, doch dazu war sie dann zu müde. Sie wollte im Supermarkt nur eine Suppe für sich kaufen, doch dann wurde es etwas mehr. Abends aß sie dann drei Pizzen, fünf Stück vom Topfenstrudel, eine Packung Kartoffelchips und zum Abschluss zwei Tafeln Schokolade. Zwischen der zweiten und dritten Pizza erbrach sie sich, ebenso wie zwischen dem letzten Stück Strudel und den Kartoffelchips. Vor dem Schlafengehen erbrach sie sich noch einmal.

Frau E. (Kapitel 6.1) nimmt sich in der Gruppe »Geschichte(n) meines Lebens« vor, über den Selbstmord ihres Vaters, der mehr als dreißig Jahre zurücklag, zu schreiben. Dieses Kapitel ihres Lebens war bisher in Schweigen gehüllt und sie findet, es sei an der Zeit, das Tabu zu brechen. Als sie sich mit Stift und Papier hinsetzt, entsteht ein ungewöhnlich farbloser Text. »Unbefriedigend«, beurteilt sie ihr eigenes Produkt. Die Idee, sie solle nicht in der Ich-Form schreiben, sondern in der dritten Person, erweist sich als zielführend.

Herr L. (Kapitel 5.2) kommt mit seiner Burn-out-Diagnose zu mir in die Praxis und erzählt die Geschichte seines Scheiterns. Der leistungsorientierte und erfolgsverwöhnte Mann sieht seinen Zusammenbruch als Niederlage, die ihm nie hätte passieren dürfen. Schreibend versucht er zu begreifen, was geschehen ist. Die Ich-Form ist ihm zu nahe, er schreibt seine Geschichte aus der Perspektive eines Dritten.

Zum »ich« geht er erst über, als er für den Therapieabschluss einen Brief verfasst – und damit eine Erfolgsgeschichte präsentieren kann.

Lutz von Werder, ein erfahrener Schreibpädagoge, weiß um den Nutzen des Perspektivenwechsels: Indem der Klient »von der Ich-Form der Autobiografie in die Distanz des Erzählens scheinbar fiktiver Geschichten von scheinbar erfundenen Personen überwechselt [...], tritt die heilende Entlastung ein« (Werder 2012, S. 16).

Umgekehrte Variante: Vom »er/sie« zum »ich«

Wann ist die umgekehrte Variante, der Wechsel zum »ich«, angeraten? Fällt es schwer, eigene Bedürfnisse wahrzunehmen, kann ein Klient wenig Mitgefühl für sich und andere entwickeln, ist ein Perspektivenwechsel in diese Richtung sinnvoll. Herr E., ebenfalls ein Klient mit Burn-out-Diagnose, benutzt immer »man«, wenn er von sich spricht oder schreibt: »Man« müsse durchhalten, »man« dürfe keine Schwächen zeigen, »man« sei schließlich ehrgeizig und wolle was erreichen. Meiner Bitte, einen seiner Tagesabläufe schriftlich festzuhalten, kommt er prompt nach.

> Man steht gegen 5.30 Uhr morgens auf, kocht sich Kaffee, man duscht, rasiert sich, spätestens um 6.15 Uhr verlässt man das Haus [...] Um 8.00 Uhr sitzt man bereits am Schreibtisch – lange bevor die Assistentin ihren Arbeitstag beginnt. Man beantwortet E-Mails, die gestern nach Dienstschluss um 20.00 Uhr noch reinkamen. Bis die Assistentin kommt, hat man den Entwurf des nächsten Aserbaidschan-Projekts skizziert, damit die Mitarbeiterin die Feinabstimmung gleich vornehmen kann [...]

»Sind Sie bereit für ein Experiment?«, frage ich ihn. »Ersetzen Sie ›man‹ durch ›ich‹ und beobachten Sie die Veränderung, die sich beim erneuten Lesen einstellt.« In die nächste Stunde bringt Herr E. seinen neuen Text mit. Er sei überrascht, wie ihn sein Text berührt habe, nachdem »ich« darin stand. Erstmals habe er wirklich gesehen, welch ein Wahnsinn sein Alltag sei.

Mehrfacher Wechsel: Vom »er/sie« zum »ich« zum »sie« im Plural

Von Frau R.s Fortsetzung der Erzählung »Das Haus der Kindheit« von Marie Luise Kaschnitz ist in Kapitel 7.1 bereits die Rede gewesen. Ein Jahr nach dem Entstehen dieses Textes schlage ich Frau R. vor, ein

Porträt eines für sie wichtigen Menschen, einer »Ressourceperson«, zu verfassen. Sie wählt eine andere Variante: Sie steigt in den alten Text wieder ein und entwirft eine neue Fassung.

Das Haus der Kindheit II

Sie trat ein. Sie spürte die Kälte. Dunkelheit umfing sie wie ein Mantel, der nicht wärmt. Schritt für Schritt wagte sie sich vor. Sie hörte ein leises Wimmern, ein Schluchzen fast. [...] Sie trat näher. Da sah sie es – ein trauriges, kleines Mädchen, kauernd am Boden vor dem Fensterchen. Es weinte. Weinte still vor sich hin, manchmal durchbrachen Schluchzer den stillen Tränenfluss. Sie trat auf das Mädchen zu, vorsichtig, Schritt für Schritt, und legte ihm die Hand auf die Schulter.

Ich kauerte an meinem Lieblingsplatz, dort wo ich eine Ahnung von Licht spürte, weinte, schluchzte ein wenig. Tief in mich versunken hatte ich nichts bemerkt von ihr, der Fremden, der Mutigen, der Freundlichen, die sich nahe bei mir aufhielt. [...] Ich spürte die Wärme, dort wo die Hand lag, spürte Halt, dort wo sie mich berührte. »Geh bitte nicht mehr weg«, dachte ich. »Bleib bei mir, hilf mir aufzustehen, mich zu bewegen. Hilf mir, die Türe zu suchen. Ich will in den Garten.« Nichts wünschte ich mir sehnlicher, als Sonne zu spüren und die Farben der Welt zu sehen. Keine Dunkelheit mehr. Verschwinde, Lebensverschlingerin! [...]

Gemeinsam näherten sie sich den Schattengestalten, gemeinsam durchbrachen sie die Dunkelheit, die die Schattenfiguren verströmten.

Frau R. ist zu ihrer eigenen Ressourceperson geworden – zum kleinen, verängstigten »ich« des ersten Textes gesellt sich eine mutige, freundliche »sie«. Vergleicht man den ersten mit dem überarbeiteten Text, fallen deutliche Unterschiede auf: der mehrmalige Perspektivenwechsel (vom »sie« zum »ich« zum »sie« im Plural), die detaillierte Darstellung, die Dialoge.

Jill Freedman und Gene Combs weisen darauf hin, was ein Perspektivenwechsel bewirken kann (Freedman a. Combs 1996, S. 95; Übers. C. U.): »Ein Perspektivenwechsel bringt meist andere Details, andere Emotionen oder andere Bedeutungen zum Vorschein.« Die Veränderung vom ersten zum zweiten Text zeigt sehr klar: Alternatives Erzählen »erschließt sich nicht als großer Gegenentwurf, sondern als fragmentarische, bescheidene, kleinräumige Veränderung von Bedeutung« (Grossmann 2000, S. 32). Aus der Erzählung der Regression wurde eine Erzählung der Progression, die Ressourcen, günstige Umstände, Ziele thematisiert. »Ein häufiges Leitthema ist das des Weges ›vom Schatten zum Licht‹«, betont Grossmann (ebd., S. 61).

Zeit als Gestaltungsfaktor

Das Imperfekt schafft im Gegensatz zum Präsens eine Distanz.
Ursula Krechel

Eine ganz wesentliche Rolle beim Erzählen spielt die Zeit, grundsätzlich und als Gestaltungselement. Als »Abfolge von Ereignissen« (Vogt 1990, S. 95) bildet sie das Fundament jedes Erzählens. Immer wieder ist versucht worden, das Erzählen anthropologisch zu begründen. Da jede Erzählung, kurz gesagt, einen Anfang und ein Ende hat, zwischen denen etwas geschieht, gleiche das Erzählen grundsätzlich dem Leben (ebd., S. 95). Ohne in die Untiefen der Erzählforschung in Sachen Zeit abzutauchen, beschränke ich mich hier auf einige Aspekte, die für das therapeutische Arbeiten relevant sind.

Beginnen wir mit dem Erzähltempo, also mit der Relation zwischen Erzählzeit – jener Zeit, in der etwas erzählt wird, auch Zeit der sprachlichen Realisierung genannt – und erzählter Zeit, jener zeitlichen Spanne, in der die Handlung abläuft. Die Erzählzeit in Thomas Manns Roman »Buddenbrooks: Verfall einer Familie« wäre die Anzahl der Stunden, die zum Lesen des gesamten Buches notwendig ist, die erzählte Zeit hingegen umfasst zweiundvierzig Jahre. Autoren können auf drei Arten mit dem Erzähltempo jonglieren:

- Sie können zeitdeckend erzählen (eher eine Seltenheit in der Literatur), Erzählzeit und erzählte Zeit haben dann dieselbe Dauer.
- Das zeitdehnende Gestalten ist der Zeitlupe im Film vergleichbar. Schnell ablaufende Bewusstseinsprozesse, die sprachlich ausformuliert werden, strecken die Erzählzeit über die erzählte Zeit. Betrachten wir beispielsweise eine Szene aus Virginia Woolfs Roman »Die Fahrt zum Leuchtturm« (Woolf 1991): Mrs. Ramsay probiert ihrem Sohn die gestrickten Strümpfe an, ein Vorgang, den die Autorin auf fünf Seiten beschreibt, zwischendrin lässt sie den Gedanken der Protagonistin reichlich Raum (vgl. Vogt 1990, S. 102). Zeitdehnendes Erzählen leuchtet

Aspekte deutlich aus, räumt ihnen dadurch große Bedeutung ein. Für die Autorin Ursula Krechel ist die Zeitdehnung das wunderbarste erzählerische Mittel (Krechel 2010, S. 64): »Die Zeit einfach stehen lassen, d. h. das Erzählen von der Tyrannei der Zeit zu befreien.«
- Zeitraffendes Erzählen ist die häufigste Variante. Sie liegt in der Natur des Erzählens, niemand, der über seine Lebensgeschichte oder auch nur über eine spezielle Episode daraus spricht, kann dies zeitdeckend tun. Bestimmte Ereignisse werden ausgelassen, andere nur kurz angerissen.

Doch zurück in den Therapieraum. In den Erzählungen und Texten von Klienten kommen Ausnahmen sehr häufig in Nebensätzen, als Nebensächlichkeiten vor. Ansätze alternativer Geschichten formulieren die Klienten mit anscheinend kaum erwähnenswerter Beiläufigkeit, sie erzählen zeitraffend. Hier ist Zeitdehnung als mögliche Intervention angezeigt. Es empfiehlt sich, die Klienten einzuladen, zu verweilen und sich in diesen Details auszubreiten. »Im ersten Drittel Ihres Textes haben Sie ein Detail erwähnt, das mich aufhorchen ließ: Obwohl die Direktorin Ihrer Schule von Ihnen forderte, Sie sollten, zusätzlich zu Ihrem ohnehin bereits hohen beruflichen Engagement, die Leitung des Schulchors übernehmen, haben Sie Nein gesagt. Hier ist es Ihnen gelungen, gut auf Ihre Bedürfnisse zu schauen, nicht mehr über die Grenzen Ihrer Belastbarkeit zu gehen. Würden Sie bitte genau diese Szene – und nur diese – bis zum nächsten Mal schriftlich ausarbeiten? Was ist Ihnen durch den Kopf gegangen? Wie hat sich das angefühlt, im Brustton der Überzeugung Nein zu sagen? Welche Gedanken haben Sie anschließend begleitet? Schreiben Sie einfach alles auf, was Ihnen zu dieser Situation einfällt, möglichst detailliert.«

Breiten sich Klienten hingegen zum wiederholten Mal in ihrer Leidensgeschichte aus, kann Zeitraffung ein Mittel gegen die »Nadel auf der Schallplatte« sein. Zwei Beispiele hierfür:

- Beim Internalisieren in Briefform (Kapitel 3.2) ist die Darstellung des ursprünglichen Problems, das in die Therapie geführt hat, ein wichtiger Bestandteil. Es soll aber nur kurz und knapp umrissen, also zeitgerafft dargestellt werden.
- In der Gruppe »Geschichte(n) meines Lebens« wenden sich die Teilnehmer auch Tiefpunkten ihres Lebens zu. Dabei gilt aber

eine Vorgabe: Zeitraffung. Die Belastung sollen sie in einigen wenigen Worten skizzieren. Zentral im Text, der entstehen wird, ist der Weg heraus, also die Frage, wer oder was sie bei der Lösung, beim »Umgehen mit dem Problem«, unterstützt hat (Kapitel 6.1).

Eine weitere Komponente im Zusammenhang mit der Zeit ist der Tempuswechsel. Das Präteritum, das eigentliche Erzähltempus, suggeriert Vergangenheit, aber auch Distanz zu dem, was geschehen ist. Wechseln Autoren vom Präteritum ins Präsens, intendieren sie damit eine höhere Intensität, größere Betroffenheit und Unmittelbarkeit.

Dieses Gestaltungsmittel lässt sich therapeutisch gut nutzen:

- Schreiben Klienten über frühere Lösungen oder über Kompetenzen, die sie in schwierigen Situationen bereits genutzt haben, rege ich eine möglichst detailreiche Geschichte im Präsens an.
- Schreiben sie über Pläne, Wünsche, Bedürfnisse, schlage ich vor, den Text im Präsens oder im Präteritum zu formulieren. Schreibend gehen sie so davon aus, dass sich die Wünsche und Bedürfnisse bereits erfüllt haben. Die grammatikalisch richtige Zeit für Themen, die in der Zukunft liegen – eben Wünsche, Ziele –, wäre das Futur, therapeutisch wirksam hingegen ist das Präteritum oder das Präsens.

Auch Steve de Shazer schlägt vor, bei den Antworten, die auf die Wunderfrage folgen, darauf zu achten, dass Klienten nicht sagen: »Ich werde mich wohlfühlen« oder »Ich werde schwungvoll aus dem Bett springen«, sondern dass sie im Präsens formulieren, also zum Beispiel: »Ich fühle mich wohl und ausgeruht« oder »Ich spüre Kraft, Lebenskraft in mir« (de Shazer 2008, S. 83; Kapitel 3.5).

Vor- und Rückblenden

Prolepse und Analepse sind zwei weitere Möglichkeiten, Zeit in Texten zu gestalten (Vogt 1990, S. 119). Vor- und Rückblenden unterbrechen den chronologischen Fluss einer Erzählung. Sie lenken den Blick zurück auf Vergangenes oder sie werfen ihn voraus auf Zukünftiges. Beide literarischen Mittel können genutzt werden, um Leidensgeschichten zu unterbrechen. Vor- und Rückblenden können wie Kratzer auf der Schallplatte sein, welche die Nadel aus der Rille heben.

Klienten mit der Diagnose Depression leben sehr häufig in der Vergangenheit. Der Blick zurück ins Dunkle hat scheinbar magische Wirkung und wirft seine Schatten in die Gegenwart. Prolepse, also die fiktive Vorwegnahme von Künftigem, hilft manchmal, der Düsternis zu entkommen. Gunther Schmidt spricht von der »imaginativen Reise in die gewünschten Lösungszeiten« (Schmidt 2012, S. 270). Nach einer Tranceinduktion bitte ich die Klienten, das Imaginierte schriftlich festzuhalten, möglichst detailliert, möglichst konkret und sinnlich.

Klienten mit Angststörungen hingegen befinden sich mit ihren Ängsten sehr häufig in der Zukunft, die Analepse ist oft das Gebot der Stunde. »Darf ich Sie bis zu unserem nächsten Termin um einen Text bitten? Erinnern Sie sich daran, als Sie das letzte Mal über einen längeren Zeitraum – zwei bis drei Tage – ohne Angst lebten, und beschreiben Sie diese Tage. Was haben Sie gemacht? Wie haben Sie sich körperlich wahrgenommen? Was haben Sie gefühlt? Was hat Ihnen die Angstfreiheit ermöglicht? Schreiben Sie bitte alles auf, was Ihnen dazu einfällt.«

Ein Klient meinte nach der Übung, sie habe ihm in zweierlei Hinsicht sehr genutzt. Erstens haben sich seine Ängste für die Zeit des Schreibens verabschiedet, der Blick zurück habe den angstvollen Blick in die Zukunft versperrt. Zweitens sei ihm durch das Schreiben bewusst geworden, wie wenig Zeit seit der letzten angstfreien Phase erst vergangen sei, wie nahe sie liege und wie gut sie sich angefühlt habe. Dies habe ihn so sehr motiviert, dass er tatsächlich mit der U-Bahn in die folgende Therapiestunde fahren konnte, wovor er sich sonst gefürchtet hatte.

Aktiv oder Passiv?

Begreifen sich Klienten als Objekt oder als Subjekt ihrer Geschichte? Wer in seinen Texten Passivkonstruktionen wie »Ich wurde geschlagen« oder »Es wurde mir Leid angetan« verwendet und sich als Opfer der Umstände begreift, dem kann bei der Weiterarbeit an den Texten empfohlen werden, Täter zu benennen und Opfer mit Handlungsmöglichkeiten – wenn auch eingeschränkten, vielleicht minimalen – auszustatten. »Wie haben Sie es geschafft, dieses Leid zu überleben?«

oder »Wie ist es Ihnen gelungen, trotz ihrer schlagenden Eltern, eine derart liebevolle Mutter zu werden?« – Fragen wie diese regen Klienten an, sich selbst mehr als handelnde Personen zu entwerfen. Sluzki weist darauf hin, dass eine »Transformation vom Passiv zum Aktiv häufig eine wirkungsvolle Methode [darstellt], um die Geschichte zu erweitern« (Sluzki 1992, S. 31).

Wie Texte formal verändert werden können, fasst Abbildung 21 zusammen.

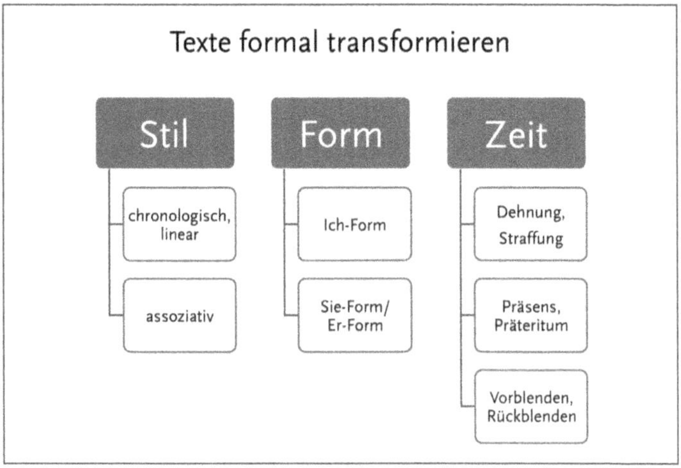

Abb. 21: Texte formal transformieren

Wechsel der Textsorte

Vor allem in Gruppen schenke ich der Gestaltung von Texten große Aufmerksamkeit. Ich fordere die Teilnehmer immer wieder auf, die bisher entstandenen Texte zu lesen, für sie wichtige auszuwählen und diese nochmals zu überarbeiten. Folgende Fragen leiten uns dabei:

- Passt die Aussage des Textes heute noch für mich?
- Lässt sich etwas im Text prägnanter formulieren?
- Kann ich etwas streichen, was überflüssig, was unnötiger Textballast ist?
- Stimmt die Perspektive oder könnte ich diese Episode meines Lebens aus einem anderen Blickwinkel erzählen?
- Passt der Text für mich besser, wenn ich statt der Gegenwart die Vergangenheit wähle?

Jede Gruppe endet mit einem Ritual, der Agora, in dem ein Text, der im Laufe des Jahres entstanden ist, noch mal eine ganz besondere Bedeutung erhält. Jeder Teilnehmer entscheidet sich für einen Text, widmet ihm noch mal seine Aufmerksamkeit und häufig endet dieser Überarbeitungsprozess in einem Wechsel der Textsorte, um sich mit einer pointierten Formulierung der zentralen Aussage des Textes von der Gruppe zu verabschieden. Die Tagebuchaufzeichnung, die nahe am eigenen Erleben ist, kann »verfremdet« werden, beispielsweise durch das Gestalten eines Dialogs oder einer Gebrauchsanweisung. Wer weitschweifige Reden verfasst, findet vielleicht die Quintessenz, wenn er ein Haiku oder einen Vierzeiler schreibt.

Die Überarbeitung von Texten – sowohl die inhaltliche, als auch die formale – ist oft therapeutisch sinnvoll. Das Feilen am Text schärft die Aussage, bringt Gedanken auf den Punkt. Die Suche nach dem passenden Wort, der treffenden Formulierung fördert neue Erkenntnisse zutage. Dass das Weiterarbeiten und Gestalten von Texten wirksam ist, bestätigt die Forschung (Kapitel 8). Aber auch Klienten wissen um die Effekte des Überarbeitens. Die Gestaltung von Texten bringe neue Perspektiven, meint Frau H. Eine Distanzierung trete ein, so benennt Herr L. den Effekt des Überarbeitens: »Der Text wird zum ›Kunststück‹ und rückt dadurch etwas von meiner Betroffenheit, meinem Schmerz ab.« Er benennt damit eine wichtige Funktion des Überarbeitens: Wenn wir an Texten feilen, werden sie etwas »Veräußerlichtes« und die Distanz macht uns freier für andere Perspektiven. Der Prozess des Überarbeitens gleicht damit dem des Abschließens und Verabschiedens.

8 Ja, schreiben! Aber wann und wie?

Die Wörter […] sagen, was ich nicht wusste, dass ich es weiß, zum ersten Mal.
Herta Müller

Je nachdem, wo Klienten in ihrem Veränderungsprozess stehen, brauchen sie Unterschiedliches. Ist dem Problem der Klienten ausreichend Aufmerksamkeit gewidmet worden und betreten sie den Lösungsraum, ist es ratsam, diesen Prozess schriftlich zu begleiten und damit Lösungen besser zu verankern. Wenden Klienten ihren Leidensgeschichten den Rücken zu, steuern sie alternativen Erzählungen entgegen, lohnt es sich, einen Stift zu haben. In diesen Stadien der Therapie können wir – stets unter der Voraussetzung, es entspricht den Klienten – Schreiben großzügig einsetzen. Vorher – also bevor sie bereit und fähig sind, aktiv gegen ihr Problem vorzugehen – sollten schriftliche Interventionen präzise formuliert sein.

Den Lösungsraum betreten, der Leidensgeschichte den Rücken zuwenden, alternative Geschichten hervorheben – das klingt so einfach, so entschieden, so endgültig. Dass Wirklichkeiten komplexer sind, Veränderungen nicht linear verlaufen, soll hier noch einmal explizit betont werden. Wer in der einen Therapiestunde sich Lösungen widmen kann, braucht vielleicht in der nächsten wieder Zeit für sein Problem. Wer sich für alternative Geschichten seines Lebens interessiert, benötigt ab und zu die Wiederbegegnung mit der altbekannten, wohlvertrauten Leidensgeschichte. Nichtsdestotrotz können die hier vermittelten Ideen richtungsweisend sein.

8.1 Was benötigen Klienten in Veränderungsprozessen?

»Wenn ich in der Therapie einen Aha-Effekt erlebe …«, »Wenn eine neue Idee in der Stunde aufgetaucht ist, die ich auf keinen Fall vergessen will …« oder »Wenn ich einen wichtigen Schritt in Richtung Lösung gemacht habe …« – so antworten Klienten auf die Frage, wann es für sie sinnvoll ist, Schreiben im therapeutischen Kontext zu nutzen. Diese Erklärungen decken sich mit meiner klinischen Erfahrung und mit jener von Kollegen. »Schreiben verleiht eingeführten Unterschieden Nachhaltigkeit und erweist sich als hilfreiche Möglichkeit, Unterschiedsideen über das Therapiegespräch hinaus fortzuführen bzw. sie in ihrer

Ausfaltung zu sichern«, hebt Grossmann hervor (Grossmann 2002, S. 123). Auch Freedman und Combs referieren ähnliche Erfahrungen (Freedman a. Combs 1996, S. 222; Übers. C. U.): »Wenn Menschen wichtige Zusagen machen oder wenn wir mit ihnen signifikante Erfolge feiern wollen, denken wir an Dokumente.«

Steve de Shazer unterscheidet bei der Beziehung zwischen Therapeuten und Klienten Kunden-, Kläger- und Besucherbeziehungen. Diese Beziehungstypologie hilft einzuschätzen, ob es sinnvoll ist, Klienten eine Verschriftlichung anzuraten oder nicht (de Shazer 2010, S. 106). Besucher und Kläger sehen das Veränderungspotenzial nicht bei sich, häufig werden sie von einer anderen Person zur Therapie geschickt. Entscheidend für den Einsatz therapeutischen Schreibens ist die Motivation von Klienten. Besuchern und Klägern fehlt diese oft noch. Ihre Bereitschaft, zwischen zwei Therapiesitzungen etwas auszuprobieren – ein anderes Verhalten, eine neue Handlung – oder einen Text zu verfassen, ist noch gering. Werden allerdings Besucher und Kläger zu Kunden – also zu Klienten, die das Veränderungspotenzial in sich nutzen – und stelle ich ihnen beispielsweise die Wunderfrage, dann schlage ich vor, die Antworten darauf bis zum nächsten Termin schriftlich festzuhalten.

Nun stellt sich eine grundsätzliche Frage: Wann bin ich mit meinen Schreibinterventionen bei Klienten anschlussfähig? Wann fallen meine Vorschläge auf fruchtbaren Boden, wann gehen sie ins Leere? Bei der Suche nach Antworten bin ich auf das Modell von James O. Prochaska gestoßen, das den Prozess von Veränderung ausdifferenziert. Der amerikanische Psychologe und Verhaltensforscher von der University of Rhode Island unternahm den Versuch, Psychotherapie stadiensensitiv zu konzipieren, um mit adäquaten Interventionen auf die Befindlichkeiten und Bedürfnisse von Klienten zu reagieren (Prochaska 2001). Ausgehend von der Frage, wie Menschen sich verändern, hat er verschiedene Veränderungstheorien analysiert und Folgendes festgestellt: Zum einen verläuft der Veränderungsprozess in Stadien und zum anderen wenden Menschen unterschiedliche Strategien an, um von einer Stufe auf die nächste zu kommen[26]. Einige der Grundgedanken Prochaskas möchte ich hier wiedergeben, da sie für meine Zwecke relevant sind. Zur Vertiefung der Thematik verweise ich auf seine Publikationen (Prochaska 2001, 2007).

Sechs Stadien – so Prochaska – durchlaufen Menschen in einem Veränderungsprozess:

---

26 Prochaska verwendet die Begriffe »Stadium« und »Stufe« synonym.

1. Präkontemplation
2. Kontemplation
3. Entscheiden
4. Handeln
5. Aufrechterhalten
6. Beenden

Stadium 1: Präkontemplation

In diesem Stadium besitzen Menschen noch kein Problembewusstsein, somit ist die Absicht, sich zu verändern, gleich null. Sie verharren, weil sie schlecht oder gar nicht über Konsequenzen ihres Verhaltens informiert sind oder weil sie schon mehrmals erfolglos einen Versuch zur Veränderung unternommen haben. Sie unterschätzen die Vorteile einer Veränderung und überschätzen deren Aufwand. Zwei Faktoren führen dazu, dass sie umdenken: Entwicklungsprozesse und Umweltereignisse. Ein Beispiel: Raucher hören im Schnitt im Alter von 39 Jahren auf zu rauchen, wenn es ihnen dauerhaft gelingt. »In diesem Alter beschäftigen sich Menschen damit, wie sie bis jetzt gelebt haben. Sie überlegen sich, ob sie an den Folgen ihres bisherigen Lebensstils sterben wollen oder ob sie ihre Lebensqualität und Lebensdauer in der zweiten Lebenshälfte verbessern wollen.« (Prochaska 2001, S. 255) Auch Umweltereignisse, wie die Erkrankung oder der Tod eines Freundes, verändern Menschen. Allerdings reagieren sie sehr unterschiedlich darauf. Rührt die eine nach dem Verlust eines Elternteils aufgrund einer Leberzirrhose kein Glas Alkohol mehr an, trinkt der andere munter weiter. Klienten in diesem Anfangsstadium brauchen Programme, die ihre Sensibilität und ihr Problembewusstsein erhöhen.

Stadium 2: Kontemplation

Der Präkontemplationsphase folgt die Kontemplationsphase. Menschen beginnen darüber nachzudenken, dass sie ein Problem haben könnten, dass sie irgendwann einmal etwas dagegen unternehmen könnten. Sie sind aber noch weit von einer Verhaltensänderung entfernt. In der Kontemplationsphase – im Gegensatz zur Präkontemplation – nehmen Menschen Ambivalenzen wahr, sie wägen Sinn und Aufwand einer Veränderung ab, sie sind sich negativer Konsequenzen bewusst, aber noch nicht bereit für den ersten Schritt. Kommen Menschen, die sich im ersten oder zweiten Veränderungsstadium befinden, in Therapie, handelt es sich häufig um Klienten, die in die Therapie geschickt wurden – von einer besorgten Freundin, einem auf

Wandel hoffenden Vater. Von sich aus kommen sie nicht in unsere Praxen. Es sind, um die Terminologie von Steve de Shazer zu verwenden, Besucher oder Kläger.

Prochaska schlägt sowohl für das erste als auch für das zweite Stadium der Veränderung Aufklärungsaktivitäten vor. In meinen Workshops oder Jahresgruppen erlebe ich immer wieder, dass Teilnehmer im Laufe eines Jahres – manchmal reicht ein Wochenende – erahnen, dass eine intensivere, therapeutische Auseinandersetzung mit einem Thema vonnöten wäre.

Stadium 3: Entscheiden

Fällen Klienten eine Entscheidung, treten sie ins dritte Stadium ein. Sie nehmen sich vor, bald einen ersten Schritt zu setzen, sie erkundigen sich noch unverbindlich nach Empfehlungen, Selbsthilfegruppen, Spezialisten, geeigneter Lektüre oder freien Therapieplätzen. Sie überlegen einen Aktionsplan. Sie sind bereit, Hilfe anzunehmen und Unterstützung zu nutzen.

Abbildung 22 listet die ersten drei Veränderungsstadien nach James O. Prochaska (Präkontemplation, Kontemplation, Entscheiden) und die dazu passenden Schreibanregungen auf.

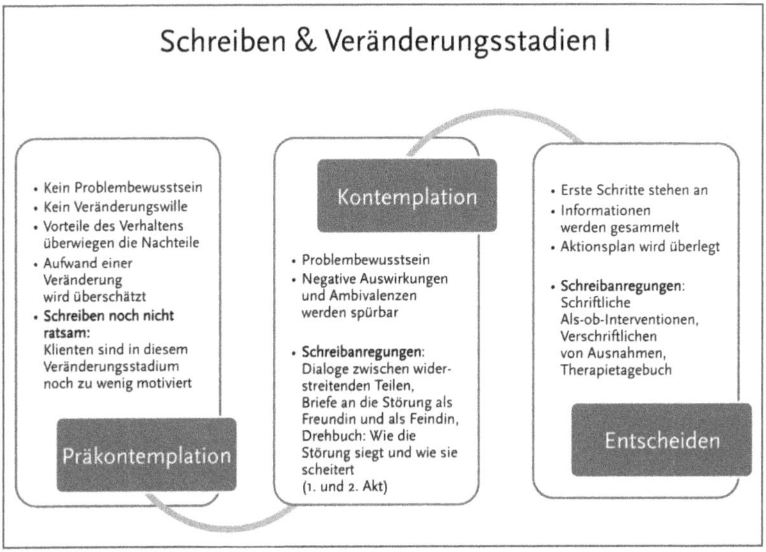

Abb. 22: Schreiben und Veränderungsstadien I

Stadium 4: Handeln

Die Einschätzung der Vor- und Nachteile eines die Gesundheit, das Wohlbefinden schädigenden Verhaltens hat sich verändert. Die Nachteile werden deutlicher gesehen. Jetzt werden diese Menschen aktiv, sie setzen ihre Vorhaben um, mit dem Ziel, eine Verbesserung zu erreichen.

Stadium 5: Aufrechterhalten

Das Hauptaugenmerk liegt in diesem Veränderungsstadium darauf, das Erreichte beizubehalten und die Zuversicht zu stärken. Rückfallprophylaxe ist ein wichtiger Punkt: »In welchen Momenten sind Sie emotional und psychisch am schwächsten? Wie könnten Sie anders als mit Altbekanntem reagieren? Was wären gesündere Alternativen als der Rückgriff auf alte Muster? Bewegung? Entspannung? Ein Gespräch?« Wichtig sind Informationen darüber, dass Veränderungen Zeit brauchen, dass das neue Verhalten eingeübt werden muss. Prochaska vergleicht den Veränderungsprozess mit dem Marathonlauf (ebd., S. 258): »Nur die gut Vorbereiteten können Meter für Meter durchhalten.«

Stadium 6: Beenden

Wer die Phase des Aufrechterhaltens gut gemeistert hat, erreicht das letzte Stadium: Der Veränderungsprozess geht dem Ende zu und kann abgeschlossen werden. Die alten Muster stellen im Idealfall keine Versuchung mehr dar. Andere, neu erlernte Bewältigungsmuster greifen zuverlässig.

Sich verändernd schreiben

Gut, aber wie nutzen wir dieses Wissen für Interventionen? Befinden sich Klienten in der Phase der Präkontemplation, sehe ich von Schreibinterventionen meist ab. Die Motivation, ihr Verhalten zu verändern, ist noch nicht vorhanden, die Bereitschaft, zwischen den Therapiesitzungen zu schreiben, gering.

Vermute ich Klienten auf der zweiten Stufe der Veränderung, also in der Kontemplation, konzentriere ich mich beim Gespräch auf ihre Ambivalenzen. Da sie noch nicht an eine Verhaltensänderung denken, geht es zunächst um das Abwägen von Vor- und Nachteilen: »Was spricht für eine Veränderung? Was spricht dagegen? Was verlieren Sie, wenn sich die Symptomatik verbessert?« Die Vorteile einer Veränderung sollten in diesem Stadium herausgestrichen, die Nachteile relativiert werden. Teilearbeit (Kapitel 3.4) kann hier zielführend eingesetzt werden, die unterschiedlichen, sich widersprechenden Anteile der Klienten erhalten Aufmerksamkeit. Bewährt hat sich das Schreiben von Dialogen, um sowohl dem Für als auch dem Wider eine Stimme zu verleihen, um über sie Klarheit zu erlangen. Auch Briefe an die jeweilige Störung, einmal als Freundin, einmal als Feindin (Kapitel 4.1), erweisen sich in diesen Stadien als nutzbringend. Sie geben über das Erfassen der Ambivalenzen und über das Vermögen zur Klärung hinaus weitere Hinweise: Welcher Brief gibt detailliertere Auskünfte – der an die Freundin oder der an die Feindin? Welcher Text ist konkreter? Bei welchem konnte sich der Verfasser mehr einlassen? Die Antworten darauf zeigen, ob die Klienten bereits in Richtung Entscheiden oder Handeln unterwegs sind, oder ob – einer stadiensensitiven Therapie entsprechend – wir uns weiterhin mit den sich widersprechenden Teilen der Klienten befassen sollten. Das Externalisieren verhilft zu Hinweisen darauf, wieweit ein Klient bereits seinen Einfluss auf das Problem sehen kann, neben dem Einfluss des Problems auf ihn. Kann er es, gibt das Anlass zur Hoffnung, dass er sich entschieden hat – sich also im dritten Stadium der Veränderung befindet. Der Beipackzettel (Kapitel 4.6) kann in dieser Veränderungsphase ebenfalls eine sinnvolle Funktion erfüllen, da er Wirkungen und Nebenwirkungen des Problems thematisiert.

In der Phase der Entscheidung – also dann, wenn Klienten sich bereits zu einer Veränderung entschlossen haben, sie aber noch Zeit für die Umsetzung brauchen, geht es darum, die Vorteile einer Veränderung zu verstärken. Hier können schriftliche Als-ob-Interventionen unterstützen (Kapitel 3.5), um die Zuversicht zu vergrößern, Ziele zu konkretisieren und kurzfristige Lösungsschritte anzudenken. Wer erste Erfolge erlebt, schöpft Hoffnung für weitere Veränderungen. Die Suche nach problemfreien Zonen, also nach Ausnahmen, nährt ebenfalls die Zuversicht von Klienten, die sich zwar entschieden haben, aber noch nicht zu handeln begonnen haben. Manchmal sind sie schon bereit, ein Therapietagebuch zu führen, aber spätestens dann, wenn sie sich zum Handeln entschlossen haben, setzen sie den Vorschlag um – immer vorausgesetzt, das Schreiben liegt ihnen.

Im vierten Stadium der Veränderung – im Stadium des Handelns – sind Klienten für viele Schreibvorschläge zu haben. Ausnahmen können ausgebaut werden zu Lösungsgeschichten (Kapitel 3.6), Erfahrungen, die durch Beobachtungsaufgaben und Experimente gewonnen wurden, lassen sich durch Schriftlichkeit (Kapitel 3.8) verfestigen.

In der Phase des Aufrechterhaltens, im fünften Stadium, liegt der Schwerpunkt auf der Rückfallprophylaxe. Dabei kann auf ein breites Repertoire schreibtherapeutischer Aktivitäten zurückgegriffen werden. Gebrauchstexte (Kapitel 4.6) wie Anleitungen, Manifeste, Reden oder Zertifikate haben den Sinn, Bewältigtes festzuhalten, Gelungenes zu sichern und auf Dauer sichtbar zu machen.

Vielfältige Möglichkeiten, schriftlich zu intervenieren, bieten sich auch in der sechsten und letzten Phase – im Stadium des Beendens und Abschließens. Bereits mehrmals genannt wurde das Internalisieren von Fähigkeiten und im Laufe der Therapie erworbenen Kompetenzen, die Klienten in Form von Briefen oder Gedichten festhalten (Kapitel 4.4). Das Verschriftlichen von Ritualen trägt dazu bei, Lösungen zu verankern. In wohlwollenden Kritiken wertschätzen Klienten Erreichtes, formulieren gleichzeitig über die Therapie hinausgehend weitere Ideen, die sie nun ohne therapeutische Hilfe umsetzen können.

Abbildung 23 zeigt die nächsten drei Veränderungsstadien nach Prochaska (Handeln, Aufrechterhalten, Beenden) und die dazu passenden Schreibideen.

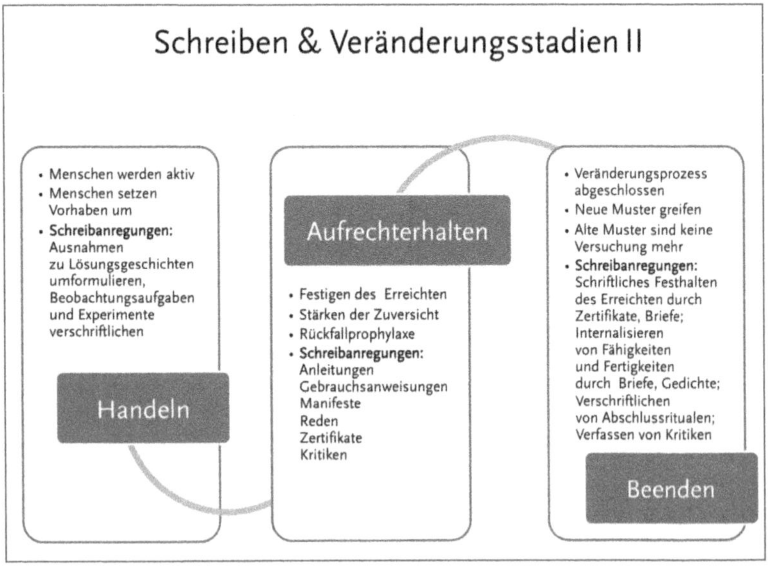
Schreiben & Veränderungsstadien II
• Menschen werden aktiv
• Menschen setzen Vorhaben um
• Schreibanregungen: Ausnahmen zu Lösungsgeschichten umformulieren, Beobachtungsaufgaben und Experimente verschriftlichen
Handeln
Aufrechterhalten
• Festigen des Erreichten
• Stärken der Zuversicht
• Rückfallprophylaxe
• Schreibanregungen: Anleitungen Gebrauchsanweisungen Manifeste Reden Zertifikate Kritiken
• Veränderungsprozess abgeschlossen
• Neue Muster greifen
• Alte Muster sind keine Versuchung mehr
• Schreibanregungen: Schriftliches Festhalten des Erreichten durch Zertifikate, Briefe; Internalisieren von Fähigkeiten und Fertigkeiten durch Briefe, Gedichte; Verschriftlichen von Abschlussritualen; Verfassen von Kritiken
Beenden

Abb. 23: Schreiben und Veränderungsstadien II

8.2 Wer profitiert vom Schreiben?

Nähern wir uns der Frage nach differenzierten Indikationen oder nach bestimmten Störungsbildern an, müssen wir uns derzeit noch mit Tendenzen statt mit harten Fakten begnügen. Silke Heimes analysiert in ihrem Buch »Warum Schreiben hilft« (Heimes 2012) zahlreiche wissenschaftliche Untersuchungen zwischen 1999 und 2010 auf die Frage hin, ob sich Schreiben bei bestimmten Krankheitsbildern mehr eignet als bei anderen. Bei einigen Störungsbildern scheinen schreibtherapeutische Interventionen wirksam zu sein, wie beispielsweise bei Depressionen, Essstörungen, Ängsten und bei posttraumatischer Belastungsstörung.

Es liegen Studien vor, die zeigen, dass sich depressive Symptome durch das Schreiben reduzieren lassen (ebd., S. 138), andere weisen allerdings darauf hin, dass sich die Effekte nach sechs Monaten wieder verlieren. Meine klinische Erfahrung lässt mich vorsichtig sein bei Klienten mit depressivem Verhalten. Die Gefahr des Sich-Festschreibens in der Leidensgeschichte ist gegeben. Deshalb rate ich erst gegen Ende der Gespräche mit Klienten – dann, wenn die Verbesserung der Symptomatik von Dauer ist – zum Verschriftlichen von Auswegen aus der Depression oder von hilfreichen Gedanken und Handlungen.

Silke Heimes belegt in ihrer Untersuchung, dass Menschen mit hohen Alexithymiewerten[27] vom Schreiben sehr profitieren (ebd., S. 33, S. 146). Dies entspricht meiner klinischen Erfahrung. Gute Erfolge erziele ich immer wieder mit Klienten, die wegen einer Essstörung zu mir kommen und sich zum Schreiben anregen lassen. Menschen, die sich essgestört verhalten, sind häufig gefühlsblind. Frau H., die sich seit zehn Jahren von einer Anorexia nervosa das Leben schwer machen lässt, definiert die Schreibaufgaben, das Schreiben zwischen unseren Terminen als »Kampfgenossin gegen ihre Magersucht«. Der Kampf ist noch lange nicht gewonnen, das Schreiben hat aber in der Arena bereits Position bezogen. Frau P. (Kapitel 5.1) hat ihre Bulimie letztlich durch das Schreiben besiegt: »Erst durch das Schreiben ist mir bewusst geworden, was ich fühle.« Auf Janet Treasures und Ulrike Schmidts Schreibprogramm für essgestörte Menschen im Londoner Maudsley Hospital bin ich bereits eingegangen (Kapitel 2.2).

27 Alexithymie, auch Gefühlsblindheit, ist die Unfähigkeit, Gefühle zu erkennen, zu beschreiben und zu deuten. Zehn Prozent der Bevölkerung soll – laut Alexithymie-Forum »Alexithymie« – davon betroffen sein (http://www.alexithymie.org/ [11.1.2017].

Prinzipiell weist Heimes darauf hin, dass Schreiben vor allem Menschen unterstützt, die zurückhaltend sind und zurückgezogen leben. Eine Essstörung trifft häufig verschlossene Menschen und sie führt häufig in die Isolation. Reserviert und beherrscht sind nicht nur Menschen mit Anorexie oder Bulimie, sondern auch Menschen mit Ängsten. Auch ihnen hilft das Verschriftlichen ihrer Gedanken (ebd., S. 27, S. 182). Nicholas Mazza zeigt in »Poetry Therapy«, wie er Schreiben in der Arbeit mit Klienten mit Angststörungen erfolgreich einsetzt (Mazza 2003).

Von Alfred Lange und seiner Interapy, von Giorgio Nardone, Federica Cagnoni und Roberta Milanese und ihrem Konzept des Traumaromans war bereits die Rede (Kapitel 2.3). Beide Ansätze basieren auf der Ansicht, dass Schreiben bei der Konfrontation mit dem Trauma hilfreich sein kann. Allerdings geschieht dies erst dann, wenn es um die Integration des Traumas geht (Rex 2009, S. 173). Schreiben fördert das Kohärenzerleben – ungeordnete Erinnerungen werden in strukturierte Geschichten umgewandelt. Eine Untersuchung von Yori Gidron und seinen Kollegen zeigt: Beginnen wir zu früh mit der Schreibintervention, führt dies bei Klienten vermehrt zu depressiven Symptomen. Zu früh ist es dann, wenn Betroffene noch über keine Bewältigungsstrategien verfügen, um aufkommende Emotionen regulieren zu können. Mechanismen wie Verdrängung, Ablenkung und Distanzierung nach einem belastenden Erlebnis haben schützende Funktionen, betont Heimes, deshalb sei es sinnvoll, mit dem therapeutischen Schreiben erst nach der Stabilisierungsphase zu beginnen (Gidron et al. 1996, zit. nach Heimes 2012, S. 36).

2015 ging Heimes einen Schritt weiter. In ihrem Ratgeber »Schreib dich gesund« (Heimes 2015) schlägt sie für bestimmte Krankheitsbilder jeweils zehn Schreibübungen vor. Wer an Angststörungen leidet oder an Depressionen, wer sich mit gestörtem Essverhalten oder einer posttraumatischen Belastungsstörung herumschlägt, kann sich mit den Übungen laut Buchklappentext »selbst helfen«. Wie die Autorin hervorhebt, kam sie, je länger sie an dem Buch schrieb, umso mehr zur Ansicht, »dass man durch die Empfehlung bestimmter Übungen das [...] therapeutische Schreiben noch gezielter und effektiver einsetzen kann« (ebd., S. 7). Ob ihre Einschätzung zutrifft, muss sich noch zeigen.

Genderspezifische Unterschiede?

Frauen sind häufiger in psychotherapeutischer Behandlung als Männer. Ihnen wird schneller Psychotherapie empfohlen – nicht zuletzt auch deshalb, weil sie offener über ihre Probleme reden. Sie setzen die Empfehlung, eine Therapie zu beginnen, eher um, sie sind schneller bereit, sich Hilfe und Unterstützung zu holen als Männer (Schigl 2012, S. 154). Frauen attribuieren Probleme häufiger intrinsisch, während Männer die Ursachen ihrer Schwierigkeiten tendenziell außerhalb ihrer selbst sehen.

Bei meinen Einzelklienten ist das Geschlechterverhältnis 4:1, auf vier weibliche Klienten kommt ein männlicher. Dies mag mit der Tatsache zusammenhängen, dass einer meiner Arbeitsschwerpunkte – nämlich Essstörungen – hauptsächlich Frauen betrifft. Allerdings wird Burn-out – eine weitere Spezialisierung von mir – häufiger bei Männern diagnostiziert. Schigl spricht in diesem Zusammenhang von »Doing Gender bei der Diagnosevergabe« (ebd., S. 155), also von der geschlechtsspezifischen Zuschreibung von Krankheiten.

Noch weniger ausgewogen ist das Geschlechterverhältnis in meinen therapeutischen Schreibgruppen. Dort kommt auf sechs Frauen im Schnitt ein Mann. Allerdings stellte ich – sowohl in der Einzel- als auch in der Gruppentherapie – fest, dass Männer, wenn sie schreiben, sehr stark davon profitieren.

Heimes führt mehrere Untersuchungsergebnisse an, die sich mit meiner klinischen Erfahrung decken. Männer erzielen demnach einen höheren gesundheitlichen Nutzen durch das Schreiben als Frauen (Heimes 2012, S. 34). Therapeutisches Schreiben kommt Männern sehr entgegen, die traditionellen Geschlechterrollen anhängen, sich entsprechend schwer öffnen und selten über Belastungen sprechen können. Die häufig Männern zugeschriebene lösungsorientierte Zugangsweise zu Problemen lässt sie beim Schreiben fokussierter vorgehen, wodurch sich die Wirksamkeit der Methode erhöht. Endgültig kann die Frage, ob Männer oder Frauen mehr vom Schreiben profitieren, derzeit allerdings nicht beantwortet werden. Es gibt insgesamt viel zu wenige Studien, die überhaupt genderspezifischen Fragen im Zusammenhang mit Psychotherapie nachgehen (Schigl 2012, S. 153) – ganz zu schweigen von Genderfragen bei schreibtherapeutischen Aktivitäten –, und außerdem kommen andere Studien, die sich diesem Thema widmen, zu gegensätzlichen Ergebnissen.

Effizient, weil neu?

Auch wenn es auf diese genderspezifische Frage keine abschließende Antwort gibt, beleuchtet sie einen interessanten Aspekt: Könnte es sein, dass jene Menschen, die Schreiben in der Therapie als etwas für sie Neues entdecken, mehr davon haben, als jene, die routinemäßig schreiben? Jene Männer, die ich schreibtherapeutisch begleitet habe, führten weder Tagebuch noch schrieben sie Briefe. Sie hatten bis dahin kurze Notizen für die Arbeit, E-Mails oder Berichte verfasst. Schreiben als Medium zur Reflexion war ihnen fremd, in der Psychotherapie hat es ihnen aber gute Dienste geleistet: »Es hat mir Klarheit gebracht«, bestätigt Herr L. im Interview. Herr E. erzählt, die von ihm verfassten Texte haben ihm seinen wahnsinnigen beruflichen Alltag deutlich vor Augen geführt. »Schwarz auf weiß stand da, dass ich untertags eigentlich nicht mal Zeit zum Atmen hatte.«

Die Annahme, dass jene Menschen vom Schreiben besonders profitieren, die wenig Routine darin haben, wird von einer weiteren Beobachtung gestützt. Als wenig sinnvoll haben sich schreibtherapeutische Ideen bei solchen Klienten erwiesen, die professionell schreiben. Sowohl bei Frau T., einer Lyrikerin, wie auch bei Frau A., einer Drehbuchautorin, war ich vorab davon überzeugt, dass bei ihnen therapeutisches Schreiben angezeigt ist. Sehr bald jedoch hat sich das als Fehlannahme erwiesen. Die Texte wurden zu Kunstwerken, die Autorinnen feilten so lange an ihnen, dass die ursprüngliche Intention – sich schreibend mit ihren Therapiethemen auseinanderzusetzen – in den Hintergrund trat, fast verschwand. Sie brachten ästhetisch anspruchsvolle Texte mit in die nächste Stunde, der gestalterische Aufwand sorgte für eine derartige Distanz, dass die Texte therapeutisch nicht mehr viel hergaben. Vergleichbares erlebte ich auch mit Journalisten und Werbetextern – auch ihnen stand der professionelle Blick auf Texte im Wege, um Schreiben als therapeutisches Medium sinnvoll nutzen zu können. Inwieweit diese Beobachtungen verallgemeinerbar sind und als Basis für eine Kontraindikation dienen können, müssen gezielte Forschungen noch zeigen.

Wann sollten wir Klienten therapeutisches Schreiben besser nicht empfehlen?

Prinzipiell ist therapeutisches Schreiben dann sinnvoll, wenn Klienten ihre Selbsthilfepotenziale stärken und Copingstrategien entwickeln wollen. Aber nicht immer hilft Schreiben tatsächlich. Darauf weisen die unterschiedlichen Ergebnisse der Wirkungsstudien und klinische Erfahrungen hin. Befinden sich Klienten in einer Problemtrance, also in einem Zustand, in dem sie vom Problem gefangen sind, einem Zustand, der Gedanken an Lösungen noch nicht zulässt, kann schreiben kontraproduktiv sein. Setzen Klienten in dieser Phase das Schreiben ein, besteht die Gefahr, dass sie ihre Probleme »festschreiben« und verdichten (Unterholzer 2005). Die »überlegene Autorität« der Schriftform (White u. Epston 1998, S. 50 f.) gilt es zu berücksichtigen, wenn wir Klienten zu therapeutischem Schreiben anregen.

Eine meiner Klientinnen, Frau F., die wegen einer emotional instabilen Persönlichkeit in die Therapie kam, kennt das Problem – geht es ihr nicht gut und bewegt sie sich in Richtung eines emotionalen Absturzes, hilft ihr das Schreiben – sonst eine bewährte Methode für sie – keineswegs: »Im Gegenteil, wenn ich schreibe, dreh' ich mich oft noch tiefer rein.« Eine weitere Klientin gibt einen interessanten Hinweis: In schockartigem Zustand sei das Verschriftlichen von Erlebnissen nicht sinnvoll. Frau W., eine leidenschaftliche Schreiberin, will nach der für sie sehr überraschenden Trennung von ihrem Mann längere Zeit nicht schreiben: »Ich will den Schock nicht noch zusätzlich auf Papier haben, er bekäme nur noch mehr Gewicht. Mitten im Schock brauche ich nichts mehr schwarz auf weiß.«

Viele Kollegen raten ihren Klienten zu Therapietagebüchern. Wird dieser Vorschlag nicht konkretisiert (Kapitel 4.2), kann die gut gemeinte Empfehlung leicht den gegenteiligen Effekt haben. Tägliche schriftliche Reflexionen können helfen, den Alltag zu bewältigen, sie können aber auch mehr von dem werden, was Klienten nicht guttut: die Wiederholung und das Ausformulieren von Leidensgeschichten, vom Gefangensein in den Umständen, das Festschreiben von vermeintlich Unveränderbarem. Luna Steiner weist in ihrem Aufsatz »Nicht vom Brot allein« darauf hin, welche Gefahren das Tagebuchschreiben in sich birgt (Steiner 2004, S. 67): »Wichtig ist die Vorgabe konstruktiver Kriterien, sonst besteht die Gefahr, sich in sein Unglück hineinzuschreiben.« Die bereits zitierte Studie von Duncan und Sheffield über das Tagebuchschreiben (Duncan a. Sheffield 2008) unterstreicht Steiners Warnung.

Bei traumatischen Erfahrungen ist äußerste Vorsicht geboten, denn das Verschriftlichen kann zu einer Retraumatisierung führen. Der spanische Schriftsteller Jorge Semprún hat das am eigenen Leib erfahren. In *Schreiben oder Leben* berichtet er über die Arbeit an seinem ersten Roman (Semprún 1997, S. 269): »Wenn es mir 1961 also gelungen war, das sechzehn Jahre zuvor aufgegebene Buch zu schreiben – zumindest einen der möglichen Berichte über die einstige, dem

Wesen nach unerschöpfliche Erfahrung zu schreiben –, so bezahlte ich diesen Erfolg, der mein Leben verändern sollte, mit der massiven Wiederkehr der alten Ängste.«

Dieser Gefahr sind sich Psychotraumatologen wie Alfred Lange bewusst. Er hat deshalb ein hochstrukturiertes Behandlungsprogramm entwickelt, um Retraumatisierungen zu verhindern und um dem Trauma seinen Ort in der Vergangenheit zuzuweisen (Kapitel 2.2). Arbeite ich schreibend mit Klienten, die Traumatisches erlebt haben, achte ich auf dreierlei:

- Zwischen Trauma und Therapie liegt ein größerer Zeitabstand, der kann je nach Resilienz der Klienten zwischen einem halben Jahr und mehreren Jahren betragen. Studien von Yori Gidron (Gidron et al. 1996) bestärken mich in diesem Vorgehen. Traumatisierte Menschen brauchen Zeit, um Copingstrategien zu entwickeln, bevor sie schreibend ihren Emotionen Raum geben.
- Ich forciere keinerlei Konfrontation mit dem Trauma.
- Ich gebe für das Schreiben klare Anleitungen, die den Blick auf die Bewältigung lenken, auf die Ressourcen der Klienten und nicht auf das Erlebte selbst: »Schreiben Sie über die Kräfte, die Ihnen bei der Bewältigung genutzt haben!« Oder: »Wie würden Sie die ersten Schritte, die Sie aus der Krise geführt haben, beschreiben?«

Florian A. Gebler und Andreas Maercker haben das Problem der Retraumatisierung anders gelöst: Sie baten Menschen mit einer posttraumatischen Belastungsstörung, dem traumatischen Erleben in ihren Texten eine Sinnkomponente zuzuordnen. Dies führte zu einer Abnahme der Symptomatik (Gebler u. Maercker 2007). Andrea Horn und Matthias Mehl weisen darauf hin, dass es besser sei, über traumatisches Geschehen zu schreiben als zu reden. Beim Schreiben könnten die Klienten selbst besser regulieren (Horn u. Mehl 2004, S. 276). Dies widerspricht meinen klinischen Erfahrungen. Die Aufforderung an Klienten, beim Schreiben achtsam zu sein, rührt daher, dass ich Klienten erlebt habe, die schreibend von ihren Emotionen überwältigt wurden, diese nicht mehr kontrollieren konnten.

Solange die Wirkungsforschung noch keine eindeutigen Belege dafür liefert, dass Schreiben bei posttraumatischer Belastungsstörung schädlich ist, schlage ich folgende Vorgehensweise vor: Je massiver die

Belastung der Klienten, desto wichtiger ist eine klar formulierte, präzise strukturierte Aufgabenstellung – vorausgesetzt ich rege überhaupt zum Schreiben an. Dieses Vorgehen hat sich im klinischen Alltag, in der ambulanten Arbeit mit Klienten bisher bewährt.

Noch etwas gilt es beim Schreiben in der Therapie zu berücksichtigen: Schreiben ist für manche Menschen mit Erinnerungen an kränkende Erfahrungen in der Schule verbunden, sie scheuen daher den Stift wie der Teufel das Weihwasser. Einige Klienten reagieren deshalb auf Schreibvorschläge im therapeutischen Setting ablehnend. Negative Bewertungen von Lehrern wie »Thema verfehlt!« oder »zu viele Rechtschreibfehler« spuken ihnen noch Jahre, nachdem sie den Deutschunterricht hinter sich gebracht haben, im Kopf herum. Schafft man es aber, diesen Klienten zu vermitteln, hier gehe es nicht um falsch oder richtig, nicht um Rechtschreibung und Grammatik, nicht um Zensuren, sondern um das Nutzen ihres kreativen Potenzials, dann finden sie durch diese Methode immer wieder Zugang zu ihren Selbstheilungskräften.

Abbildung 24 fasst die angesprochenen Empfehlungen für bestimmte Klienten zusammen.

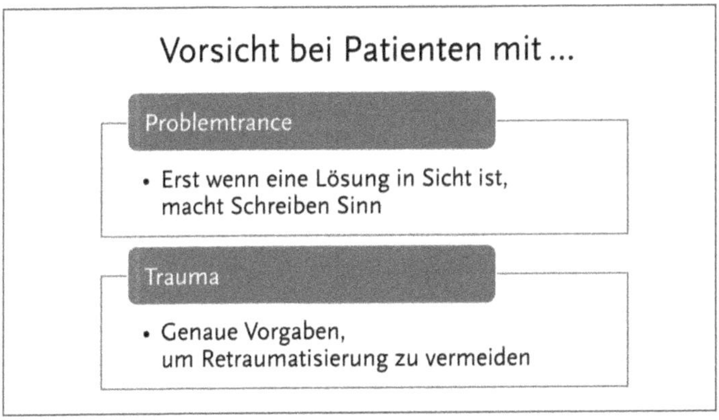

Abb. 24: Vorsicht bei Patienten mit …

8.3 Unerwünschte Nebenwirkungen

Die Psychologin Annette Rex weist darauf hin, dass therapeutisches Schreiben Nebenwirkungen haben kann. Sie beschäftigt sich in diesem Zusammenhang mit Pennebakers Untersuchungen (Pennebaker 1997; Esterling et al. 1999). Bei vielen seiner Probanden kam es zunächst zu einer Stimmungsverschlechterung und zu erhöhter Erregung. Langfristig allerdings zeigten sich bei den Teilnehmern seiner Studie positive Effekte (Rex 2009, S. 108). Heimes erwähnt unter Nebenwirkungen – sich ebenfalls auf Pennebakers Studien beziehend – die Zunahme körperlicher Beschwerden, die sich unmittelbar nach dem Schreiben wieder legten und sich dann bestenfalls positiv, schlimmstenfalls neutral auswirkten. Die kurzfristigen Stimmungsverschlechterungen führten in keiner der erwähnten Studien zu depressiven Verstimmungen oder gar zu Depressionen. (Heimes 2012, S. 39)

Die Zahl der Studien, die sich mit Nebenwirkungen beschäftigt, ist nicht sehr groß. Unerwünschte Wirkungen sind nicht immer zu verhindern, umso wichtiger ist es, Klienten darauf hinzuweisen und sie zu Achtsamkeit sich selbst gegenüber aufzufordern. Schreiben kann emotionale Krisen auslösen, unangenehme Erinnerungen wachrufen, Schmerz intensivieren. Oft ist es mit der Warnung allein nicht getan und Klienten brauchen, wenn Schreiben alte Wunden aufreißt oder Anlass einer Krise ist, professionelle Krisenintervention. In der Arbeit mit Gruppen biete ich, um etwaige Krisen abzufangen, anschließend an den Gruppentermin Einzelbetreuung an. Frau R., Teilnehmerin einer meiner Gruppen, hat Nebenwirkungen therapeutischen Schreibens deutlich zu spüren bekommen:

> »Nach dem ersten Treffen mit der Gruppe ›Geschichte(n) meines Lebens‹ fühlte ich mich schlecht. Ich hatte das Gefühl zu versinken, hinuntergezogen zu werden in meinen Strudel, wie ein Kaninchen starrte ich in die Augen der Vergangenheitsschlange. [...] Aufgearbeitet Geglaubtes machte ›ungute‹ Gefühle. Zum zweiten Treffen kam ich nicht. Nicht hingehen, mich nicht dem Hinuntergezogen-Werden aussetzen. Das dritte Treffen brachte eine Wendung – ich thematisierte meine Probleme mit dem Schreiben der Geschichte meines Lebens – das ›n‹ hatte ich gar nicht wahrgenommen.«

Ich lege Frau R. nahe, sie solle sich vom Anspruch, die »Wahrheit« schreiben zu wollen, verabschieden und statt dessen ihre Fantasie damit beschäftigen, was sie als kleines Mädchen, als junge Frau gebraucht hätte. Es gehe nicht darum, ihre »wahre Geschichte« zu schreiben, sie könne Geschichten erfinden, denn zu wissen, was sie gebraucht hätte, könne für bevorstehende Herausforderungen hilfreich sein. Erneut versuche ich, ihr Augenmerk auf den konstruktiv nützlichen Aspekt des narrativen Verständnisses von Schreiben zu lenken: Wir bilden schreibend Wirklichkeit nicht ab, sondern erschaffen sie (Grossmann 2000, S. 146).

Frau R. problematisiert die Schwierigkeit, statt der dominanten Geschichten alternative zu schreiben:

> »Es ist für mich ein entsetzlich schwieriger Prozess, aus der ›Geschichte‹ ›Geschichten‹ zu machen. Es fällt mir so schwer, meine Geschichte in einem anderen Licht zu sehen. Ich habe das Gefühl, beraubt zu werden und als jemand dazustehen, der sich täuschen ließ von der Vergangenheitsschlange. Ich bin ihr Opfer, ich lasse mich durch ihr Gift lähmen, zu oft schon habe ich meine Geschichte erzählt – in Entzugskliniken, bei Ärzten und Therapeuten – und plötzlich soll ich sie anders sehen? Ich will sie mir nicht wegnehmen lassen, diese meine Geschichte. Ich will das Opfer bleiben dürfen. Ich will meine Geschichte nicht umschreiben.«

Gehe ich zu wenig behutsam mit meiner Klientin um? Hätte ich öfter den konstruktivistischen Blick auf die Wirklichkeit herausstreichen müssen? Wie kann es passieren, dass Frau R. glaubt, ich wolle ihr »ihre Geschichte« wegnehmen? Habe ich Frau R. suggeriert, sie könne sich eine glückliche Kindheit erschreiben, wenn sie nur die richtige Perspektive wählt? In einem Einzelgespräch gehe ich noch einmal auf die Einwände, Bedenken und Befürchtungen von Frau R. ein. Schließich gelingt es, Erwartungen, Annahmen zurechtzurücken und Befürchtungen zu entkräften. Sie bleibt in der Gruppe. Was ihr dies ermöglicht, fasst sie so zusammen:

> Falls der Zeitpunkt für die Auseinandersetzung mit dem Thema für mich nicht passt, ist ein Ausstieg aus der Gruppe jederzeit möglich. (Wäre nie von selbst auf diese Idee gekommen, denn … wer A sagt, muss auch B sagen …) Themen, die für mich im Moment zu »heiß« sind, kann ich ablehnen. Ich darf NEIN sagen. Über die Geschichte meines Lebens kann ich fantasievolle Geschichten meines Lebens schreiben. Keine Eins-zu-eins-Umsetzung wird erwartet! Ich kann schreiben, wie ich es gerne erlebt hätte, was ich alles gerne gemacht hätte … Ich darf neue Erfahrungen (z. B. Irlandreise) in Worte kleiden, ohne dem Anspruch nach Vollkommenheit gerecht werden zu müssen. Eine neue Wirklichkeit ist längst in meinem Leben angebrochen, nur meine Worte wollen dies noch nicht beschreiben, weil sie so sehr

mit dem Alten beschäftigt sind. Ich darf Ressourcen (Personen, Ereignisse) entdecken, die mir halfen, meine Geschichte zu überleben, die mich bis in die Gegenwart gebracht haben.

9 Schreiben wirkt. Aber wie?

Schreiben ist eine ausgezeichnete Gelegenheit,
das Denken zu schärfen, etwas in Erfahrung zu bringen
für sich und andere und es aufzubewahren.
Ursula Krechel

Matthias Ochs äußert sich zum Wahrheitsanspruch von Forschung, wie er sich auf der epistemologischen Basis systemischer Theoriebildung darstellt. Unter konstruktivistischer und systemtheoretischer Perspektive gilt sowohl für die Therapie wie auch für ihre Erforschung (Ochs 2012, S. 395): »Eine grundlegende erkenntnistheoretische Annahme systemischer Beratung und Therapie besagt, dass soziale Wirklichkeit nur annähernd angemessen mittels Verschränkung multipler subjektiver Perspektiven beschrieben werden kann.« In diesem Sinne sind die Ergebnisse der Wirkungsforschung als miteinander verschränkte Anregungen für den differenzierten Einsatz therapeutischen Schreibens zu verstehen.

Da Menschen – um Heinz von Foerster zu bemühen – keine trivialen Maschinen sind, ist nicht vorhersehbar, wie sich Schreibinterventionen bei Klienten auswirken. Dass sie wirken, habe ich bereits ausführlich beschrieben, aber: Was bewirken sie? Wie helfen sie den Klienten? Was weiß nun die Wirkungsforschung über therapeutisches Schreiben? Und was kann ich aus eigener Erfahrung ergänzen? Zu diesem Zweck habe ich im Jahre 2010 sechzehn Tiefeninterviews mit ehemaligen Klienten und Teilnehmern aus meinen Schreibgruppen durchführen lassen[28]. Die Interviewten kommen aus unterschiedlichen sozialen Kontexten. Die Bandbreite reicht vom Postbediensteten bis zur Künstlerin. Einige von ihnen schreiben regelmäßig, oft täglich und ganz gezielt, andere anlassbezogen, unregelmäßig und nur während der Therapie, dann nie wieder. Sie beantworten Fragen nach unterschiedlichen Wirkungen der schreibtherapeutischen Interventionen, nach Vor- und Nachteilen sowie danach, was sie mit den von ihnen verfassten Texten in weiterer Folge machten. Die Antworten habe ich geclustert, um daraus abstrakte Kategorien bilden zu können:

28 Die Interviews hat Ruth Unterholzer, klinische und Gesundheitspsychologin und systemische Familientherapeutin, geführt.

etwa Art der Wirkung, Nutzen der Überarbeitung von Texten oder unerwünschte Nebenwirkungen.

Als Vorspann zur Wirkungsforschung seien hier noch zwei Bemerkungen angeführt. Die erste stammt von Peggy Penn, die meint, Schreiben sei für Klienten ein Akt der Selbstentdeckung. Dies sei die häufigste Beschreibung von Klienten, die therapeutisches Schreiben erfahren haben (Penn 2001, S. 49; Übers. C. U.): »Sie finden Dinge über sich selbst heraus, die sie vorher nicht kannten; sie verwenden Worte, die sie vorher nicht gebraucht haben, und sie sprechen mit einer Stimme, die ihnen neu erscheint, aber sie integrieren sie mit viel Freude.« Die zweite Aussage stammt vom Neurowissenschaftler Manfred Spitzer. Wer schreibt, denkt auf disziplinierte Weise, setzt Zeichen auf Papier, die für Gedanken stehen und somit nicht im flüchtigen Erlebnisstrom verschwinden, sondern schreibend »vom flüssigen in einen festen Aggregatzustand übergehen« (Spitzer 2007, S. 9). Dass es sich dabei um keinen mystischen Zauber handelt, lässt sich neurobiologisch untermauern (ebd.):

> »Werden Emotionen be-schrieben [...], so wird durch das willentliche Herstellen assoziativer Verknüpfungen zwischen Gedanken und Gefühlen für Bahnungseffekte gesorgt, aus denen bei wiederholtem emotionalen Schreiben längerfristig Trainingseffekte werden. Das mit dem Schreiben über die eigenen Gefühle einhergehende Bewusstmachen, Versprachlichen und Reflektieren kann auf diese Weise das Ausmaß der Kontrolle über die eigenen Emotionen vergrößern.«

9.1 Vielfältige Funktionen – unterschiedliche Wirkungen

Was Klienten formulieren, was Spitzer hervorhebt, wird durch Studien untermauert. Bereits Mitte der 1990er-Jahre wiesen die Resultate einer groß angelegten Untersuchung (Koch u. Keßler 1998) auf das Potenzial, Krisen schreibend zu bewältigen, hin. Die beiden Literaturwissenschaftler Helmut Koch und Nicola Keßler von der Universität Münster untersuchten die Wirkung von Schreiben und Lesen in psychischen Krisen. Als sie 1996 bundesweit in Zeitschriften, über psychosoziale Projekte und Institutionen dazu aufriefen, ihnen Erfahrungen mit Schreiben und Lesen in belastenden Lebensphasen mitzuteilen, waren sie von der Menge der Reaktionen überrascht. Innerhalb weniger Wochen antworteten achthundert Menschen auf ihre Aufforderung, sie erhielten 4700 Texte mit einem Umfang von mehr als 23.000 Seiten. Die Quintessenz: Schreiben und Lesen erfüllen in schwierigen Situationen vielfältige Funktionen und zeigen unterschiedliche Wirkungen. Die Auseinandersetzung mit Schreiben und mit Texten erzeugt Verhaltensänderungen, sie wirkt sich positiv auf das emotionale Erleben der Schreibenden aus. Koch und Keßler fassen zusammen: Literatur übernimmt in Krisen lebenswichtige Funktionen (ebd., S. 69): »Schreiben und Lesen, um zu überleben: Dieser Anspruch, so überhöht er klingen mag, wird immer wieder erhoben und auch eingelöst.«

Koch und Keßler haben fünf unterschiedliche Schreib- und Lesefunktionen herauskristallisiert (ebd., S. 61 ff.):

- *Kognitive Funktion:* Schreiben und Lesen helfen, Gedanken zu ordnen, Erfahrungen kognitiv zu verarbeiten, Wahrnehmungen in Worte zu verdichten und somit fassbar zu machen. Diffus gebliebene Erfahrungen finden sich in Texten versprachlicht wieder.
- *Emotionale Funktion:* Schreiben und Lesen bieten Möglichkeiten, sich mit vielfältigen Gefühlslagen auseinanderzusetzen. Schreiben fungiert als Ventil, aber auch als Methode zur Distanzierung.
- *Kommunikative Funktion:* Krisen machen einsam, umso größer ist der Stellenwert, den Lesen und Schreiben als Kommunikationsform einnehmen. Die kommunikative Bandbreite reicht vom inneren Monolog über die Auseinandersetzung mit dem Therapeuten oder in einer Gruppe bis hin zur Präsentation vor einer größeren Öffentlichkeit.
- *Identifikatorische Funktion:* Schreibend und lesend werden Verunsicherungen, Ängste, Probleme reflektiert und ins eigene Leben integriert. Fragwürdig gewordene Identitäten werden schreibend neu begründet.
- *Funktion der Neuorientierung:* Lesen und Schreiben können neue Lebensperspektiven eröffnen, Literatur kann neue Sichtweisen vorwegnehmen und zukünftige Möglichkeiten aufzeigen.

9.2 Klienteninterviews und Studien zur Wirkung des therapeutischen Schreibens

Wenn einfaches Drauflosschreiben Menschen in Krisen unterstützt, wenn bereits dieser unsystematische Akt des Verschriftlichens bei der

Bewältigung schwieriger Situationen hilft, welches Potenzial steckt dann in einer gezielten Nutzung von Schriftlichkeit im psychotherapeutischen Rahmen? Diese Frage war ausschlaggebend dafür, bei meinen Klienten nachfragen zu lassen, wie therapeutisches Schreiben wirkt.

Eine ähnliche Frage, aber eine andere Vorgehensweise fokussiert Silke Heimes. Wie das Schreiben Menschen unterstützt, damit beschäftigt sich ihre umfassende Arbeit von 2012. Mit ihrem Buch »Warum Schreiben hilft« (Heimes 2012) liefert sie Belege zur Wirksamkeit therapeutischen Schreibens. Sie analysiert viele Studien zum expressiven Schreiben – für Heimes »das wissenschaftlich am besten untersuchte Verfahren innerhalb der Poesietherapie« (ebd., S. 22). Da die in den Interviews mit meinen Klienten festgestellten Wirkungen zum Teil den von Heimes festgestellten entsprechen, beziehe ich mich im Folgenden immer wieder auf Heimes' Arbeit. Sie teilt die Wirkung von Schreiben in drei Kategorien ein:

- *Emotionsregulierung* mit den beiden Wirkfaktoren
  - Selbstoffenbarung und
  - Verarbeitung belastender Erlebnisse
- *Selbstwirksamkeit* mit den vier Wirkfaktoren
  - Kognitionsförderung,
  - Neubewertung,
  - Kohärenzerleben und
  - Selbstkonzept/Lebensziele
- *soziale Integration* mit den beiden Wirkfaktoren
  - soziale Unterstützung und
  - Kommunikationsförderung.

Schreiben verändert Emotionen

Wenden wir uns der ersten Wirkung, der Emotionsregulierung zu. Darunter wird die Fähigkeit verstanden, »Emotionen aktiv zu erleben und zu beeinflussen« (ebd., S. 59). Die sechzehn Klientinnen und Klienten berichten in den Tiefeninterviews ebenfalls von dieser Wirkung. Danach befragt, *was* therapeutisches Schreiben genau bewirkt, antworten sie: Es hilft, Gefühle zu entwirren, es entlastet und stabilisiert. Aufschlussreich sind die Antworten auf die Frage, *wie* therapeutisches Schreiben wirkt: Es schafft Distanz, erleichtert das

Abwägen unterschiedlicher Gefühlslagen und lässt den Schreibenden Scham leichter überwinden. Distanzierung haben bereits Koch und Keßler in ihrer Studie belegt. Daneben spielen Ambivalenzmanagement und Schamreduktion eine wesentliche Rolle, wie die Interviews mit meinen Klienten ergeben haben – drei Wirkungsweisen, die dem Faktor »Selbstoffenbarung« zuzuordnen sind.

- *Erleichtern durch Distanzierung:* Klienten berichten von Entlastung, wenn sie schreibend abladen. »Durch das Verschriftlichen waren meine Probleme zwar nicht gelöst, aber sie waren zumindest nicht mehr so schwerwiegend.« Es erlaubt Klienten, vom Geschehenen, vom Beschriebenen ein Stück weit wegzurücken. Das Schreiben wird verglichen mit einer Art Externalisierung. Was im narrativen Sinne als therapeutische Haltung und als spezielle Betrachtungsweise von Problemen gilt, nämlich die Externalisierung, scheint sich auch einzustellen, wenn Klienten schreiben. »Ich kann aus dem Problem raustreten und es von außen betrachten, das bringt die nötige Distanz, um Lösungen zu finden.« Oder: »Wenn ich das Geschriebene zur Hand nehme, merke ich deutlich, es steckt nicht mehr so in mir.«
- *Ambivalenzen managen:* Schreiben ist eine gute Methode, um mit innerer Zerrissenheit oder Widersprüchen produktiv umzugehen. »Schreibend kann ich besser abwägen und analysieren. Gefühle, Gedanken werden klarer, ich kann sie besser erfassen«, meint eine Klientin. Eine andere: »Schreiben hilft beim Entscheiden.«
- *Scham reduzieren:* Manchmal können Klienten in Therapien Belastungen noch nicht thematisieren – weil sie zu schambesetzt sind. »Ich hätte über vieles in der Therapie nie reden können. Das Schreiben war der Ort, an dem es für mich noch am ehesten vorstellbar war. Durch das Schreiben war vieles möglich, was sonst überhaupt nicht gegangen wäre.« Auch einer weiteren interviewten Klientin kommt die Schriftlichkeit sehr entgegen: »Ich konnte schon immer leichter schreiben als reden. Vor allem, wenn Themen sehr schambesetzt sind.« Annette Rex stellt in ihrer Arbeit über das Schreiben bei der Bewältigung von Traumata Folgendes fest (Rex 2009, S. 106): Es bietet Menschen, die noch nicht in der Lage sind, über beängstigende,

schmerzhafte und schambesetzte Erfahrungen zu sprechen, die Möglichkeit, sich mit diesen auseinanderzusetzen.

So weit der Wirkfaktor Selbstoffenbarung. Problematischer wird es beim Wirkfaktor »Verarbeitung belastender Erlebnisse«. Danach befragt, wann ihnen Schreiben nicht helfe, antworten einige meiner interviewten Klienten: »Bei schweren Krisen, da dreh' ich mich durchs Schreiben noch tiefer rein.« »Bei schockartigen Zuständen.« Oder: »Unmittelbar nach dem Tod meines Mannes hat das Schreiben die Trauer noch heftiger gemacht.« Trotz diverser Belege von Heimes bezweifle ich, dass Schreiben prinzipiell ein probates Mittel zur Verarbeitung belastender Erlebnisse ist. Entscheidend scheint mir der Zeitpunkt zu sein, zu dem zur Feder gegriffen wird, zu früh kann kontraproduktiv sein (Kapitel 8.2).

Schreiben unterstützt die Selbstwirksamkeit

Selbstwirksamkeit ist für das Schreiben von zentraler Bedeutung. Klienten äußern immer wieder, dass das Schreiben ihre Selbsthilfekräfte und ihr Selbstvertrauen stärke, da sie sich selbst Lösungen erschreiben. Heimes bestätigt, dass Schreiben die Selbsthilfekräfte stimuliert (Heimes 2012, S. 79). Wie weiter oben bereits erwähnt, rechnet sie zur Selbstwirksamkeit folgende vier Wirkfaktoren:

- *Kognitionsförderung:* Die Unterstützung von Prozessen des Erkennens, Begreifens und Einordnens (ebd., S. 86). Drei Viertel meiner interviewten Klienten ordnen schreibend ihre Gedanken, verarbeiten und verdichten Erlebtes. Schreiben macht Wahrnehmungen, diffus gebliebene Erfahrungen, Probleme leichter greif- und fassbar. Es reduziert Komplexität, mehr als die Hälfte der Interviewten kommt schreibend schneller auf den Punkt, schafft es dadurch leichter, Erlebtes zu integrieren und abzuschließen. Für einige der Befragten ist es eine »besonders intensive Form des Nachdenkens«.
- *Neubewertung von Erlebtem:* Schwierige Erlebnisse nicht außer Acht lassend, wird der Blick auf das gelenkt, was stärkt, was zur Reifung führt und was sinnvoll ist (ebd., S. 94). Schreiben ermöglicht mehr als der Hälfte meiner interviewten Klienten neue Bewertungen von Krisen und Problemen. Oft erschreiben

sie sich neue Standpunkte, andere Sichtweisen. Eine interviewte Klientin – als kleines Mädchen Opfer eines sexuellen Missbrauchs – berichtet beispielsweise im Gespräch eindrücklich, wie sie schreibend erfahren hat, dass sie sich auch anders denn als Opfer begreifen kann. Schreibend hat sie eine Identität als gestaltende, aktive und kreative Frau entwickelt. »Beim Verfassen meiner Tagebuchnotizen wurde mir klar, wie stark ausgeprägt eigentlich mein Lebenswille ist. Trotz all des erfahrenen Leids gibt's immer wieder ein ›Trotzdem‹, das mir Kraft zum Weiterleben gibt.«

- *Kohärenzerleben:* Die Fähigkeit, die Anforderungen seines Lebens zu erkennen, sie als erfüllbar einzuschätzen und ihnen Sinn zuzuordnen, definiert Heimes als dritten Wirkfaktor der Selbstwirksamkeit (ebd., S. 99). Eine befragte Klientin erkennt durch das Schreiben, dass ein ungebrochener Lebenswille sie auszeichnet. »Er war wahrscheinlich schon immer da. Indem ich ihn beschrieb, wurde er mir bewusster, er wurde besser in mir verankert. Jetzt kann ich ihn nicht mehr vergessen. Sollte es mir dennoch passieren, kann ich nachlesen und mir diese Kraft wieder vor Augen führen.« Sie vermag dem Erlebten Sinn zuzuschreiben: Trotz ihrer grausamen Erfahrung erlebt sie sich als überlebens- und handlungsfähig. Heimes stellt folgende Hypothese auf: Das Kohärenzerleben hänge mit der Entwicklung einer kohärenten Lebensgeschichte zusammen, »in dem Sinn, dass die Entwicklung eines Verständnisses für belastende Erlebnisse (comprehensibility) und die Zuschreibung von Sinn (meaningfulness) helfen kann, das Geschehene und seine Konsequenzen als bewältigbar zu erleben (manageability)« (ebd., S. 100 f.).
- *Selbstkonzept und Lebensziele:* Das Formulieren und Imaginieren von Zielen hat positiven Einfluss auf unser Leben und trägt zum Wohlbefinden bei. Schreiben kann dabei helfen, »Erfahrungen auf eine Weise zugänglich zu machen, die es ermöglicht, Visionen und Ziele sowohl in der Gegenwart als auch für die Zukunft zu identifizieren, zu visualisieren und umzusetzen. Die Herstellung einer Verbindung zwischen Erlebtem und Zielen kann überdies den Umgang mit schwierigen Gefühlen und die Integration schwieriger Erlebnisse in die Lebensgeschichte erleichtern.« (ebd., S. 105 f.) Texte erlauben

nicht nur, eine Entwicklung im Nachhinein festzustellen, sie nehmen auch Veränderungen vorweg (vgl. Kapitel 3.5). Eine interviewte Klientin sammelt schreibend »Kräfte aus früheren Lebenskrisen« und stärkt sich für jene, die noch vor ihr liegen. Sie berichtet: »Beim Nachlesen bin ich jetzt – drei Jahre später – draufgekommen, dass einiges von dem, was ich damals im Text vorweggenommen habe, tatsächlich eingetroffen ist.« Peggy Penn und Marilyn Frankfurt sprechen in diesem Zusammenhang – wie bereits erwähnt – von der performativen Kraft des Schreibens (Penn u. Frankfurt 1996, S. 201). Schreibend lassen sich Möglichkeiten imaginieren. Wenn Klienten ihre Antworten auf die Wunderfrage verschriftlichen, entstehen Bilder einer besseren Zukunft, Bilder, die nicht mehr nur im Kopf herumspuken oder sich nach dem Aussprechen vielleicht wieder verflüchtigen, sondern die schwarz auf weiß auf Papier festgehalten sind. Selbstwirksam erlebt sich eine weitere interviewte Klientin: »Schreiben ist eine Art Gesprächstherapie mit mir selbst.« Ähnlich äußert sich eine andere befragte Klientin: »Wenn sich meine Grenzen aufzulösen drohen, erfahre ich schreibend, wo und wie sie verlaufen. Ich kann dann meine Konturen wieder wahrnehmen und weiß, wo ich bin.« Buch zu führen über das, was sie gerade bewegt und beunruhigt, bringt die Klientin wieder auf den Boden zurück. Eine weitere Klientin erkennt die selbstwirksame Kraft des Schreibens: »Es verbindet mich wieder mit mir.« Von Psychohygiene ist in den sechzehn Tiefeninterviews die Rede, von vertiefter Selbstreflexion und Selbsterkenntnis, persönlicher Weiterentwicklung und seelischer Reinigung.

Schreiben fördert die soziale Integration

Die beiden Faktoren soziale Unterstützung und Kommunikationsförderung ordnet Heimes dieser Kategorie von Wirkungen des Schreibens zu (Heimes 2012, S. 57). Schreiben fördert die soziale Integration, da es das Sozial- und Kommunikationsverhalten verbessert. Antworten meiner Klienten in den Tiefeninterviews bestätigen auch diese beiden Wirkfaktoren. Die interviewten Klienten berichten davon, dass Schreiben ihre Kommunikation mit der Gruppe fördert. »Nachdem ich geschrieben habe, trau ich mich eher, mich in der Gruppe zu öffnen. Schreiben ist ein erster Schritt, der den zweiten leichter macht.« Das Verschriftlichen ihrer Gedanken vertiefe die Kommunikation mit ihr selbst – so formulierte es eine befragte Klientin. »Der gute Kontakt zu mir ist wichtig, wenn ich mit anderen ins Gespräch kommen will.« Eine weitere formuliert Ähnliches: »Bevor ich mir selbst nicht im Klaren bin, was ich genau spüre, teile ich es nicht mit anderen. Sobald ich mir Klarheit erschrieben habe, kann ich mit meinem Mann, mit meinen Freundinnen drüber reden.«

Abbildung 25 fasst die gerade thematisierten Wirkungen therapeutischen Schreibens zusammen.

Wirkungen therapeutischen Schreibens I	
Emotions-regulierende Wirkung	Selbstoffenbarung und Verarbeitung belastender Erlebnisse
	Distanzierung, Ambivalenzen managen und Scham reduzieren
Selbst-wirksamkeit	Kognitionsförderung, Neubewertung, Kohärenzerleben, Selbstkonzept/Lebensziele
	Schreiben forciert Zuversicht, lässt Möglichkeiten imaginieren
Soziale Integration	Soziale Unterstützung und Kommunikationsförderung
	Zuerst Schreiben, dann erst ist Reden möglich: schreibend zur Klarheit kommen, dann Austausch

Abb. 25: Wirkungen therapeutischen Schreibens I (nach Heimes 2012, ergänzt von Unterholzer)

9.3 Zeugnis, verändertes Zeitempfinden und kreative Musterunterbrechung

Koch und Keßler sowie Heimes decken mit ihren Untersuchungen einen großen Teil der Wirkungen, die Schreiben erzielen kann, ab. Die Analyse der sechzehn Tiefeninterviews mit Klienten aus meiner Praxis zeigt allerdings, dass es über die in Kapitel 9.2 ausgeführten Wirkfaktoren hinaus weitere gibt, die für das therapeutische Schreiben relevant sind:

- Zeugen- oder Dokumentationswirkung
- Meditative Wirkung

- Wirkung der Musterunterbrechung
- Kreative Wirkung

Diese Wirkfaktoren werden in der Folge genauer beschrieben.

Zeugen- oder Dokumentationswirkung

Texte, die in Psychotherapien oder zwischen den Stunden entstehen, entfalten eine wichtige Zeugen- oder Dokumentationswirkung. Manchmal ist das Geschriebene der einzige Zeuge, ein stummer Zeuge – wenn man niemanden belasten, aber sich selbst entlasten will, wenn man Themen mit niemandem teilen kann, sie aber nicht in Vergessenheit geraten sollen. Der französische Semiotiker und Literaturtheoretiker Roland Barthes schreibt in seinem *Tagebuch der Trauer,* das er nach dem Tod seiner geliebten Mutter verfasste (Barthes 2010, S. 124): »Schreiben, um mich zu erinnern? Nicht um mich zu erinnern, sondern um den Schmerz des Vergessens zu bekämpfen, insofern er sich absolut ankündigt. Das, was – bald – ›spurlos verschwunden‹, nirgendwo, bei niemandem mehr ist.« Roland Barthes ist nur einer von vielen Autoren, die expressis verbis gegen das Vergessen anschreiben, Herta Müller, Günther Grass oder Erich Hackl sind weitere Beispiele.

Die Tatsache, dass etwas schwarz auf weiß dasteht, hat mehrere Auswirkungen. Zum einen ermöglicht uns diese Sichtbarkeit, Entwicklungen und Veränderungen nachzuvollziehen. Eine interviewte Klientin spricht dieses Faktum an: »Durch die Texte ist es möglich zu vergleichen: Wie bin ich früher mit Krisen umgegangen, wie bewältige ich sie heute? Wie löse ich als erwachsene Frau meine Probleme, wie habe ich das als junge Frau gemacht?« Der Text rettet vor dem Vergessen. »Durch meine Texte kann ich sehen, welchen Weg ich hinter mich gebracht habe, was ich schon alles verändert habe.« Die Texte geben Auskunft über Errungenes, über Fortschritte, sie werden Zeugen von Veränderung. Diese Sichtbarkeit gibt Hoffnung. Einer interviewten Klientin zufolge ermöglicht ihr erst das Schreiben, ihre Gefühle zuzulassen und sie »vor allem ernst zu nehmen«. Stehen sie schwarz auf weiß auf dem Papier, ist es nicht mehr möglich, sie wegzustecken, sie zu verharmlosen, sie nicht zur Kenntnis zu nehmen. Konrad P. Grossmann weist darauf hin, dass in unserer Gesellschaft das, was man schwarz auf weiß sehen kann, größeres Ansehen genießt als Mündliches (Kapitel 4.2). Eine andere interviewte Klientin erzählt, dass genau dieses »Festschreiben« für sie entscheidend ist. Sie kann ihre massiven Ess- und Brechattacken erst als real wahrnehmen, nachdem sie sie niedergeschrieben hat. Schreibend erfährt sie, »was wirklich los war mit mir«. Das häufige Lesen dessen, was sie verfasst hat, führt ihr die Realität glasklar vor Augen: »Ich fresse, ich kotze, ich mag mich nicht. Die mir am nächsten stehen, behandeln mich schlecht.« Von einem ähnlichen Effekt berichtet die Klientin im Interview, als sie den Umgang, den die Ersatzfamilie mit ihr pflegt, beschreibt (Kapitel 5.1). Sie habe oft die Tendenz, schmerzhafte Erfahrungen mit lapidaren Bemerkungen vom Tisch zu wischen. »War nicht so arg«, meint sie, als sich ihr Onkel vor versammelter Familie über sie, eine erwachsene Frau, auslässt. »Alles halb so schlimm«, antwortet sie, als ihre alkoholisierte Mutter sie als ›undankbaren Nichtsnutz‹ bezeichnet. »Als es schwarz auf weiß dastand, musste ich mir eingestehen, dass die Art, wie die mit mir umgegangen sind, echt arg war. Wenn ich nur drüber nachgedacht hab, konnte ich den Gedanken schnell wieder wegwischen. Das Geschriebene ließ es nicht mehr zu, mich drüber hinwegzuschwindeln.«

In Briefen könne man blättern wie in Fotoalben, bei Geschriebenem könne man verweilen und zu Geschriebenem könne man jederzeit zurückkehren, betont Grossmann. Schriftlichkeit verschafft dem Erzählten Halt und Dauerhaftigkeit (Grossmann 2002, S. 126): »Schreiben unterscheidet sich von anderen Möglichkeiten des Erzählens durch seine Nachhaltigkeit – wer einem anderen oder sich selbst schreibt, hält reflektierend inne, hält die Zeit kurz an, nimmt eine Außenperspektive ein.« Durch die Schriftlichkeit materialisiert sich Sprache, dies fördert die Nachhaltigkeit von Lösungen – auf einen Brief, auf einen geschriebenen Text können wir zu einem späteren Zeitpunkt in der Therapie wieder zurückgreifen. Schriftliche »Dokumente« begleiten mich und meine Klienten durch die Therapie. Immer wieder greifen wir zu früheren Texten und eruieren: »Was würden Sie heute anders schreiben?« »Wie würden Sie die Entwicklung seit diesem Text nachzeichnen?« Bei schriftlich festgehaltenen Wundern, die durch die Wunderfrage entstanden sind, bietet sich die Frage an: »Wie nah sind Sie dem Wunder bereits?« (Kapitel 3.5).

Meditative Wirkung

Therapeutisches Schreiben wirkt auf das Zeitempfinden. Klienten beschreiben den Effekt von Entschleunigung, wenn sie Aufzeichnungen machen. Eine interviewte Klientin berichtet, der Griff zur Feder verlangsame sie: »Durch die Suche nach den passenden Worten für mein Gefühlswirrwarr tritt eine angenehme und meditative Ruhe ein.« Eine andere befragte Klientin nutzt Papier und Stift, um ganz gezielt zur Ruhe zu kommen. »Schreibend komm' ich zur Stille.« Plagen Frau K. Angstzustände, nimmt sie Schreibzeug in die Hand und beruhigt sich: »Ich lasse Worte aufs Papier fließen, das reduziert mein Getriebensein.« Die Aussagen der interviewten Klienten decken sich mit den Erfahrungen von Peggy Penn und Marilyn Frankfurt in ihrem Writing Project – auch sie weisen darauf hin, dass sich Wahrnehmungen und Reaktionen der Klienten verlangsamen (Penn u. Frankfurt 1996, S. 200). Bernhard Trenkle spricht in diesem Zusammenhang von typischen Trancephänomenen wie Zeitverzerrung (Trenkle 2011, S. 353): »Beim ernsthaften Arbeiten an […] schriftlichen Hausaufgaben hat der Klient immer wieder Phasen, in welchen er ›hypnotisch‹ hoch konzentriert an seinem Thema arbeitet und alles um sich herum vergisst.«

Wirkung der Musterunterbrechung

Schreiben hat die Kraft, destruktive Muster zu unterbrechen. Eine befragte Klientin belasten bis heute die Folgen eines sexuellen Übergriffs, immer wieder kämpft sie gegen heftige Ängste an. Schreibend gelingt es ihr, dieser Angst etwas entgegenzusetzen: »Schreiben gibt mir Sicherheit. Wenn Bilder aus der Kindheit wieder hochkommen, weiß ich nun, ich muss keine Angst haben, ich kann schreiben … ich kann über die Angst schreiben, das beruhigt mich wieder.« Eine weitere Befragte quälen immer wieder Ängste, die sie zu überrollen drohen: »Wenn ich mich ins Heft vertiefe, bekomme ich das Gefühl, scheinbar Unkontrollierbares in den Griff zu kriegen.« Als Musterunterbrechung wirkte das Verschriftlichen auch bei einer anderen interviewten Klientin (Kapitel 5.1). Sie hat sich bereit erklärt, vor Essensanfällen innezuhalten und in ihrem Buch zu notieren, was sie veranlasst, zu essen und zu brechen. Dabei hat sie das Schreiben als hervorragende Methode entdeckt, Spannungen abzubauen, Gefühle zu erkennen und zu benennen. »Was mir im Magen lag, konnte ich nun beschreiben und musste es nicht mehr rauskotzen. Schreiben statt kotzen, so einfach es klingt, so hilfreich war es für mich.«

Texte können noch auf eine andere Art musterunterbrechend wirken. Peggy Penn führt in einem ihrer Aufsätze ein schönes Beispiel an: Einer traumatisierten Klientin, die unter ihren Flashbacks litt, rät sie, eine schützende Figur zu entwickeln, sie genau zu beschreiben, ihre eine Stimme zu verleihen und sie in das Flashbackszenario einzufügen. »Diese neue Figur erlaubte der Frau ein neues Szenario zu entwickeln, das sie mit eigenen Worten niederschreibt und neben ihrem Bett aufbewahrt.« (Penn 2001, S. 36; Übers. C. U.) Immer dann, wenn sich die Angst vor dem Flashback anschleicht, fokussiert sie die schützende Figur mit der stärkenden Stimme aus der neuen Szene (ebd.; Übers. C. U.): »Ihre Stimme veränderte sich von der eines Opfers zur Stimme einer Person, welche die Zügel in der Hand hat. Die Flashbacks verschwanden.«

Aus der therapeutischen Literatur ist ein weiteres Beispiel von Musterunterbrechung im Zusammenhang mit Texten bekannt. Mara Selvini Palazzoli beschreibt, wie sie einer Familie einen Brief geschrieben hat, der jeden Abend zum Essen vorgelesen werden soll mit der Intention, die Kommunikationsmuster in der Familie des dreijährigen autistischen Bruno, der kaum zu Wort kommt, zu unterbrechen (Kapitel 3.8).

Kreative Wirkung

Eine weitere wichtige Wirkkategorie, die ich in Therapien und in meiner Arbeit mit Gruppen immer wieder feststelle, fehlt bei Heimes: Schreiben mobilisiert kreatives Potenzial.

Schreiben wird von den sechzehn interviewten Klienten trotz ihres therapeutischen Anliegens als etwas Kreatives erlebt. Wie eine befragte Klientin schildert, tue ihr der kreative Schaffensprozess gut, und die Freude am Gelingen eines Textes löse in ihr eine tiefe Zufriedenheit aus.

Eine andere interviewte Klientin kennt das gute Gefühl, wenn sie es schafft, Emotionen in Sprache zu übersetzen: »Meine Texte zeigen meine innere Vielfalt, die ich sonst im Alltag nicht wahrnehme. Das hat mich sehr gestärkt.« Eine weitere Klientin fasziniert die Tatsache, dass aus »Unangenehmem, Hässlichem etwas Schönes, Kreativ-Künstlerisches« wird. Der Berliner Schreibpädagoge Lutz von Werder spricht in diesem Zusammenhang – sich auf Rilke beziehend – von der »Transformation des Leidens in Ästhetik« (Werder 1996, S. 208).

Abbildung 26 vervollständigt die in Abbildung 25 angefangene Auflistung der Wirkungen therapeutischen Schreibens.

Wirkungen therapeutischen Schreibens II	
Zeugen- und Dokumentationswirkung	Der Text als Zeuge
	Anschreiben gegen Vergessen, Sichtbarkeit von Veränderungsprozessen
Meditative Wirkung	Schreiben verändert die Zeitwahrnehmung
	Schreiben entschleunigt, baut Spannung ab
Wirkung der Musterunterbrechung	Anschreiben gegen die Angst
	Schreiben statt zu essen und zu brechen
Kreative Wirkung	Heilung durch kreatives Schaffen
	Schreiben mobilisiert kreatives Potenzial

Abb. 26: Wirkungen therapeutischen Schreibens II

9.4 Ressourcen, Beziehung, Hoffnung

Ted P. Asay und Michael J. Lambert haben analysiert, was schulenübergreifend in der Therapie wirkt (Asay u. Lambert 2001) und dabei vier Faktoren ermittelt: Neben extratherapeutischen Faktoren und Klientenfaktoren, die mit vierzig Prozent zu Buche schlagen, sind es die therapeutische Beziehung mit dreißig Prozent, Techniken und Methoden mit fünfzehn Prozent sowie Hoffnung und Placeboeffekte mit ebenfalls fünfzehn Prozent. Ich erwähne diese Studie zur Wirkungsforschung, weil therapeutisches Schreiben alle vier genannten Faktoren abdeckt.

Wenn vierzig Prozent dessen, was in Therapien wirkt, extratherapeutische Ereignisse und Klientenressourcen sind, gilt es, sie zu nutzen. Jede ressourcenorientierte Schule – also auch die systemische – baut darauf auf. Schreiben ist eine Möglichkeit, sich dieser Faktoren zu bedienen. Viele Menschen erfahren im Laufe ihres Lebens, dass ihnen Schreiben hilft, sei es Tagebuchführen oder Briefeschreiben, sei es auch nur das Notieren von ein paar Gedanken. Wenn dem so ist, dann wäre es ein Fehler, es nicht gezielt therapeutisch einzusetzen.

Schreiben wirkt sich günstig auf die therapeutische Beziehung aus, es verdichtet therapeutische Begegnungen. Wenn sich Klienten mit ihrem Text zeigen, wenn sie ihn mir anvertrauen, entstehen häufig Momente, die Jill Freedman und Gene Combs in Anlehnung an Michael White als »sparkling moments«, als funkelnde Momente bezeichnen (Freedman a. Combs 1996, S. 87). Penn und Frankfurt haben im Rahmen ihres »Writing Project« Vergleichbares erlebt (Kapitel 2.3) (Penn u. Frankfurt 1996, S. 190):

> »Unserer Erfahrung nach bewirkt das Hervorholen eines Schriftstücks [...] eine ganz andere Art von Aufmerksamkeit, erwartungsvolle Gefühle, Interesse und Anerkennung für die Bemühungen des Klienten. Die Klienten ihrerseits bringen ein solches Schriftstück oft mit dem Gefühl, etwas Neues entdeckt, neue Stimmen aufgefunden, wichtige neue Möglichkeiten und ein neues Verständnis entwickelt zu haben.«

Den Faktor »Techniken und Methoden« deckt das Schreiben gewissermaßen doppelt ab, insofern als es selbst eine Methode darstellt und gleichzeitig Methoden der mündlichen Therapie schriftlich umsetzt und dadurch die Wirkung von Techniken und Methoden verstärkt. Ergebnisse von Interventionen werden festgehalten, sie bleiben sichtbar und dauerhaft nutzbar – über die Zeit der Therapie hinaus.

Auch für den Wirkfaktor »Hoffnung« leistet Schreiben gute Dienste. Es stärkt die Erfahrung von Selbstwirksamkeit – dies konnte Heimes anhand vieler Untersuchungen nachweisen. Viele der interviewten Klienten heben das hervor. Wer sich als selbstwirksam erlebt, wer seine Selbsthilfekräfte spürt, schöpft Hoffnung, für sich, sein Leben und dafür, Lösungen für sein Problem, das ihn in die Therapie gebracht hat, zu finden.

10 Resümee – Warum lohnt es sich, einen Stift zu haben?

Es ist Zeit, Bilanz zu ziehen. Welche Ergebnisse haben sich herauskristallisiert? Ganz allgemein lässt sich feststellen: Schreiben unterstützt Veränderungsprozesse von Klienten, da sich durch Schreiben Bedeutung entfaltet und intensiviert. Was sich als gesprochenes Wort verflüchtigen kann, gewinnt durch die Schriftlichkeit, dadurch dass es detailliert ausgeführt wird, erst seine eigene Wirksamkeit. Schreibend verdichten Klienten ihre Erzählungen, schreibend verleihen sie ihren Erfahrungen Gewicht, schreibend untermauern sie Ausnahmen von Problemen, konsolidieren sie Lösungen. Dies bestätigen nicht nur meine klinischen Erfahrungen und die Rückmeldungen meiner Klienten. Auch verschiedene therapeutische Ansätze basieren darauf. Für Verhaltenstherapeuten gilt Schreiben als probates Mittel, Klientenressourcen zu mobilisieren. Integrative Verfahren – vor allem die Poesie- und Bibliotherapie – nutzen es, um die Interpretation von Lebensgeschichten zu verändern. Projekte systemischer Therapeuten zeugen ebenfalls von der Wirksamkeit therapeutischen Schreibens. Penn und Frankfurt sprechen gar von der performativen Kraft des Schreibens und von der Entwicklung weg vom monologischen Sprechen hin zum Verschriftlichen, um Vielstimmigkeit zu erzeugen und zu erhalten.

10.1 Bessere Verankerung

Ganz konkret komme ich zu dem Ergebnis, dass systemische Techniken und Methoden schreibend umzusetzen oder die Ergebnisse schriftlich festzuhalten ihre Wirkung verstärkt. Schriftlichkeit führt zur besseren Verankerung von Erkenntnissen, sie fördert die Nachhaltigkeit. Texte halten fest, was Klienten in therapeutischen Gesprächen erarbeitet haben, sie materialisieren Erkenntnisse. Man kann sie neuerlich lesen. Ich konnte zeigen, wie Schriftstücke Veränderungen sichtbar machen. Schreiben lädt zu Detailliertheit ein, zu größerer Genauigkeit, was die Vertiefung von Erkenntnissen fördert.

Das nächste konkrete Ergebnis ist, dass bestimmte Textsorten in bestimmten Veränderungsprozessen anderen vorzuziehen sind. So eignen sich dialogische Textformen (Dramolett, Drehbuch) für die Arbeit mit Ambivalenzen. Sind Klienten noch sehr mit ihrem Problem assoziiert, eignen sich eher kürzere Textsorten (Vierzeiler, Haiku, Triolett). Fokussieren Klienten Lösungen, sind längere Textsorten (Erzählung, Briefe) vorzuziehen. Wie Textsorten im Detail dem Veränderungsstadium der Klienten entsprechend eingesetzt werden können, wird in Kapitel 8 erörtert. James O. Prochaskas »Stadien der Veränderung« bieten dabei eine wichtige Unterstützung. Im ersten Veränderungsstadium, das der Verhaltensforscher als »Präkontemplation« bezeichnet, scheint mir der Einsatz von Schriftlichkeit in der Therapie noch nicht angeraten. Wer hingegen seine Probleme leise ahnt (Stadium 2 der Veränderung – die Kontemplation), ist gut bedient mit Textsorten, die Ambivalenzen bewusst machen. Dialogische Textsorten bieten widersprüchlichen Haltungen und Kognitionen Raum, sie verleihen zwiespältigen Emotionen, die noch gegen eine Veränderung Sturm laufen, eine Stimme.

Wer hingegen bereit ist, sich den Themen, die ihn in die Therapie gebracht haben, zu stellen, wer also über Problemeinsicht verfügt und wer bereits wichtige Veränderungsschritte hinter sich hat, hat ein großes Repertoire an Textsorten zur Verfügung: von Gebrauchsanweisungen über Manifeste bis hin zu Erzählungen. Klienten vorzuschlagen, bis zur nächsten Stunde eine Erzählung zu verfassen, ist dann angebracht, wenn wir dem in der Stunde Beschriebenen größere Bedeutung verleihen wollen. Schildern Klienten Ausnahmen vom Problem oder eine Erfolgsgeschichte, erlaubt diese Textsorte die dafür zweckmäßige epische Breite. So entwickeln sich beiläufig erwähnte »Nebensächlichkeiten« zu zentralen Schlüsseltexten, so erhalten sie das ihnen zustehende Gewicht, so wird ihnen Bedeutung verliehen. Geht es darum, Aussagen auf den Punkt zu bringen, sich auf das Wesentliche zu konzentrieren oder die Quintessenz aus einer Therapiestunde zu ziehen, empfehlen sich lyrische Kurzformen. Nach einer längeren Schreibeinheit oder bei ausufernd erzählenden Klienten kann ein Haiku, ein Elfchen oder ein Triolett helfen, sich wieder zu fokussieren.

Dialogisches Schreiben forciert einen Perspektivenwechsel, was die Wirksamkeit therapeutischen Schreibens erhöht. »Gebrauchstexte« unterstützen Klienten dabei, dysfunktionale Muster zu erkennen und positive Entwicklungen nachzuvollziehen, sie zu würdigen und zu verstärken. So nehmen etwa Reden und Manifeste künftiges Verhalten vorweg – mit ihnen werden Ziele deklariert, die kämpferische Sprache intensiviert die Wirkung. Gebrauchsanweisungen helfen Klienten dabei, ihre eigenen Anteile an der Entstehung und Aufrechterhaltung eines Problems zu erkennen. Sie unterstützen die Rückfallprophylaxe. Der Beipackzettel leistet gute Dienste, wenn es darum geht, eine Einstellungsänderung zu erreichen.

10.2 Neu statt gewohnt und bekannt

Ein weiterer Punkt ist der Wechsel von Textsorten, der in bestimmten Situationen therapeutisch angeraten ist. Für den Wechsel spricht nicht nur das jeweilige Problembewusstsein der Klienten, ein weiteres schlagkräftiges Argument kann dafür angeführt werden: Interventionen leben wesentlich von ihrem Neuigkeitswert und davon, dass sie ungewöhnliche Aspekte zutage treten lassen. Die Wunderfrage wirkt besonders dann, wenn sie für Klienten neu ist, wenn Klienten neugierig darauf sind, wenn sie eine noch ungewohnte Betrachtungsweise ermöglicht. Wer zum fünften Mal nach einer positiven Symptombewertung gefragt wird, stellt ermattet fest: Das bringt nichts Neues, eröffnet keine andere Perspektive. Ähnlich verhält es sich mit Textsorten. Einmal einen Abschiedsbrief an die Essstörung zu schreiben, ist interessant – die neue Herangehensweise kann einen anderen Zugang zur Störung gewähren. Aber das nächste Mal wird es effektiver sein, die Essstörung mit dem gesunden Anteil der Klientin in einen Dialog treten zu lassen oder die Klientin in einem Vierzeiler darüber mutmaßen zu lassen, wozu sie das rigide Essverhalten noch braucht. Erinnern wir uns an das Kapitel, in dem es um Briefe geht. Auch Haim Omer hebt hervor, dass neue Vorgehensweisen die therapeutische Effektivität fördern, ähnlich verhält es sich meiner Erfahrung nach mit dem Wechsel von Textsorten.

Ein weiteres konkretes Ergebnis stellt die Erkenntnis dar, dass es zielführend ist, Texte, die in einem therapeutischen Setting entstanden sind, zu überarbeiten bzw. mit ihnen weiterzuarbeiten. Durch die Wahl der jeweils passenden gestalterischen Mittel kann die Wirkung therapeutischen Schreibens intensiviert werden. Oft ist es im therapeutischen Prozess angebracht, die Art, wie erzählt wird, zu transformieren, etwa dann, wenn sie den Handlungsspielraum der Klienten beschränkt oder ungesundes Verhalten verfestigt, aber auch dann, wenn sich vorsichtig neue Stimmen melden, wenn sich schemenhaft eine Lösung abzeichnet. Bei der Überarbeitung von Texten ist eine differenzierte Vorgehensweise zu empfehlen. Nicht immer ist es sinnvoll, Texte zu überarbeiten oder mit ihnen weiterzuarbeiten. Ich rate davon ab, wenn Klienten zum x-ten Male ihre Leidensgeschichte wiederholen. Produzieren sie hingegen Ressourcetexte – also Texte, die sie stärken –, zeichnen sich in einem Text Lösungen oder neue Perspektiven zart ab oder rücken Ausnahmen in den Fokus, lohnt es, sich erneut dieser Texte anzunehmen.

Wie können gestalterische Mittel uns dabei unterstützen? Veränderungsvorschläge können inhaltlicher Natur sein, wie Fokusverschiebung oder Perspektivenwechsel, oder formaler Art, wie Wechsel der Erzählform, des Tempus oder des Erzähltempos. Wer im Zeitlupentempo eine Ausnahme beschreibt, wer seine alternative Erzählung mit Details ausschmückt und dadurch verdichtet, der erlebt sich eher als Regisseur seines Lebens als jemand, der die Ausnahme in einen Nebensatz verpackt oder eine blasse und wenig differenzierte Geschichte entwirft. Klar, alle diese Vorschläge zur Transformation verlangen Vorsicht und Behutsamkeit. Veränderungen dürfen nicht zu ungewöhnlich sein, sie sollen im Bereich des Möglichen angesiedelt sein. Bei der Überarbeitung von Texten gilt es auch die Frage zu berücksichtigen, ob chronologisch oder assoziativ erzählt werden soll. Eine chronologische Erzählweise ist dann angeraten, wenn schreibend geordnet werden soll oder wenn Sinnzusammenhänge hergestellt werden sollen. Klienten, die Traumatisches erlebt haben, deren Geschichten unzusammenhängend und brüchig sind, kann – nach der Phase der Stabilisierung – chronologisches Erzählen helfen. Zusammenhängend zu erzählen und Ereignisse, Ideen aufeinanderfolgend zu schildern, ist auch dann zweckmäßig, wenn sich zart neue Stimmen, wenn sich leise Andeutungen einer Lösung vernehmen lassen.

10.3 Ausnahmen in Zeitdehnung

Ist eine distanzierte Betrachtung angebracht, kann eine formale Modifikation der Perspektive – vom »ich« zum »sie/er« – eine nützliche Intervention sein. Bei schambesetzten und schuldbeladenen Themen macht der Wechsel von der ersten zur dritten Person Schreiben oft erst möglich, meist zumindest leichter. Wechsel in Erzähltempus und Erzähltempo schaffen großen therapeutischen Spielraum. Zeitdehnung kann bei Ausnahmen und Lösungsgeschichten das Mittel der Wahl sein, Zeitraffung hingegen bei Problemgeschichten. Das

Präteritum – die eigentliche Erzählzeit – schafft Distanz, Präsens hingegen höhere Intensität, Nähe und Betroffenheit. Der Wechsel in der Handlungsart führt ebenfalls zu einer veränderten Erzählung. Schildern sich Klienten als Opfer der Verhältnisse und schildern sie ihre Erfahrungen im Passiv – also in der »Leideform« – schlage ich vor, ins Aktiv – in die »Tätigkeitsform« – zu wechseln und sich somit als gestaltendes Subjekt zu begreifen. Der Wechsel in die entgegengesetzte Richtung – also von Aktiv ins Passiv – kann bei allzu großer Bereitschaft, Verantwortung zu übernehmen, entlasten. Neben inhaltlichen und formalen Veränderungen haben wir noch eine weitere Möglichkeit: den Wechsel der Textsorte.

Im Zusammenhang mit der Frage, ob und wie therapeutische Texte weiterbearbeitet werden sollen, präsentiert sich überdies das Ergebnis, dass in bestimmten Situationen konkrete Schreibvorgaben angemessen sind, während es in anderen sinnvoller ist, Klienten selbst Themenstellung und Textsorte wählen zu lassen. Zu Beginn eines therapeutischen Prozesses schlage ich häufig konkret vor, wie Klienten schreiben sollen. Je weiter sie in ihrem therapeutischen Prozess fortgeschritten sind, desto mehr nehme ich Vorgaben zurück, die Klienten formulieren dann ihre Schreibideen selbst. Ist also zunächst ein »direktives« Vorgehen sinnvoll, ist es alsbald förderlich, Klienten selbst entscheiden zu lassen, wie und worüber sie schreiben wollen. Kollegen wie Peder Terpager Rasmussen und Karl Tomm berichten von einer sehr ähnlichen Vorgehensweise, die sich auch in ihrer Arbeit bewährt hat.

Unabhängig davon, ob Schreiben im jeweiligen Fall nun eine Klientenressource ist oder nicht, und unabhängig davon, in welchem Stadium der Veränderung Klienten sich befinden, kann die Diagnose, die ihnen zugeschrieben wird, einen Hinweis auf die Art und Weise geben, wie therapeutisches Schreiben einzusetzen ist. Vorsicht ist bei Klienten geboten, die mit Angststörungen, Depressionen, Trauer oder posttraumatischer Belastungsstörungen zu kämpfen haben. Schlagen wir ihnen therapeutisches Schreiben vor, dann mit klar strukturierten Vorgaben. Es gilt die Regel: Je massiver die Belastung, desto vorsichtiger ist therapeutisches Schreiben einzusetzen und desto wichtiger sind konkrete Vorschläge.

10.4 Kein Allheilmittel

Ein weiterer wesentlicher Punkt ist: Therapeutisches Schreiben ist kein Allheilmittel. Es gibt Situationen, in denen therapeutisches

Schreiben sinnvoll ist, und andere, in denen es kontraindiziert ist. Ein differenzierter Einsatz ist angeraten. Als grobe Unterscheidung gilt: Wer motiviert ist und wem das Schreiben liegt, der kann durch therapeutisches Schreiben viel gewinnen. Wer erst für die Therapie gewonnen werden muss, für den kommt die Idee zu schreiben manchmal noch zu früh. Prinzipiell sinnvoll ist Schreiben für Klienten, die den Therapieraum als »Kunden« (Kapitel 8.1) betreten und die es im Laufe ihres Lebens bereits als eine ihrer Ressourcen erfahren haben. Befinden sich Klienten in Problemtrance, sind sie noch stark mit ihrer Leidensgeschichte assoziiert, sollten wir therapeutisches Schreiben entweder nicht vorschlagen oder es mit konkreten Vorgaben verknüpfen. Wenden sich Klienten hingegen Lösungen zu, können wir Schreiben großzügig empfehlen. Der Zeitpunkt für den Einsatz dieser Methode ist entscheidend dafür, ob Klienten darauf einsteigen können oder nicht. Eng verknüpft mit der Frage nach dem differenzierten Einsatz ist die Feststellung, dass Klienten unterschiedlich vom therapeutischen Schreiben profitieren. Männern, die sich schwer öffnen können, kommt therapeutisches Schreiben sehr entgegen. Ob dies damit zusammenhängt, dass sie weniger über ihre Gefühle reden und ihnen das Schreiben deshalb Erleichterung bringt, oder ob es an ihrer Lösungsorientierung liegt, dass sie vom Schreiben mehr profitieren als Frauen, ist noch offen. Meine klinische Erfahrung zeigt, dass Männer, die einen Psychotherapeuten aufsuchen oder an einer Schreibgruppe teilnehmen, meist weniger schreiberfahren sind als Frauen, die das tun. Viele dieser Männer bestätigen aber den Erfolg therapeutischen Schreibens. Hängt die Wirksamkeit auch mit dem »Neuigkeitswert« der Methode zusammen? Diese Vermutung wird von einer weiteren Erfahrung genährt, nämlich der, dass es wenig wirksam ist, professionell Schreibende in der Therapie zum Verschriftlichen von Ergebnissen, Lösungswegen oder neuen Ideen anzuregen. Zu »vertraut« ist diese Intervention für Personen, die in ihrem Beruf ständig Texte schreiben, etwa Autoren, Journalisten oder Werbetexter. Dies mag nicht allein durch den geringen Neuigkeitswert begründet sein, den die Methode für sie hat, sondern auch durch die Art, wie sie mit Texten umgehen: Texte werden von ihnen so lange gestaltet, bis sie ein Kunstwerk, ein Produkt darstellen. Dann sind die Texte aber schon weit weg vom ursprünglichen therapeutischen Anliegen, viel – vielleicht zu viel – Distanz liegt dazwischen. Stärker nutzt das Schreiben hingegen Menschen mit hohen Alexithymiewerten und Menschen mit wenigen Sozialkontakten.

10.5 Mehr als »sich etwas von der Seele zu schreiben«

Auch unter Kollegen trifft man bisweilen auf die Ansicht, therapeutisches Schreiben tauge lediglich dafür, sich etwas von der Seele zu schreiben. Dabei geht die therapeutische Wirkung weit darüber hinaus. Was sagt die Wirkungsforschung über das therapeutische Schreiben? Erstens unterstützt Schreiben den Umgang mit Emotionen. Es entwirrt, entlastet und stabilisiert. Das Verschriftlichen schafft Distanz zum Erlebten, es reduziert die Scham, der Umgang mit Ambivalenzen fällt leichter. Schreiben forciert zum Zweiten die Selbstwirksamkeit, es unterstützt das Erkennen und Einordnen von Erlebtem. Es fördert neue Erkenntnisse zutage und verleiht Erfahrungen neue Bedeutungen. Schreibend erfahren Klienten Kohärenz, entwickeln sie die Fähigkeit, die Anforderungen ihres Lebens als sinnvoll und bewältigbar zu begreifen. Neben dem Regulieren von Emotionen und dem Erfahren von Selbstwirksamkeit unterstützt das Schreiben – drittens – die soziale Integration, da es das Sozial- und Kommunikationsverhalten verbessert.

Aus den Interviewantworten meiner Klienten kristallisieren sich vier weitere relevante Momente heraus. Erstens: Texte, die in Therapien entstehen, haben die Wirkung von Zeugnissen und Dokumenten. Sie halten fest, was nicht vergessen werden soll. Das Geschriebene wirkt als Zeuge, als Dokument. Erlebtes, Erfahrenes, Erhofftes bleibt auf diese Weise sichtbar. Als Zeugnis kann es immer wieder hervorgeholt werden und so nachhaltig wirken – dauerhafter als lediglich gesprochene Worte, die flüchtig sind. Zweitens: Die Klienten betonen die meditative Wirkung. Therapeutisches Schreiben wirkt auf das Zeitempfinden, es wirkt entschleunigend, es beruhigt. Bereits Grossmann weist darauf hin: Schreiben bedeutet Innehalten, es verlangsamt die Zeit, bei Geschriebenem kann man verweilen, zu Geschriebenem kann man jederzeit zurückkehren. Drittens: Schreiben wirkt als Musterunterbrechung. Es leistet bei dysfunktionalen, bereits automatisierten Verhaltensweisen gute Dienste, etwa bei bulimischem Verhalten oder bei Angststörungen. Und viertens: Klienten erzählen von der kreativen Wirkung therapeutischen Schreibens, es mobilisiert kreatives Potenzial. Sich selbst als kreativ, als gestaltend zu erfahren, stärkt die Selbstwirksamkeit, das Vertrauen in die eigene Lösungskompetenz. Damit haben wir vier weitere Wirkkategorien gefunden, die bisher in der Literatur noch wenig berücksichtigt wurden. Zu wünschen bleibt, dass sie intensiver beforscht werden.

10.6 Offene Fragen

Ausgehend von der Untersuchung von Koch und Keßler (1996), die das hohe Selbsthilfepotenzial von Schreiben belegt, wäre zu fragen, wie sich Schreiben in der Psychotherapie vom Schreiben als Selbsthilfe – ohne psychotherapeutische Unterstützung – unterscheidet. Die Auseinandersetzung mit der Methode des »expressive writing«, deren hohe Wirksamkeit trotz relativ kurzer Schreibzeit bestätigt worden ist, wirft ebenfalls Fragen auf: Welchen Unterschied macht es, ob Klienten nur zehn Minuten schreiben oder länger? Erhöht sich mit zunehmender Schreibdauer die Wirksamkeit oder nimmt sie ab? Gibt es eine optimale Schreibzeit? Eine weitere, noch offene Frage, ausgelöst durch Pennebakers Arbeiten, lautet: Welche Rolle spielt das Feedback auf Texte von Klienten? Reicht es, auf die Wirkung therapeutischen Schreibens zu vertrauen oder verstärken Vorlesen und gezielte Rückmeldungen dessen Wirkung? Nähere Untersuchungen zur Zielgruppe wären wünschenswert: Profitieren Männer tatsächlich mehr? Eine genderspezifische Analyse könnte Antworten bringen. Ist therapeutisches Schreiben bei professionell Schreibenden wirklich weniger wirksam? Ist es gar kontraindiziert? Wie könnten Schreibinterventionen bei anderen Settings wie Paar- und Familientherapie aussehen? Die Zuordnung von Textsorten zu Prochaskas »Stadien der Veränderung« basiert auf meiner klinischen Erfahrung. Lassen sich meine Annahmen zum differenzierten Einsatz von therapeutischem Schreiben und zur stadiensensitiven Verwendung von Textsorten durch empirische Daten stützen oder sind sie zu widerlegen?

Die Möglichkeiten therapeutischen Schreibens in der systemischen Therapie sind noch lange nicht ausgeschöpft. Es lohnt sich dranzubleiben.

Dank

Dieses Buch hat viele Mütter und einige Väter. Heidi Sprenger und Anja Burr-Nevanlinna sind zwei von ihnen. Sie lehrten mich, Schreiben in der Therapie zu nutzen. Andrea Brandl-Nebehay und Sabine Klar sind meine »systemischen Mütter«, die mir systemisches Denken und Handeln vermittelt haben. Allen vieren verdanke ich eine wesentliche Voraussetzung für das Entstehen dieses Buches: ihren Glauben an mich und meine Fähigkeiten.

Zum Gelingen dieses Vorhabens haben auch andere beigetragen – ihnen möchte ich ebenfalls danken. Zunächst danke ich meinen Klienten für die Bereitschaft, sich interviewen zu lassen, für ihr Einverständnis, ihre Texte zu veröffentlichen, für die Möglichkeit, durch sie und mit ihnen zu lernen. Ich danke meinen Freundinnen Tina Eberhart, Christine Czinglar und Judith Gross – nicht nur für kritisches und konstruktives Lesen, sondern auch für das hartnäckige Nachfragen, wenn das Projekt zwischenzeitlich zum Erliegen kam. Tina Eberhart und Andreas Haigermoser danke ich für die großzügige Gastfreundschaft in ihrer Schreibklause. Ohne diese Auszeiten fern von meinen regulären Arbeitsplätzen wäre das Buch nicht entstanden. Meiner Schwester Ruth danke ich für das Führen der Interviews mit meinen Klienten und ihren aufmunternden Zuspruch, wenn mich der Mut verließ.

Meinen Kollegen am Institut für Systemische Therapie (IST, Wien), allen voran Stefan Geyerhofer, danke ich ebenfalls. Ihre kollegiale Unterstützung, mein Wachsendürfen in einem wunderbaren Team gaben mir die Kraft, dieses zeit- und energieaufwendige Unterfangen neben der intensiven therapeutischen und lehrtherapeutischen Tätigkeit anzugehen und zu Ende zu bringen. Dank gebührt Andrea Brandl-Nebehay und Konrad P. Grossmann für die kritische Lektüre des Manuskripts, Rudi Wimmer für die Unterstützung bei der Verlagssuche. Kirsten von Sydows Interesse am Thema, an meiner Arbeit und ihre entschlossene Bereitschaft, das Buch mit einem Vorwort zu krönen – dafür gebührt ihr tiefer Dank. Meine Freundin Sabine Gruber hat mich bei der Suche nach Fördergebern bereitwillig unterstützt, auch dafür danke! Meine ganz spezieller Dank gilt Helmut Luger, meinem Lebensgefährten. Seine mentale Unterstützung, sein anhaltendes Interesse an meinem Projekt, sein unermüdliches Ermutigen haben mir als Autorin sehr geholfen.

Literatur

Fachliteratur

Asay, T. P. u. M. J. Lambert (2001): Empirische Argumente für die allen Therapien gemeinsamen Faktoren: Quantitative Ergebnisse. In: M. A. Hubble, B. L. Duncan u. S. D. Miller (Hrsg.): So wirkt Psychotherapie. Empirische Ergebnisse und praktische Folgerungen. Dortmund (modernes lernen), S. 41–81.

Bamberger, G. (2010): Lösungsorientierte Beratung. Weinheim/Basel (Beltz).

Bateson, G. (1981): Ökologie des Geistes. Anthropologische, psychologische, biologische und epistemologische Perspektiven. Frankfurt am Main (Suhrkamp).

Berg, I. K. u. S. de Shazer (1993): Wie man Zahlen zum Sprechen bringt. Die Sprache in der Therapie. *Familiendynamik* 18 (2): 146–162.

Boscolo, L. u. P. Bertrando (1994): Die Zeiten der Zeit. Eine neue Perspektive in systemischer Therapie und Konsultation. Heidelberg (Carl-Auer).

Brandl-Nebehay, A. (1998): Geschichte der systemischen Familientherapie. In: Brandl-Nebehay, A., B. Rauscher-Gföhler, u. J. Kleibel-Arbeithuber (Hrsg.): Systemische Familientherapie. Grundlagen, Methoden und aktuelle Trends. Facultas (Wien), S. 37–44.

Brandl-Nebehay, A. (2003): Zuhören verbindet – Die therapeutische Beziehung im Spiegel lösungsorientierter und narrativer Ansätze. *Systeme* 17 (2): 197–210.

Brandl-Nebehay, A. (2005): Rhythmus, Takt und Timing. Vom Umgang mit der Zeit im therapeutischen Prozess. In: Lehranstalt für systemische Familientherapie der Erzdiözese Wien für Berufstätige (Hrsg.): Obertöne – Unterschiede. Vielstimmigkeiten in der systemischen Therapie. Kongressband (Wien), S. 113–124.

Burke, P. a. R. Bradley (2006): Language use in imagined dialogue and narrative disclosures of trauma. *Journal of Traumatic Stress* 19 (1): 141–146.

Campell, S. R. a. J. Pennebaker (2003) The secret life of pronouns: flexibility in writing style and physical health. *Psychological Science* 14 (1): 60–65.

Cecchin, G. (1988): Zum gegenwärtigen Stand von Hypothetisieren, Zirkularität und Neutralität: Eine Einladung zur Neugier. *Familiendynamik* 13 (2): 190–203.

de Shazer, S. u. Y. Dolan (2008): Mehr als ein Wunder. Lösungsfokussierte Kurztherapie heute. Heidelberg (Carl-Auer), 5. Aufl. 2016.

de Shazer, S. (2010): Der Dreh. Überraschende Wendungen und Lösungen in der Kurzzeittherapie. Heidelberg (Carl-Auer), 13. Aufl. 2015.

Dreesen, H. (2008): Schreiben Sie ... – Anleitungen zum Schreiben eines fortlaufenden Briefes. In: Vogt, M. u. H. Dreesen (Hrsg.): Rituale, Externalisieren und Lösungen. Interventionen in der Kurzzeittherapie. Dortmund (Borgmann), S. 55–62.

Duncan, E. a. D. Sheffield (2008): Diary keeping and well-being. *Psychological Reports* 102 (2): 619–621.

Eberling, W., M. Vogt-Hillmann, W. Burr, M. Dahm, H. Dreesen, P. Kruse, B. Gallenberger u. G. Sickinger (1996) Tue, was du lehrst, wenn du lehrst, was du tust. In: Eberling, W. u. J. Hargens (Hrsg.): Einfach kurz und gut. Zur Praxis der lösungsorientierten Kurztherapie. Dortmund (Borgmann), S. 153–177.

Eberling, W. u. J. Hargens (1996): Einfach kurz und gut. Zur Praxis der lösungsorientierten Kurztherapie. Dortmund (Borgmann).

Eder, L. (2006): Therapie und Beratung als literarischer Prozess. Über hilfreiches Sprechen, Lesen und Schreiben. *Zeitschrift für systemische Therapie und Beratung* 24 (1): 5–19.

Ellenberger, H. F. (1996): Die Entdeckung des Unbewußten. Geschichte und Entwicklung der dynamischen Psychiatrie von den Anfängen bis zu Janet, Freud, Adler und Jung. Zürich (Diogenes).

Ernst, H. (1994): Dem Leben Gestalt geben. Wie wir unsere persönliche Geschichte erschaffen. *Psychologie heute* 21 (2): 20–26.

Esterling, B. A., L. L'Abate, E. J. Murray a. J. W. Pennebaker (1999): Empirical foundations for writing in prevention and psychotherapy: mental and physical health outcomes. *Clinical Psychology Review* 19 (1): 79–96.

Foucault, M. (1981): Archäologie des Wissens. Frankfurt am Main (Suhrkamp).

Frankl, V. E. (1997): Der Mensch vor der Frage nach dem Sinn. Eine Auswahl aus dem Gesamtwerk. München (Piper).

Freedman, J. a. G. Combs (1996): Narrative therapy. The social construction of preferred realities. New York/London (Norton).

Freeman, J., D. Epston u. D. Lobovits (2011): Ernsten Problemen spielerisch begegnen. Narrative Therapie mit Kindern und ihren Familien. Dortmund (modernes lernen).

Freud, S. (1978): Elemente der Psychoanalyse. Band 1 der zweibändigen Werkausgabe. Frankfurt am Main (S. Fischer).

Fritsch-Vivié, G. (2010): Nelly Sachs. Reinbek bei Hamburg (Rowohlt).

Gebler, F. A. u. A. Maercker (2007): Expressives Schreiben und Existentialität bei der Bewältigung traumatischer Erlebnisse. Eine erste Interventionsstudie. *Trauma & Gewalt* 1 (4): 264–272.

Gergen, K. J. (1998): Narrative, moral identity and historical consciousness: a social constructionist account. Verfügbar unter: www.swarthmore.edu/academics/kenneth-j-gergen/available-manuscripts.xml [31.07.2016].

Gergen, K. J. (2002): Konstruierte Wirklichkeiten. Eine Hinführung zum sozialen Konstruktionismus. Stuttgart (Kohlhammer).

Geyerhofer, S., J. Ebmer u. K. Pucandl (2004): Systemische Therapie und die Zufriedenheit der KlientInnen. *systeme* 18 (2): 133–154.

Geyerhofer, S. u. C. Unterholzer (2003): »Meine Symptome aus dem Mund eines anderen«. Ehemalige KlientInnen als Ressource in der Psychotherapie. *systeme* 17 (1): 47–65.

Geyerhofer, S. u. C. Unterholzer (2008): Burnout aus systemischer Sicht. Auf dem Weg zu einem systemischen Verständnis von Burnout und Erschöpfungssyndrom. *systeme* 22 (2): 177–200.

Geyerhofer, S. u. C. Unterholzer (2009a): Die Behandlung von Burnout – Individuum und Kontext. *Psychotherapie im Dialog* 10 (3): 222–229.

Geyerhofer, S. u. C. Unterholzer (2009b): Systemische Ansätze in der Behandlung von Burnout. Hilfreiche Strategien im Umgang mit dem Burnout-Syndrom in Psychotherapie, Supervision und Coaching. *systeme* 23 (1): 5–25.

Gidron, Y., T. Peri, J. F. Connolly a. A. Y. Shalev (1996): Written disclosure and posttraumatic stress disorder: is it beneficial for the patient? *Journal of Nervous & Mental Disease* 184 (8): 503–515.

Graf, M. C., B. A.Gaudiano, a. P. A. Geller (2008): Written emotional disclosure: A controlled study of benefits of epressive writing homework in outpatient psychotherapy. *Psychotherapy Research* 18 (4): 389–399.

Gröne, M. (2003): Wie lasse ich meine Bulimie verhungern? Ein systemischer Ansatz zur Beschreibung und Behandlung der Bulimie. Heidelberg (Carl-Auer), 5. Aufl. 2007.

Grossmann, K. (2000): Der Fluss des Erzählens. Narrative Formen der Therapie. Heidelberg (Carl-Auer).

Grossmann, K. (2002): Therapeutische Dialoge mit Paaren. Ein narrativer Ansatz. Wien (Facultas).

Haley, J. (2002): Die Jesus-Strategie. Die Macht der Ohnmächtigen. Heidelberg (Carl-Auer).

Hauptmeier, H. u. S. J. Schmidt (1985): Einführung in die empirische Literaturwissenschaft. Braunschweig/Wiesbaden (Vieweg).

Haußmann, R. u. P. Rechenberg-Winter (2013): Alles, was in mir steckt. Kreatives Schreiben im systemischen Kontext. Göttingen (Vandenhoeck & Ruprecht).

Heimes, S. (2012): Warum Schreiben hilft. Die Wirksamkeitsnachweise zur Poesietherapie. Göttingen (Vandenhoeck & Ruprecht).

Heimes, S. (2015): Schreib dich gesund. Übungen für verschiedene Krankheitsbilder. Göttingen (Vandenhoeck & Ruprecht).

Horn, A. B. u. M. R. Mehl (2004): Expressives Schreiben als Copingtechnik: Ein Überblick über den Stand der Forschung. *Verhaltenstherapie* 14 (4): 274–283.

Hubble, M. A., L. B. Duncan u. S. D. Miller (2001): So wirkt Psychotherapie. Empirische Ergebnisse und praktische Folgerungen. Dortmund (modernes lernen).

Hüther, G. (2004): Die Macht der inneren Bilder. Göttingen (Vandenhoeck & Ruprecht).

Institut für Neuere Deutsche Literatur und Medien der Universität Kiel (2002): Literaturwissenschaft online – Glossar: Leitmotiv. Verfügbar unter www.literaturwissenschaft-online.uni-kiel.de/glossary/leitmotiv/ [31.07.2016].

Institut für Systemische Therapie (2008): Ana Ex. Wie die Magersucht siegt und wie sie scheitert [DVD]. Heidelberg (Carl-Auer).

Institut für Systemische Therapie (2011): Morton Mies. Wie die Depression siegt und wie sie scheitert [DVD]. Heidelberg (Carl-Auer).

Institut für Systemische Therapie (2013): Vreni Shizzo. Wie die Schizophrenie siegt und wie sie scheitert. [DVD]. Heidelberg (Carl-Auer).

Institut für Systemische Therapie (2016): Ronni Rocket. Wie das ADHS siegt und wie es scheitert. [DVD]. Heidelberg (Carl-Auer).

James, T. u. W. Woodsmall (2002): Time Line. NLP-Konzepte zur Grundstruktur der Persönlichkeit. Paderborn (Junfermann).

Kast, V. (1989): Märchen als Therapie. München (dtv).

Kast, V. (1994): Freude, Inspiration und Hoffnung. Olten (Walter).

Kerklau, M. (2001): Die therapeutische Funktion integrativer Theaterarbeit mit Psychiatrieerfahrenen und Nichtbetroffenen. *Psychotherapie im Dialog* 2 (1): 89–92.

Knaevelsrud, C., J. Brand, A. Lange, J. Ruwaard a. B. Wagner (2015): Web-based psychotherapy for posttraumatic stress disorder in war-traumatized arab patients: randomized controlled trial. Verfügbar unter: http://www.ncbi.nlm.nih.gov/pmc/articles/PMC4385175/ [31.07.2016].

Koch, H. u. N. Keßler (1998): Schreiben und Lesen in psychischen Krisen. In: Koch, H. u. N. Keßler (Hrsg.): Schreiben und Lesen in psychischen Krisen. Gespräche zwischen Wissenschaft und Praxis. Bonn (Psychiatrie-Verlag), S. 59–88.

Krechel, U. (2010) In Zukunft schreiben. Handbuch für alle, die schreiben wollen. Salzburg/Wien (Jung und Jung).

Kronabitter, E. (2010) Das aussen und das innen. In: Kernmayer, H. (Hrsg.) Schreibweisen. Poetologien 2. Zeitgenössische österreichische Literatur von Frauen. Wien (Milena), S. 96–103.

Lane, B. (1995) Schreiben heißt sich selbst entdecken. Augsburg (Augustus).

Langlitz, N. (2005): Die Zeit der Psychoanalyse. Lacan und das Problem der Sitzungsdauer. Frankfurt am Main (Suhrkamp).

Leedy, J. J. (1995): Prinzipien der Poesietherapie. In: Petzold, H. u. I. Orth (Hrsg.): Poesie und Therapie. Über die Heilkraft der Sprache. Paderborn (Junfermann), S. 243–247.

Lerner, A. (1978): Poetry in the therapeutic experience. New York (Pergamon).

Leven, K. (2005): Antike Medizin. Ein Lexikon. München (C. H. Beck).

Lispector, C. (1978): Um sopro de vida. Pulsacoes. Rio de Janeiro (Editora Nova Fronteira). Zit. nach Moser, B. (2013): Clarice Lispector. Eine Biographie. Frankfurt am Main (Schöffling), S. 89.

Maercker, A. (2006): Evaluation einer Internet-gestützten Behandlung (»Interapy«) von posttraumatischen Belastungsstörungen im deutschen Sprachraum. Abschlussbericht. Verfügbar unter: http://weisser-ring.de/experten/forschungsprojekte [31.07.2016].

Maercker, A. u. R. Rosner (Hrsg.) (2006): Psychotherapie der posttraumatischen Belastungsstörung. Stuttgart (Georg Thieme).

Marx, K. u. F. Engels (1986): Manifest der Kommunistischen Partei. Stuttgart (Reclam).

Maslach, C., W. B. Schaufeli a. M. P. Leiter (2001): Job burnout. *Annual Review of Psychology* 52: 397–422.

Mayer, N. (2008): Die Welt muss sich von Bush erholen! Interview mit Orhan Pamuk. *Die Presse*, 6. August 2008: 25.

Mazza, N. (2003): Poetry therapy. Theory and practice. New York (Routledge).

Meyer-Gosau, F (2011): Alles leuchtet. Ein Treffen mit Angela Krauß. *Literaturen. Die Zeitschrift für Leser* 100 (2): 11–15.

Mogk, C., S. Otte, B. Reinhold-Hurley a. B. Kröner-Herwig (2006): Health effects of expressive writing on stressful or traumatic experiences – a meta-analysis. *GMS Psycho-Social-Medicine* 3: 1–9.

Muschg, A. (1981): Literatur als Therapie? Ein Exkurs über das Heilsame und das Unheilbare. Frankfurter Vorlesungen. Frankfurt am Main (Suhrkamp).

Nardone, G., F. Cagnoni a. R. Milanese (2007): The strategic treatment of post traumatic stress disorder. *Journal of Brief, Strategic & Systemic Therapies* 1 (2): 19–36.

Ochs, M. (2012): Systemisch forschen per Methodenvielfalt – konzeptuelle Überlegungen und Anwendungsbeispiele. In: Ochs, M. u. J. Schweitzer (Hrsg.): Handbuch Forschung für Systemiker. Göttingen (Vandenhoeck & Ruprecht), S. 395–420.

Omer, H. (2000): Einen Brief schreiben, wenn die Therapie ungünstig zu Ende gegangen ist. *Systema* 14 (2): 160–174.

Orth, I. u. H. Petzold (1995): Überlegungen zur Eigenständigkeit kunsttherapeutischer Methoden und Medien. In: Petzold, H. u. I. Orth (Hrsg.): Poesie und Therapie. Über die Heilkraft der Sprache. Paderborn (Junfermann), S. 413–431.

Peichl, J. (2010): Jedes Ich ist viele Teile. Die inneren Selbst-Anteile als Ressource nutzen. München (Kösel).

Penn, P. u. M. Frankfurt (1996): Dialogische Räume. Schreiben, Vielstimmigkeit, narrative Vielfalt und Teilnehmertexte. *Familiendynamik* 21 (2): 183–202.

Penn, P. (2001): Chronic illness: trauma, language and writing: breaking the silence. *Family Process* 40 (1): 33–52.

Penn, P. (2009): Joined imaginations. Writing and language in therapy. Ohio (Taos Institute).

Pennebaker, J. W. (1997): Writing about emotional experiences as a therapeutic process. *Psychological Science* 8 (3): 162–166.

Pennebaker, J. W. (2009): Writing, social processes, and psychotherapy: from past to future. In: Smyth, J. M. u. S. J. Lepore (Hrsg): The writing cure. How expressive writing promotes health and emotional well-being. Washington (American Psychological Association), pp. 281–291.

Petzold, H. u. I. Orth (1995): Poesie und Therapie. Über die Heilkraft der Sprache. Paderborn (Junfermann).

Posselt, G. (2003): Performativität. *produktive/differenzen. forum für differenz- und genderforschung.* Verfügbar unter: http://differenzen.univie.ac.at/glossar.php?sp=4 [31.07.2016].

Prochaska, J. O. (2001): Wie Menschen es schaffen, sich zu ändern, und wie wir noch mehr Menschen dabei unterstützen können. In: Hubble M. A., L. B. Duncan u. S. D. Miller (Hrsg.): So wirkt Psychotherapie. Empirische Ergebnisse und praktische Folgerungen. Dortmund (modernes lernen), S. 253–286.

Prochaska, J. O. (2007): Changing for good. New York (Harper Collins).

Reddemann, L. (2003): Imagination als heilsame Kraft. Zur Behandlung von Traumafolgen mit ressourcenorientierten Verfahren. Stuttgart (Pfeiffer bei Klett-Cotta).

Reiter, S. (1997): Poetry therapy. An interview with Sherry Reiter. In: *Philomel Spring* 31: 26–30. Verfügbar unter: http://users.erols.com/sreiter/interview.html [31.07.2016].

Rex, A. (2009): Auf der Suche nach dem verlorenen Sinn. Über den Nutzen des Schreibens als Instrument der Bewältigung von Traumata und Krisen. Berlin (LIT).

Russinger, U. (2001:) Die Vergangenheit als Ressource. *systeme* 15 (2): 133–144.

Satir V., J. Banmen, J. Gerber u. M. Gomori (2011): Das Satir-Modell. Paderborn (Junfermann).

Scheidt, J. (1993): Kreatives Schreiben. Wege zu sich selbst und zu anderen. Frankfurt am Main (S. Fischer).

Schigl, B. (2012): Psychotherapie und Gender. Konzepte, Forschung, Praxis. Welche Rolle spielt die Geschlechtszugehörigkeit im therapeutischen Prozess? Wiesbaden (Springer).

Schmidt, G. (2003): Wer bin ich, und wenn ja, wie viele. Hypnosystemische Utilisationskonzepte für die Arbeit mit der inneren Familie [CD]. Müllheim (Auditorium Netzwerke).

Schmidt, G. (2012): Liebesaffären zwischen Problem und Lösung. Hypnosystemisches Arbeiten in schwierigen Kontexten. Heidelberg (Carl-Auer), 6. Aufl. 2015.

Schmidt, U. u. J. Treasure (2000): Die Bulimie besiegen. Ein Selbsthilfe-Programm. Weinheim/Basel (Beltz) [engl. Orig. (1993): Getting better bit(e) by bit(e): A survival kit for sufferers of bulimia nervosa and binge eating disorders. London/New York (Psychology Press)].

Schwartz, R. C. (1997): Systemische Therapie mit der inneren Familie. München (Pfeiffer).

Schweitzer, J. u. M. Ochs (2012): »Forschung für Systemiker« oder »systemisch forschen«? In: Ochs, M. u. J. Schweitzer (Hrsg.): Handbuch Forschung für Systemiker. Göttingen (Vandenhoeck & Ruprecht), S. 17–32.

Seih, T., C. K. Chung a. J. W. Pennebaker (2011): Experimental manipulations of perspective taking and perspective switching in expressive writing. *Cognition and Emotion* 25 (5): 926–938.

Selvini Palazzoli, M., L. Boscolo, G. Cecchin u. G. Prata (1993): Paradoxon und Gegenparadoxon. Ein neues Therapiemodell für die Familie mit schizophrener Störung. Stuttgart (Klett-Cotta).

Seute-Wirtz, S., M. Olschewski, J. Weis u. A. Sälzer (1998): Die Stellung der Poesie- und Bibliotherapie in einem integrativen Modell ganzheitlich klinisch onkologischer Behandlung. *Kunst & Therapie. Zeitschrift für Theorie und Praxis künstlerischer Therapieformen* (1/2): 32–46.

Sluzki, C. E. (1992): Die therapeutische Transformation von Erzählungen. *Familiendynamik* 1: 19–38.

Smyth, J. M., A. A. Stone, A. Hurewitz a. A. Kaell (1999): Effects of writing about stressful experiences on symptom reduction in patients with asthma or rheumatoid arthritis. *Journal of the American Medical Association* 281: 1304–1309.

Sontag, S. (2005): Krankheit als Metapher. Aids und seine Metaphern. Frankfurt am Main (S. Fischer).

Spitzer, M. (2007): Gefühle be-schreiben. Wissenschaft und Liebesbriefe. *Nervenheilkunde* 26 (1/2): 9–12.

Stanzel, F. K. (1985): Theorie des Erzählens. Göttingen (UTB).

Steiner, L. (2004): Nicht vom Brot allein. Literatur als Therapie – Therapie als Literatur. *systeme* 18 (1): 61–75.

Stierlin, H. (1994): Das Ich und die anderen. Psychotherapie in einer sich wandelnden Gesellschaft. Stuttgart (Klett-Cotta).

Terpager, P. R. a. K. Tomm (1992): Guided letter writing: a long brief therapy method whereby clients carry out their own treatment. *Journal of Strategic and Systemic Therapies* 11 (4): 1–18.

Tomm, K. (2009): Das Problem externalisieren und die persönlichen Mittel und Möglichkeiten internalisieren. In: Tomm, K. (Hrsg.): Die Fragen des Beobachters. Schritte einer Kybernetik zweiter Ordnung in der systemischen Therapie. Heidelberg (Carl-Auer), S. 214–222.

Trenkle, B. (2011): Anleitungen zum Nicht-erfolgreich-Sein. Schriftliche Hausaufgaben als Hypnotherapie zwischen den Sitzungen. In: Leeb,

W., B. Trenkle u. M. F. Weckenmann (Hrsg.) Der Realitätenkellner. Hypnosystemische Konzepte in Beratung, Coaching und Supervision. Heidelberg (Carl-Auer), S. 345–354.

Unterholzer, C. (2005): Geschichte(n) meines Lebens oder Schreiben in der systemischen Therapie. *systeme* 19 (2): 210–233.

Unterholzer, C. (2011): Wir wechseln Geschichten nicht wie unsere Kleider oder: Geschichten machen Leute. Narrative Gruppentherapie am Beispiel der »Geschichte(n) meines Lebens«. *Systemische Notizen* 3: 16–22.

Unterholzer, C. (2012): Ana Ex – 4 Jahre danach. Verfügbar unter: www.ist.or.at/userfiles/downloads/IST_Magersucht [31.07.2016].

Unterholzer, C. (2013a): Externalisieren bei Essstörungen. *Psychotherapie im Dialog* 14 (4): 86–89.

Unterholzer, C. (2013b): Ansätze der Poesie- und Bibliotherapie. In: Rössler, W. u. B. Matter (Hrsg.): Kunst- und Ausdruckstherapien. Ein Handbuch für die psychiatrische und psychosoziale Praxis. Stuttgart (Kohlhammer), S. 201–210.

Vogt, J. (1990): Aspekte erzählender Prosa. Eine Einführung in Erzähltechnik und Romantheorie. Opladen (Westdeutscher Verlag).

Voos, D. (2013): Posttraumatische Belastungsstörung. Schreibtherapien bieten wirksame Alternativen. *Psychotherapie im Dialog* 10 (2): 6.

Wagner, B. u. A. Lange (2008): Internetbasierte Psychotherapie »Interapy«. In: Bauer, S. u. H. Kordy (Hrsg.): E-Mental-Health: Neue Medien in der Psychosozialen Versorgung. Heidelberg (Springer), S. 106–119.

Watkins, J. u. H. Watkins (2003): Ego-States. Theorie und Therapie. Ein Handbuch. Heidelberg (Carl-Auer).

Watzlawick, P. (1997): Münchhausens Zopf oder Psychotherapie und »Wirklichkeit«. München (Piper).

Watzlawick, P. (2007a): Anleitung zum Unglücklichsein. München (Piper).

Watzlawick, P. (2007b): Menschliche Kommunikation. Formen, Störungen, Paradoxien. Bern (Huber)

Weingarten, K. (1999): Das Unscheinbare und das Gewöhnliche. *Familiendynamik* 24 (1): 29–50.

Werder, L. von (1996): Die eigene Lebensgeschichte verstehen – durch kreatives Schreiben. *Spektrum Freizeit. Forum für Wissenschaft, Politik & Praxis* 18 (2/3): 199–216.

Werder, L. von (2012): erinnern wiederholen durcharbeiten. Die eigene Lebensgeschichte kreativ schreiben. Berlin/Milow (Schribi).

White, M. (1992): Therapie als Dekonstruktion. In: Schweitzer, J., A. Retzer u. R. Fischer (Hrsg.): Systemische Praxis und Postmoderne. Frankfurt am Main (Suhrkamp), S. 39–63.

White, M. (1997): Narratives of therapists lives. Adelaide (Dulwich Centre Publications).

White, M. (2010): Landkarten der narrativen Therapie. Heidelberg (Carl-Auer).

White, M. u. D. Epston (1998): Die Zähmung der Monster. Der narrative Ansatz in der Familientherapie. Heidelberg (Carl-Auer).

Belletristik

Albee, E. (1986): Wer hat Angst vor Virginia Woolf? Frankfurt am Main (S. Fischer).
Barthes, R. (2010): Tagebuch der Trauer. München (Hanser).
Brecht, B. (1980): Die Stücke von Bert Brecht in einem Band. Frankfurt am Main (Suhrkamp).
Breton, A. (1996): Die Manifeste des Surrealismus. Reinbek bei Hamburg (Rowohlt).
Buhmann, I. (1987) Ich hab mir eine Geschichte geschrieben. Frankfurt am Main (Zweitausendeins).
Canetti, E. (2005): Dialog mit dem grausamen Partner. In: Canetti, E.: Das Gewissen der Worte. Essays. Frankfurt am Main (S. Fischer), S. 54–70.
Czurda, E. (1991): Die Giftmörderinnen. Reinbek bei Hamburg (Rowohlt).
D'Allancé, M. (2004): Robbi regt sich auf. Weinheim/Basel (Beltz & Gelberg).
Domin, H. (1985): Das Gedicht als Begegnung. In: Petzold, H. u. I. Orth (1995): Poesie und Therapie. Über die Heilkraft der Sprache. Paderborn (Junfermann), S. 11–17.
Frisch, M. (1960): Unsere Gier nach Geschichten. In: Mayer, H. u. W. Schmitz (Hrsg.): Max Frisch. Gesammelte Werke, Band IV 1957–1963. Frankfurt am Main (Suhrkamp), S. 262–264.
Genazino, W. (2001): Ein Regenschirm für diesen Tag. Roman. München/Wien (Hanser).
Gruber, S. (2003): Die Zumutung. München (C. H. Beck).
Gruber, S. (2006): Das Verschwinden hinter der Dichtung. Nelly Sachs (1871–1970). *wagnis. Autoren Bücher Leser – Eine Zeitschrift* 7: 36–39.
Hahn, U. (2003): Das verborgene Wort. Roman. Stuttgart/München (dtv).
Kästner, E. (1979): Märchen vom Glück. In: Kästner, E. Der tägliche Kram. Chansons und Prosa. Frankfurt am Main (S. Fischer), S. 137–139.
Kaschnitz, M. L. (1996): Das Haus der Kindheit. Frankfurt am Main (Suhrkamp).
Kaschnitz, M. L. (1982): Gedächtnis, Zuchtrute, Kunstform. In: Schultz, U. (Hrsg.): Das Tagebuch und der moderne Autor. Frankfurt am Main (Ullstein), S. 20–33.
Klüger, R. (1992): weiter leben. Eine Jugend. Göttingen (Wallstein).
Martel, Y. (2003): Schiffbruch mit Tiger. Roman. Frankfurt am Main (S. Fischer).
Müller, H. (2014): Mein Vaterland war ein Apfelkern. Ein Gespräch. München (Hanser).
Musil, R. (1957): Die Verwirrungen des Zöglings Törleß und andere Erzählungen. Wien (Kremayr & Scheriau).
Musil, R. (1978): Der Mann ohne Eigenschaften. Roman. Reinbek bei Hamburg. (Rowohlt).

Nin, A. (1974) Tagebücher 1947–1955. Frankfurt am Main (S. Fischer), S. 214.
Peseschkian, N. (2008): Der Kaufmann und der Papagei. Orientalische Geschichten in der Positiven Psychotherapie. Frankfurt am Main (S. Fischer).
Salinger, J. D. (1961): Franny and Zooey. Reinbek bei Hamburg (Rowohlt).
Schindel, R. (1992): Gebürtig. Roman. Frankfurt am Main (Suhrkamp).
Schindel, R. (1995): Gott schütz uns vor den guten Menschen. Jüdisches Gedächtnis – Auskunftsbüro der Angst. Frankfurt am Main (Suhrkamp).
Schreiber-Wicke, E. (2002): Der Neinrich. Stuttgart/Wien (Thienemann).
Schwarz, B. (2004): Das kleine Wutmonster. Berlin/Wien (Annette Betz).
Semprun, J. (1997): Schreiben oder Leben. Frankfurt am Main (Suhrkamp).
Stein, G. (1956) Stanzas in meditation, and others poems 1929–1933. New Haven (Yale University Press).
Whitman, W. (1904) Grashalme. Leipzig (Diederichs), S. 103. Verfügbar unter: https://archive.org/stream/grashalme00whitiala#page/103/mode/2up [31.07.2016].
Wolf, C. (1979): Kindheitsmuster. Darmstadt/Neuwied (Luchterhand).
Woolf, V. (1991) Die Fahrt zum Leuchtturm. Frankfurt am Main (S. Fischer).

Personenverzeichnis

Albee, E. 25
Aristoteles 19
Asay, T. P. 88, 196
Augustinus 19

Bamberger, G. 25 f., 75 f.,
Barthes, R. 192
Bateson, G. 124, 154
Berg, I. K. 66, 137
Bertrando, P. 120
Boals, A. 155
Booth, P. 42
Boscolo, L. 120, 153
Bowen, M. 37, 41
Bradley, R. B. 92
Brandl-Nebehay, A. 43, 114, 206
Brecht, B. 130
Breton, A. 20
Bruner, J. 26
Buhmann, I. 117
Burke, P. 92

Cagnoni, F. 39, 174
Campbell, R. S. 151
Canetti, E. 76
Cecchin, G. 153
Celan, P. 45
Cicero 19
Combs, G. 23, 40, 41 f., 48, 58, 76 f., 96, 119, 137, 159, 167, 197
Czurda, E. 117

D'Allancé, M. 46
Dähnert, G. 17
Denborough, D. 40
Domin, H. 18
Dreesen, H. 39, 75
Duncan, E. 81, 177
Eder, L. 60, 82, 98
Epston, D. 23, 40 ff., 48 f., 58, 76–80, 84, 95, 123, 137, 140, 177
Erickson, M. H. 22, 124
Ernst, H. 115

Fassbinder, R. W. 46
Ferenczi, S. 20
Foerster, H. von 183
Foucault, M. 40
Frankfurt, M. 42, 64, 75, 80, 140, 152, 190, 198
Frankl, V. 30
Freedman, J. 23, 40 ff., 48, 58, 76 f., 96, 119, 137, 159, 167, 197
Freud, S. 27
Frey, W. 124
Frisch, M. 114
Fritsch-Vivié, G. 17
Frost, R. 39

Genazino, W. 27, 47, 52
Gergen, K. 13, 135 f., 139
Geyerhofer, S. 54, 107, 124, 126
Goethe, W. von 22, 85
Goodman, P. 33
Grass, G. 192
Gregorio, J. de 42
Greifer, E. 21
Gröne, M. 98
Grossmann, K. P. 22, 24, 40 f., 81 f., 92, 99, 119, 124, 136, 139, 149, 160, 167, 181, 192 f., 204
Gruber, S. 17, 24

Hackl, E. 192
Hahn, U. 118, 121
Haley, J. 98, 124
Hauptmeier, H. 27
Haußmann, R. 29, 60
Heimes, S. 30, 69, 92, 154–157, 173 ff., 180, 186, 188–191, 195, 197
Hemingway, E. 18
Hesse, H. 26
Horn, A. B. 31 f., 154, 178
Hüther, G. 140

Iljine, V. N. 20 f.
Irving, J. 22
Jackson, D. D. 124
Jakobson, R. 143
Janet, P. 19 f.
Jelinek, E. 12, 22

Joyce, J. 154
Jung, C. G. 62

Kantor J. R. 124
Kaschnitz, M. L. 33, 81, 138, 158
Kast, V. 30, 83, 118
Kästner, E. 120
Keßler, N. 143, 184 f., 187, 191, 205
Klein, K. 155
Klüger, R. 17
Koch, H. 143, 184 f., 187, 191, 205
Komori, Y. 91
Korman, H. 66
Krauß, A. 134
Krechel, U. 153, 160 f., 183
Kronabitter, E. 42

Lambert, M. J. 88, 196
Lane, B. 30, 124
Lange, A. 34 ff., 174 f.
Leedy, J. J. 21
Leiter, M. 129
Lerner, A. 21
Lessing, D. 22
Lessing, G. E. 19
Lispector, C. 103
Ludewig, K. 154
Luther, M. 75

Maercker, A. 36, 178
Martel, Y. 46 f.
Maslach, C. 129
Mazza, N. 18, 174
Mehl, M. R. 31 f., 154, 178
Milanese, R. 39, 174
Mogk, C. 32
Müller, H. 14, 17 f., 45, 59, 166, 192
Muschg, A. 18, 27, 29, 65
Musil, R. 25, 65
Nardone, G. 39, 174

Nin, A. 11, 114

Ochs, M. 183
Omer, H. 76, 200
Orth, I. 19

Pamuk, O. 18
Paul, B. 108
Peichl J. 63
Penn, P. 37, 42 f., 59 ff., 62, 64, 68, 70, 75, 80 ff., 83, 89, 140, 142, 149–152, 184, 190, 194 f., 197 f.
Pennebaker, J. W. 30 ff., 94, 103, 151, 156, 179 f., 205
Perls, F. 33
Perls, L. 33
Peseschkian, N. 30
Petzold, H. 19, 21, 33, 95
Prata, G. 153
Prochaska, J. O. 100, 167–170, 172, 199, 205

Rechenberg-Winter, P. 29, 60
Reddemann, L. 118, 122
Rex, A. 36, 174, 179 f., 187
Riskin, J. 124
Rush, B. 19
Rushdie, S. 22
Russinger, U. 22

Sachs, N. 17
Salinger, J. D. 23, 137
Sarraute, N. 18
Satir, V. 62 f., 116, 124
Schaufeli, W. 129
Schigl, B. 175
Schiller, F. 19
Schindel, R. 18
Schmidt, G. 62 f., 163
Schmidt, S. J. 27
Schmidt, U. 34
Schreiber-Wicke, E. 46
Schwartz, R. C. 26, 62 f.
Schwarz, B. 46
Selvini Palazzoli, M. 37, 71 f., 75, 77, 79, 153 f., 195
Semprún, J. 177
Seneca 19, 75
Seuthe-Witz, S. 33 f.
Shakespeare, W. 26
Shazer, S. de 66, 71, 137, 162, 167, 196
Sheffield, D. 81, 177
Sluzki, C. E. 136, 140, 144–147, 164
Smyth, J. 31, 154
Sontag, S. 60
Soria, C. 22
Spector, S. 21
Spitzer, M. 184
Stein, G. 14

Steiner, L. 115, 177
Stierlin, H. 154 f.
Sydow, K. von 10, 206

Terpager Rasmussen, P. 37 f., 54, 142, 151, 156, 202
Tolstoi, L. 22
Tomm, K. 37 f., 48, 54 f., 70, 105, 132, 142, 151, 156, 202
Treasure, J. 34 f., 173
Trenkle, B. 92, 99, 194
Twain, M. 24

Unterholzer, C. 107, 126, 177

Watkins, H. 62
Watkins, J. 62
Watzlawick, P. 24 f., 68, 98, 124, 128
Weakland, J. 124
Werder, L. von 158
White, C. 40
White, M. 23, 26, 40 ff., 48, 58, 68 f., 70, 76 f., 79, 84, 95, 116, 118 f., 121, 123, 136 f., 140, 177, 197
Whitman, W. 26, 62
Wingard, B. 40
Wolf, C. 117
Woolf, V. 25, 160
Yalom, I. 124

Sachregister

A

Abschiedsbrief 35, 36, 54, 200
Abschlussbericht 9, 54
Abschlussgespräch 105
Abschlussintervention 37
Abschlussstunde 54, 71
Abstand 36, 125
Abstand, durch Textgestaltung 143
ADHS-Syndrom 91
Agora 133, 165
Akrostichon 129
Aktiv 163, 164, 202
Alexithymiewerte 173, 203
Als-ob-Interventionen 27, 65, 68, 128, 152, 171
alternative Erzählungen 41
Ambivalenzen 11, 69, 89, 168, 170, 171, 187, 199, 204
Analepse 162, 163
Anekdoten 22
Angst 25, 36, 40, 45, 46, 47, 51, 111, 118, 152, 153, 194
Ängste 18, 90, 178, 185
- Wiederkehr durch Verschriftlichung 178
Angststörung 57, 84, 163, 174, 202
Anleitung 98
Anorexie 17, 35, 174
Ansatz
- narrativer 134
- problemorientierter 124
Anschlussfähigkeit 16, 58
Antriebslosigkeit 107
Aphorismen 93
Arbeit – Das ganze Leben? 124
assoziativ 87, 153, 184, 201
Ästhetik-Konvention 28
Ästhetisierung, hoher Grad 143
Auflösung 39
Aufzeichnungen
- autobiografische 81
Ausbrennen 106, 129
Ausnahmen 23, 26, 50, 68, 69, 84, 106, 118, 119, 136, 142, 144, 161, 171, 198, 199, 201
Außen-Innen-Differenzierung 27
Außenperspektive 64, 101, 193
Autobiografie 114, 117, 158
Autopsychoedukation 101

B

Bedeutung 26, 40, 43, 56, 68, 81, 84, 89, 112, 134, 149, 188, 199
Beipackzettel 15, 99, 100, 171, 200
Belastungsstörung, posttraumatische 34 ff., 39, 155, 173, 174, 178, 202
Beobachtungsübungen 69
Beraterbriefe 79
Beschreibungen 42, 48, 49, 59
- biografische 118
- karge 84
Besucherbeziehung(en) 167
Bewältigungsgeschichten 9, 135
Bewältigungshilfe 18
Beziehung 17, 48, 57, 70, 78, 79, 84, 96, 108
- therapeutische 39, 114, 167, 196
- zur eigenen Arbeit 48, 125
Bibliotherapie 14, 17, 21, 30, 33, 34, 198
Bilderbücher 46
Borderline-Persönlichkeitsstörung 87
Brief 15, 35 ff., 41, 43, 52, 54, 57, 58, 74 ff., 110, 142, 171, 193
- an die Eltern 111
- posttherapeutischer 76
Bulimie 34, 50, 98, 104, 173
Burn-out 35, 55, 106, 125, 126, 127, 128, 157, 158, 175
- systemische Betrachtungsweise 126

C

chronologisch 117, 153, 155, 162, 201
Copingstrategien 176, 178

D

Dauerhaftigkeit 193
defizitorientiert 23
Dekonstruktion 117, 131, 136, 147

Depression 35, 49, 91, 98, 144, 163, 173, 174, 180, 202
Dialog 24, 43, 53, 64, 69, 71, 75, 83, 89 f., 92 f., 159, 165, 171, 200
- innerer 140
Differenzen 29
Diskurse relativieren 131
Distanzierung 39, 108, 165, 174, 185, 187
Dokument 37, 54, 76, 96, 167, 204
Dokumentationswirkung 191
double listening 69
Dramolett 64, 198
Drehbücher 74, 91

E

Ego-State-Therapie 62
Einladungen 27, 41, 79
Einladungsbriefe 37, 77
Einschlafprobleme 106
Einzeltherapie 15, 35, 87, 103, 110, 114
Elfchen 86, 149, 199
Emotionsregulierung 186
Entlassungsbriefe 41, 77
Entlassungsschreiben 41
Entschuldigungsbriefe 76 f.
Epigramme 93
Erfolgsgeschichten 83, 84, 158, 199
Er-Form 101, 108, 156
Erschöpfungssyndrom 55, 66, 84, 106, 130
Erstgespräch 35, 104
Erzählen,
- lineares 154, 156
- öffnendes 119, 136
Erzählensvarianten 134
Erzählforschung 134
- Zeit 160
Erzähllinien 26, 42, 68
Erzähltempo 9, 160, 201
erzählte Zeit 160
Erzählung 13, 22 f., 40, 33, 69, 74, 82 f., 92, 101, 116, 199
- Aktualisierung alternativer 119
- alternative 119
- der Progression 160
- der Regression 139, 160
- der Stabilität 135
- dominante 42
- dominierende 40
Erzählvarianten 134
Erzählweise 116, 136
- chronologische versus assoziative 201
Erzählzeit 160, 202
Essays 36, 116
Essstörungen 34, 36, 49, 104, 173, 175
Ess- und Brechtagebuch 157
Evaluation 34
Experimente 69, 171
expressives Schreiben 30, 32
expressive writing 30, 205
Externalisieren 24, 27, 45, 48, 50, 54 f., 74, 86, 123, 171, 187

F

Familie, innere 62
Familienritual 72
Familienkonferenz 62, 95
Familientherapie 37, 49, 60, 63, 77, 95, 205
Fantasie 12, 21, 26, 180
Feedback 13, 114, 133, 140, 141, 205
Flashbacks 40, 195
Fokusverschiebung 142, 147, 201
Follow-up-Gespräch 79, 109
Forschung 22, 165, 183
Fragen 10, 11, 14, 15, 31, 68, 70, 120, 164, 205
- selbstreflexive 105
- zirkuläres 70, 144
- zirkuläre oder lineare 144
Freudenbiografie 83, 117, 118
Fritz-Perls-Institut 21
Fünfzeiler 86, 89
Futur 162

G

Gebrauchsanweisungen 74, 98, 99, 165, 199
Gebrauchstexte 34, 41, 74, 94, 98, 172, 199
Gedichte 17, 21, 45, 53, 58, 85 f., 89, 172
Genderfragen 175
Geschichte(n) 23, 26, 28, 30, 40, 41 ff., 48, 60, 68, 82, 95, 101, 114, 116, 134, 147
- alternative 12, 15, 30, 33, 68, 76 f., 82, 84, 114, 117 f., 144, 147, 161, 166, 181, 201
- dekonstruieren dominante 147
- dominante dekonstruieren, 117

- geschlossene monologische, in sich 140
- kohärente 154, 189
- meines Lebens 124, 139, 157, 180
- problemgesättigten 149
- (der) Progression 152
- Regression 151
- therapeutisch gute 134, 137
Geschlechterverhältnis(sse) 22, 175
Gestalttherapie 33, 62
Gestaltung 49, 117, 160, 164
- sprachliche 143
- von Texten 143
Glaubenssätze 35, 73
Gruppen 12 f., 15, 21, 87, 97, 103, 114, 164, 180, 185, 195
Gruppenmitglieder 114, 123, 132
Gruppentherapie 175

H

Haiku 61, 86, 89, 94, 165, 199
Haltung 48, 63, 101, 154, 199
- therapeutische 187
- gesellschaftlichen Wirklichkeit 131
Hausaufgabe 109, 194
Hausübung 71, 82, 104, 127
Heilkräfte 18
Heilung 18, 29
Heldengeschichten 57
Hoffnung 47, 48, 108, 118, , 122, 150, 171, 196
Hypnose 19, 20

I

Ich-Form 156, 158
Ich-Perspektive 109
Ich-Zustände 62
Identität, relationale 119
Immunabwehr 31
Indikation 10, 93, 100, 173
Informationen, psychoedukative 36
Inhaltsverzeichnis
- meines Lebens 115, 148
- Schlüsselerlebnisse 118
innere Familienkonferenz 62
innerer Monolog 70, 83, 92, 155, 185
inneres Team 62
Integration 10, 20, 37
- Förderung durch Schreiben 174
- soziale 186, 190
- Trauma 174
integrative Psychotherapie 21, 33, 95
integrative Therapie 21
Interaktionsmuster 124
Interapy 35, 75, 142, 174
Internalisieren 105, 132, 150, 159, 172
Interventionen 13, 24, 27, 33, 45, 55, 59, 74, 125, 147, 167, 170, 173, 183, 197, 200
- 180-Grad- 125
- paradoxe 99
Interview mit dem internalisierten Anderen 70
Intrusionen 155
Ist-Soll-Unterscheidung 63

K

Kinderliteratur 46
Klage 88, 112
Klägerbeziehung 167
Klarheit 11, 63, 112, 171, 191
Kleinräumigkeit 149
Klientenfaktoren 88, 196
Kognitionsförderung 186, 188
kohärente Geschichte 154
Kohärenzerleben 155, 186, 189
- Förderung durch Schreiben 174
Kommentare 38, 144
Kommunikationsförderung 186, 190
Komödie 116
Komplexitätsreduktion 111
Konnotieren, positives 76
konstruktivistische Prinzip 25
Kontemplation 100, 168, 199
Kontraindikation, therapeutisches Schreiben 176
kontraproduktiv 11, 88, 139, 177, 188
- Schreiben 177
Kraft, performative 42, 68, 152, 198
Kreatives 195
Kreativität 12, 33, 60, 67, 121, 149
Krebs 33, 100
Kristallkugel 68
Kritik 50, 101
- wohlwollende 124, 172
Kundenbeziehung 167
Kurzgeschichten 21, 22

L

Laudatio 105
Lebensgeschichte(n) 68, 114 f., 151, 189, 198
- kohärente 189
Lebensskript 34
Leidensgeschichte(n) 42, 69, 80, 82, 114 ff., 118, 135 f., 139, 147, 150, 156, 161 f., 166, 173, 177, 201,
Leitmotiv 123
Liedzeile 85
Linearität 153
Linguistic Inquiry and Word Count (LIWC) 32
Literatur 14, 17, 18, 19, 22–30, 33, 45 f., 65, 71, 74 f., 115, 123
Literatursystem 27
Lösungen 22, 28, 41, 50, 53–57, 64, 66, 69, 82, 93, 97, 122, 124, 135, 137, 162, 166, 172, 177, 187 f., 193, 197 f., 200 f., 203
- Betonung in Geschichten 138
- versuchte 125
Lösungsraum 68, 166
Lösungsversuche 38, 92
Lyrik 85

M

Magersucht 35, 56, 91 f., 145, 173
Mailänder Team 71, 79, 153
Manifeste 94, 97, 98, 172, 199
Märchen 30
- vom Glück 120
Meditative Wirkung 193, 204
Mehrdeutigkeiten 28
Metaphern 49, 59 f., 112, 121, 136
Mikromethoden, sprachliche 136
- transformative 143
Mitgliedschaften 70
Möglichkeitssinn 65
Monologe 89, 92
- innere 70, 83, 92, 155, 185
- monologische, in sich geschlossene Geschichten 140
Monovalenz-Konvention 27
Motivation 35, 167, 170
Muster 58, 64, 72, 123, 140, 154
- dysfunktionale 95, 199
Musterunterbrechung 191, 194, 204
- kreative 191

N

Nachhaltigkeit 54, 132, 166, 193, 198
Narration 33
narrativer Ansatz 13, 23, 134
narrative Therapie 40
Nebenwirkungen 15, 100, 171
- unerwünschte 179
Neubewertung 186, 188

O

öffnendes Erzählen 119, 136
Online-Therapien 35
Opfergeschichten 56, 135
Orden 58

P

Pamphlete 95
Parlament, inneres 62
Parts 62
Passiv 163, 164, 202
Passung 129
Perfektionismus 49, 126, 132
Perfektionismusverfehlung 128
performative Kraft 42, 43, 68, 152
Persönlichkeitsstörung, histrionische 57
Perspektiven 11, 16, 23, 33, 42, 80, 83 f., 88, 108, 112, 114, 126, 137, 141, 150
Perspektivenwechsel 35 f., 136, 151, 156, 158 f., 199, 201
Poesietherapie 21, 30, 33, 186
Poetry Therapy 21, 174
Polyvalenzen 27, 64
Polyvalenz-Konvention 27
Präkontemplation 100, 168, 169, 170, 199
Präsens 36, 142, 160, 162, 202
Präteritum 162, 202
Prävention 32
Problemtrance 176, 203
Progressionserzählung 135
Prolepse 162
Prosatexte 83, 86
Protestbriefe 79
Protestschreiben 80
Protokolle 34, 94, 95
Prozess 29, 40, 74, 77, 80, 92, 93, 96

- von Veränderungen nach Prochaska 100, 167
Psychoanalyse 20
Psychodrama 62
Psychotherapie, positive 30

R

räumliche Transformation 144
Rede 11, 90, 93
Reden 110, 165, 172, 199
- verschriftlichte 97
Referenzschreiben 79
Reflexion 115
- durch Schreiben 35, 176 f.
Reflexionsprozess 43, 74
Reframing 24, 28, 125, 145
Reframing-Prozesse 70
Regressionserzählung 135
Resilienz 81, 178
Resonanz 141
Ressourcen 15, 41, 50, 55, 63, 66, 75, 81, 88, 105, 106, 108, 114, 132, 160, 178, 182, 196, 203
Ressourcenaktivierung 69
Ressourcen der Gruppe 130
Ressourceperson 70
Resultate, einmalige 68
Retraumatisierung 177
Rezepte 74
Rituale 68, 72, 165
Romane 22
Rückblenden 162
Rückfallprophylaxe 99, 170, 172, 200
Ruminationen 156

S

Satire 116
Satz 18, 33, 45, 84, 107
- wichtigster 111
Scham 187, 204
Schizophrenie 91
Schleife von Vergangenheit, Gegenwart und Zukunft, selbstreflexive 120
Schlüsselerlebnissen 118
Schlüsseltexte 109, 141, 199
Schreibaufgaben 36, 38, 173
Schreibblockade 153
Schreibcoaching 67
Schreiben,
- automatisches oder assoziatives 87
- dialogisches 89
- Kategorien der Wirkung 186
- lineares 155
Schreibfluss 20, 87
Schreibinterventionen 13, 15, 29, 167, 170, 183, 205
Schreibparadigma 31, 32
Schreibphobie 152
Schreibprojekte 34
Schreibtherapie 20, 21, 35, 122
Schreibübungen 15, 35, 38, 126, 174
Schriftlichkeit 43, 54, 76, 81, 93, 172, 186, 187, 193, 198
Schulunterricht 104
Selbsterzählungen 56, 105, 119
Selbstheilungskräfte 21
Selbsthilfe 38, 205
Selbsthilfekräfte 39, 188, 197
Selbsthypnose 68
Selbstkonfrontation 36, 142
Selbstoffenbarung 186, 187
Selbstporträt 56, 70
Selbstreflexion 11, 81, 190
selbstreflexiven Fragen 105
Selbstverletzungen 63
Selbstwirksamkeit 186, 188, 189, 197, 204
Sharing 141, 142
Sie-Form 156
Skala 71
Spannungen 64, 105
Spannungensabbau 194
sparkling moment 43, 197
Stabilisierung 81, 107, 201
Stabilitätserzählung 135
Stadien der Veränderung 199
Stil 37, 101, 142
Stimmen 24, 26, 28, 42, 43, 60, 62, 69, 88, 89, 93, 197
- innere 26, 62
- neue 149
Suchtproblematik 36, 99
Symptome 29, 54, 79, 124, 131, 152
- depressive 173
Systeme 14, 23, 27, 63, 65, 134
systemische Betrachtungsweise 126
systemische Therapie 14, 25, 26, 28, 40, 41, 42, 45, 95, 53, 134, 206

T

Tagebuch 15, 43, 81, 82, 152, 176
- der Trauer 192

Tatsachen-Konvention 27
Technik 48, 59
Teile 62, 63, 90, 108
Teilearbeit 62, 64, 171
Teilnehmer/in 12, 13, 114, 115, 116
Tempuswechsel 162
Textanalyseprogramm, computerbasierte 32
Texte
- literarische 22, 27, 34, 137
- überarbeiten und transformieren 141

Textsorten 15, 59, 74, 85, 97, 103
Textsortenwechsel 164, 200
Texttransformation 134
Textüberarbeitung 200
Therapeutikum 30, 75
Therapeut-Klient-Beziehung, Typologie nach de Shazer 167
Therapietagebuch 34, 74, 81, 171, 177
Tod 14, 45, 168
Tragödie 19, 116
Trance 19
Tranceübung 121
Transformation 38, 39, 134, 195
- der Interaktion 145
- des Leidens in Ästhetik 195
- kausale 145
- räumliche 144
- Texte 134
- vom Passiv zum Aktiv 164
- von Inkompetenz zu Kompetenz 146
- Interpretationen zu Beschreibungen 146
- zeitliche 144
- Werten 145

Transformationsprozess 140
Trauer 188, 192, 202
Trauma 36
- Integration 174

Trauma-Roman 39, 174
Triolett 61, 110 f., 149, 199
Trostbriefe 19, 75

U

Überarbeitung 15, 141 f., 144, 147, 148
Überforderung 104
Urkunden 54, 58, 94
Utilisation 99

V

Veränderung 24, 38, 43, 55, 74, 79, 84, 100, 109, 120, 128, 167
Veränderungen und Lösungen 124
Veränderungsprozess von Prochaska 167
Verankerung 21, 41, 53, 54, 88, 105, 124, 148, 166, 172, 198
- schriftliche 72

Verdichtung 24, 42 f., 60, 77, 80, 111, 177, 185, 188, 198
Verhalten, selbstschädigendes 35
Verhaltenstherapie 34
- kognitive 94

Verhaltensverschreibungen, direkte 125
Verlangsamen 194
Vielstimmigkeit 43, 82, 89, 154, 198
Vierzeiler 61, 85, 88, 128, 165, 199, 200
Visualisierungstechniken 131
Vorbeugung 125
- von Burn-out 125

Vorblenden 162
Vorhersagen 41, 79

W

Waschzwang 71
Wirklichkeit(en) 13, 22 f., 25, 62, 115 f., 123, 128, 181
- andere Deutung 141
- kontruierte 28
- polyvalente 27
- schreibend erschaffen 181

Wirklichkeitssinn 65, 66
Wirksamkeit 13, 58, 76, 175, 186, 198, 203
- kreative 192

Wirkungsforschung 15, 88, 178, 183, 184, 196, 204
Wirkung 14, 21, 29, 79, 88, 118, 197
- therapeutische 29, 204

wohlwollende Kritik 124
Writing Project 42, 43, 75, 194, 197
Wunderfrage 27, 66 ff., 162, 167, 190, 200
- Abwandlung 128

Wutausbrüche 95

Z

Zeit 11, 34, 38, 51, 82, 84, 121
- als Gestaltungsfaktor 160
- Verlangsamung 204
zeitdeckend 160
Zeitdehnung 201
Zeitempfinden 193, 204
- verändertes 191
zeitliche Transformation 144
zeitraffend 161
Zeitverzerrung 194
Zertifikate 41, 58, 95, 172
Zeuge 192, 204
Ziele 28, 34, 54, 56, 75, 99, 121, 126, 135, 149, 170, 189, 199
Zirkularität 153
Zugehörigkeiten, wiederherstellen 70
Zwangsgedanken 95
Zwangshandlungen 71, 88

Über die Autorin

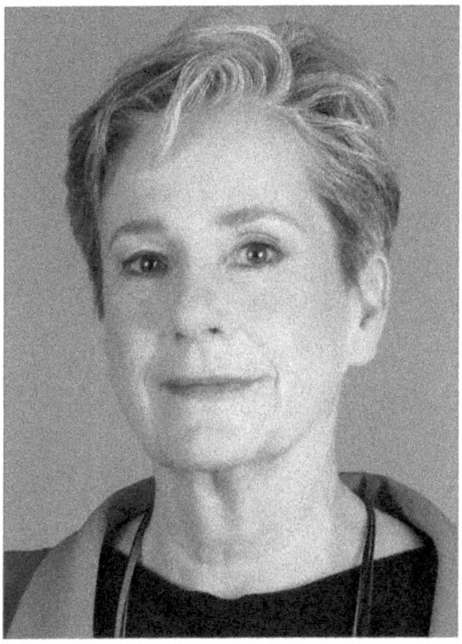

Carmen C. Unterholzer, Dr.in phil., Psychotherapeutin (systemische Familientherapie) am Institut für Systemische Therapie (IST), Wien, Lehrtherapeutin für systemische Familientherapie in der Österreichischen Arbeitsgemeinschaft für Systemische Therapie und Studien (ÖAS), Wien; Weiterbildung in Poesie- und Bibliotherapie (Fritz-Perls-Institut, Düsseldorf) und Hypnotherapie (nach Milton H. Erickson); Lehrtätigkeit an den Universitäten Innsbruck und Klagenfurt, langjährige Erfahrung als Leiterin von Seminaren. Coaching- und Supervisionstätigkeit im Bildungs- und Sozialbereich.

Arbeitsschwerpunkte: therapeutisches Schreiben und andere kreative Methoden in der systemischen Psychotherapie, systemische Gruppenpsychotherapie, Essstörungen, Depression, Burnout, Borderline-Persönlichkeitsstörung, Achtsamkeit, Schreibcoaching.

Autorin zahlreiche Fachartikel, weitere Publikationen u. a.: *Wie Symptome siegen und wie sie scheitern* (2019) (Hrsg. zus. mit Astrid Just), *Handbuch der systemischen Gruppentherapie. Ansätze, Methoden, Zielgruppen, Störungsbilder* (2022) (Hrsg. zus. mit Herber Gröger), *Selbstwirksam schreiben. Wege aus der Rat- und Rastlosigkeit* (2. Aufl. 2023).

Kontakt: *www.ist.or.at*